·广东省柯麟医学教育基金会资助出版·

近代西方医学传入中国史略

陈小卡 著

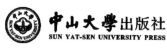中山大学出版社

·广州·

版权所有　翻印必究

图书在版编目（CIP）数据

近代西方医学传入中国史略/陈小卡著. —广州：中山大学出版社，2017.8

ISBN 978-7-306-06107-2

Ⅰ. ①近…　Ⅱ. ①陈…　Ⅲ. ①医学史—研究—中国—近代　Ⅳ. ①R-092

中国版本图书馆 CIP 数据核字（2017）第 174213 号

出 版 人：徐　劲
策划编辑：吕肖剑
责任编辑：张红艳
封面设计：刘　犇
责任校对：王延红
责任技编：何雅涛
出版发行：中山大学出版社
电　　话：编辑部 020-84111996，84113349，84111997，84110779
　　　　　发行部 020-84111998，84111981，84111160
地　　址：广州市新港西路 135 号
邮　　编：510275　传　真：020-84036565
网　　址：http://www.zsup.com.cn　E-mail：zdcbs@mail.sysu.edu.cn
印 刷 者：广东省农垦总局印刷厂
规　　格：787mm×1092mm　1/16　14.625 印张　270 千字
版次印次：2017 年 8 月第 1 版　2017 年 8 月第 1 次印刷
定　　价：38.00 元

如发现本书因印装质量影响阅读，请与出版社发行部联系调换

序

  16世纪前后，欧洲基督教国家迎来海洋文明崛起时代，向着东方扩张而来。此时的中华文明古国正沉睡于天朝大国梦里。紧随西方海洋帝国战舰商船，基督教和包括医学在内的西方科学文化也翩然东来。当近代西方第一个海洋帝国葡萄牙来到中华神州珠江口，中西开始首轮交手。中国凭着当时独步世界的经济总量和绵延不断的悠久文化合成之实力，将葡萄牙人连同其科学文化挡在国门外。然而，凭借新兴文化的韧性与钻劲，葡萄牙人还是在珠江口的澳门驻留下来。西方医学的种子，也在澳门半岛上悄然落地，虽蔓生广袤内陆未果，但终在当时中国开放口岸广州潜生。虽然中国从明代中后期到清代康雍乾诸朝，均将轮番崛起后东来叩关的西方海洋诸强拒之门外，但中国人依旧沉睡，浑然不觉中西文明的实力正发生着此降彼增的消长。终于，1840年鸦片战争的炮火把中国的闭关大门轰开。此前在珠江三角洲土地上落地萌芽的西医种子，趁近代随基督教文明崛起并飙旋而来的西风洋雨，蔓生中华大地。

  近代西医及其教育传入中国，为中国医学带来科学化的根本变化，促使中国医学及其教育走向现代化。在中国大地上，诞生了先进的医学疗治模式及教育模式。西方医学将先进的西医医疗技术、医疗设备及硬件设施、医学教育系统、医学管理系统、医学理论、公共卫生体系、医学研究方法及其与医学相关的各种思想理念引入中国，打破了当时中国医学的既有格局，深刻地改造了中国的传统医学，重组了中国的医疗卫生及其教育体系，开启了中国医学由传统走向现代的根本性转折。

  近代的西医院和西医校，还是最早引入中国的科学实体与科学教育实体，对近代中国产生了深远影响，且遍及医疗卫生、教育、文化、社会各方面，促成新思想、新文化及新型知识分子的产生。先进的现代文明，以西方医学为先导传入近代中国，给这一古老的民族带来危亡灾劫的同时，又促使其奋起探索救亡并走上再度辉煌之路，中华文明在硝烟烽火与嬗变阵痛中实现从传统转向现代之涅槃。

  本书试将西方医学传入近代中国并对中国医学产生巨大影响的这一段历史展现出来。囿有笔者水平有限，加之资料不足，本书不免有错漏之处，恳盼专家及读者指正。

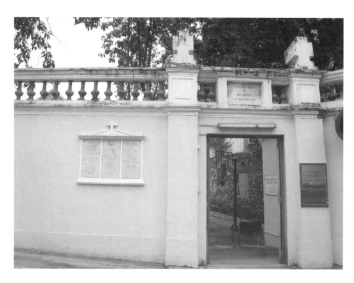

澳门的东印度公司故址

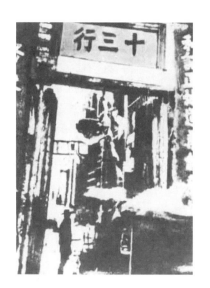

十三行牌坊

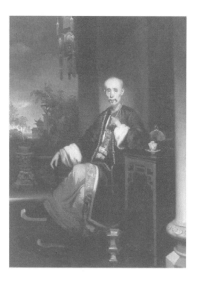

清代广州十三行富商伍秉鉴

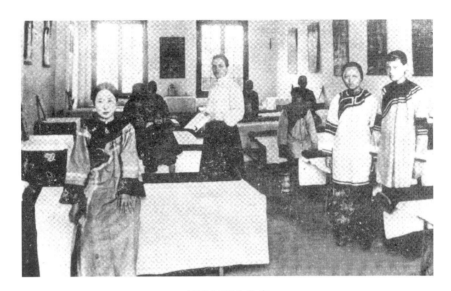

博济医院女病房

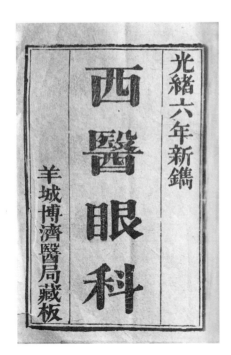

1880年羊城博济医局《西医眼科》
(重刻本)

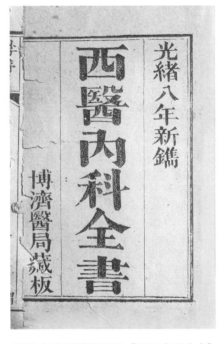

1882年羊城博济医局《西医内科全书》
(重刻本)

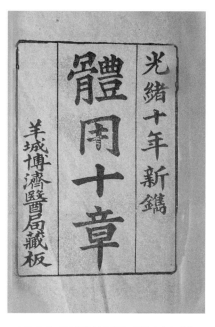

1884年羊城博济医局《体用十章》
(重刻本)

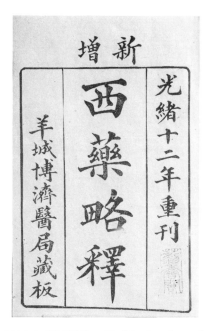

1886年羊城博济医局《新增西药略释》
(第2版)

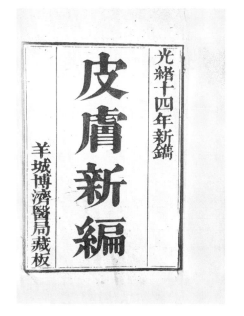

1888年羊城博济医局《皮肤新编》
(重刻本)

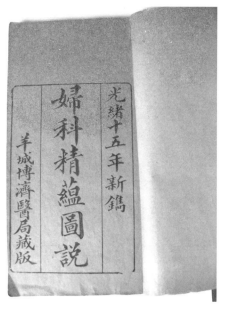

1889年羊城博济医局《妇科精蕴图说》
(重刻本)

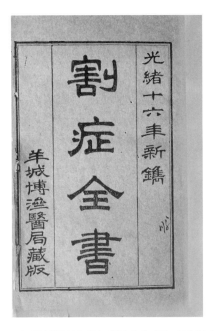

1890年羊城博济医局《割症全书》（重刻本）

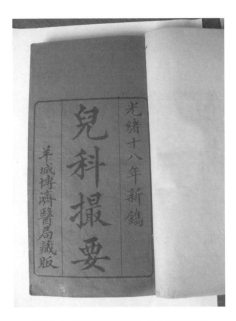

1892年羊城博济医局《儿科撮要》
（重刻本）

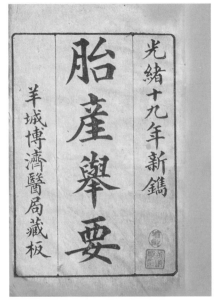

1893年羊城博济医局《胎产举要》
（重刻本）

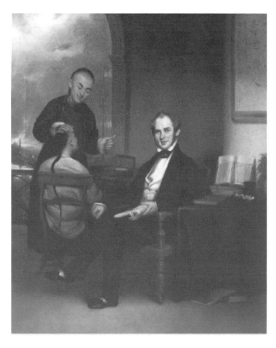

伯驾与关韬（左上）在行医

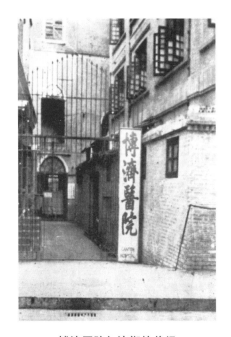

博济医院仁济街的前门

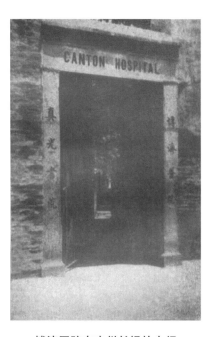

博济医院在广州长堤的大门

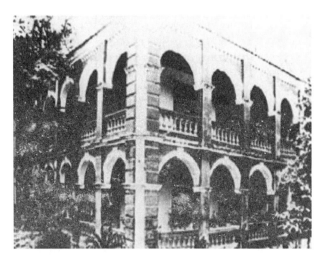

嘉约瀚于1898年在广州创办惠爱医院收治精神病人

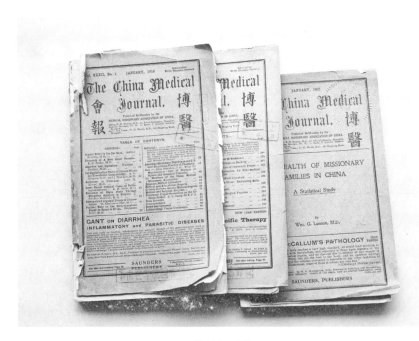

《博医会报》

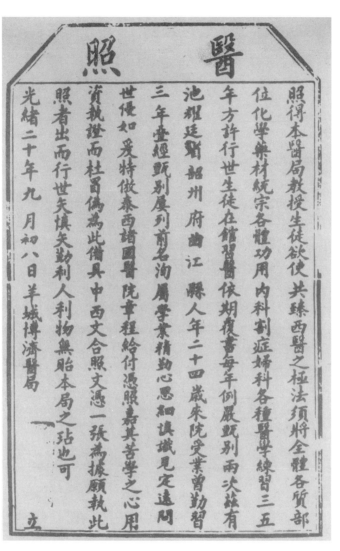

毕业证书中文本（1894年）

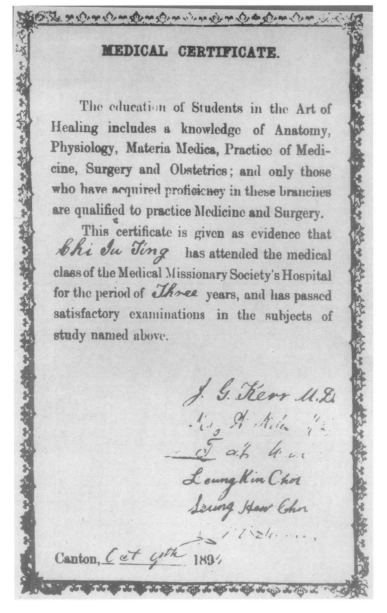

毕业证书英文本（1894年）

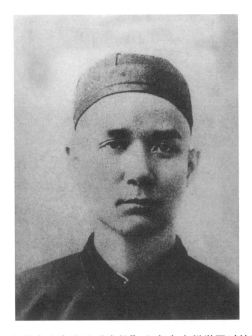

1886年孙中山先生以"逸仙"之名在广州学医时的留影

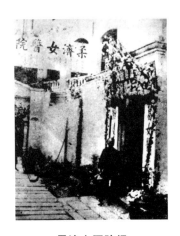

柔济女医院门

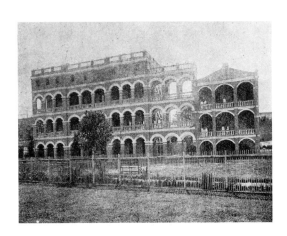

广州夏葛女医校

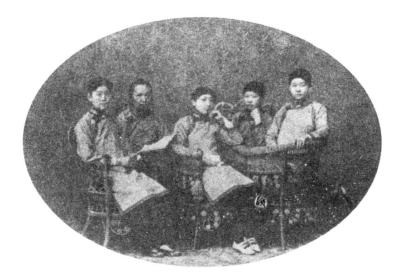

清末夏葛女医学校的女学生

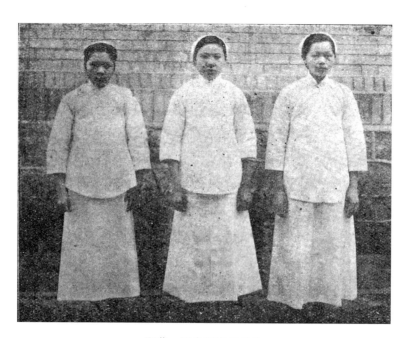

夏葛—端拿看护毕业生

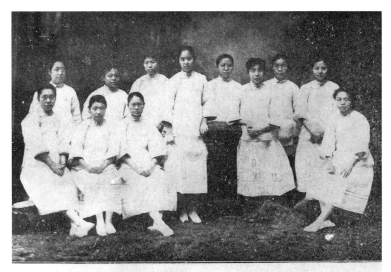

1924年夏葛医学院毕业生

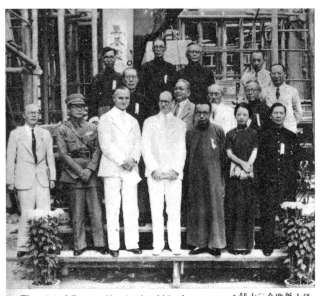

孙逸仙博士纪念医学院奠基典礼

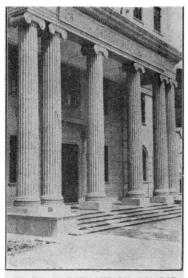
孙逸仙博士医学院大楼

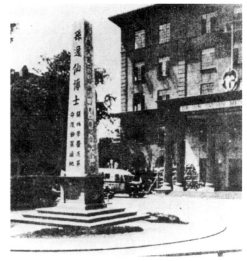
1935年立孙逸仙博士纪念碑

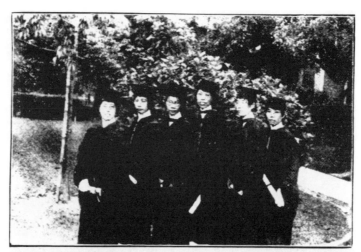
孙逸仙博士医学院首届毕业生

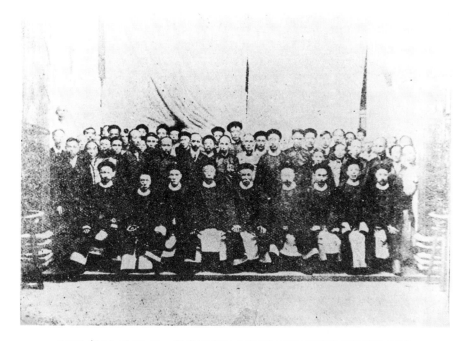

1908年11月15日，光华医社正式开幕时广东省官绅莅临观礼留影

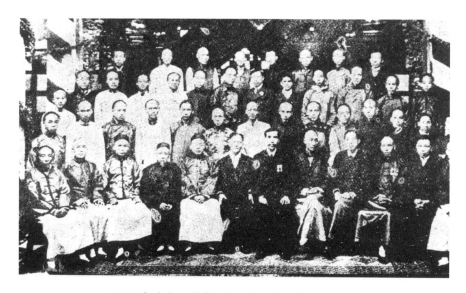

1908年光华医学堂开课后第一次全体员生合影

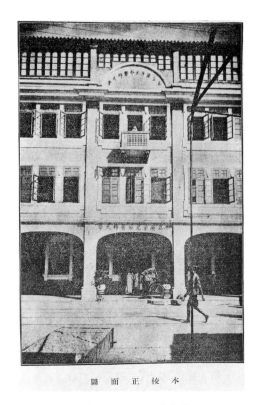

私立广东光华医科大学

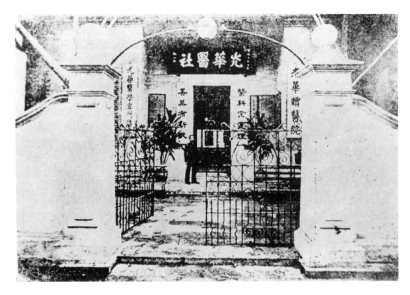

光华医社

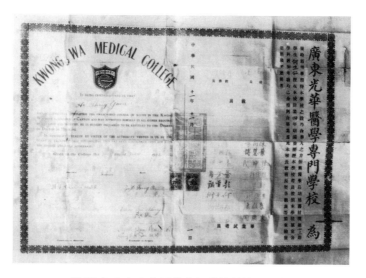

1922年广东光华医学专门学校的毕业证书

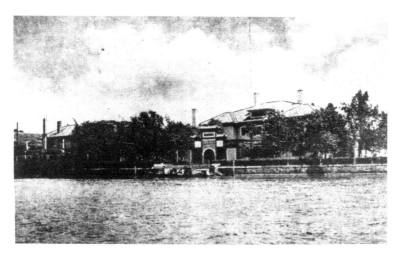

二沙岛上的珠江颐养院

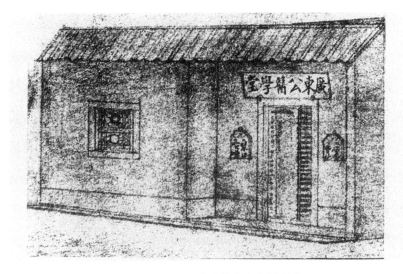

创办于西关十三甫北的广东公医学堂

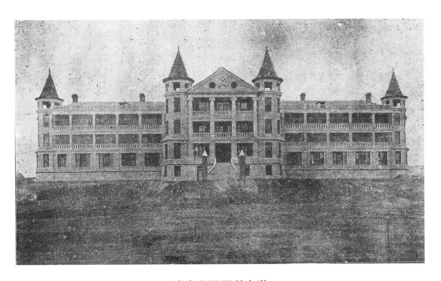

广东公医医科大学

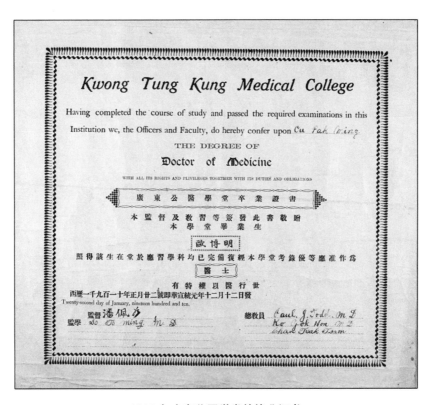

1910年广东公医学堂的毕业证书

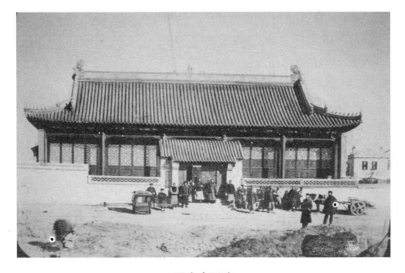

马大夫医院

李鸿章的《医院创立学堂折》（由河北医科大学校史馆供图）

目　　录

绪论 ··· 1

第一章　西方医学传入中国概略 ··· 7
第一节　西方医学传入中国的起始阶段 ··· 7
第二节　西方崛起时代西方医学对中国的传播 ··· 8
第三节　近代西方医学大规模传入中国 ··· 17

第二章　近代西方医学大规模传入中国的概况 ··· 19
第一节　教会医院的大规模兴办 ·· 19
第二节　从传统以师带徒到医校教育培养模式的转变 ······························ 20
第三节　出洋留学风兴起 ·· 23
第四节　编译西医书籍 ··· 24
第五节　建立西药企业 ··· 25
第六节　中国近代医学教育体系的初步形成 ·· 26
第七节　近代医药卫生管理 ·· 28
第八节　西医药学术团体 ·· 30
第九节　西医药刊物 ·· 31

第三章　发端于南粤的中国近代西医 ·· 33
第一节　中国近代西医发端于南粤的历史原因 ······································· 33
第二节　西医在广东发端 ·· 39
第三节　中国近代西医的发端 ··· 50
第四节　在南粤首建近代中国西药企业 ··· 107

第四章　中国近代建立的西医院 ··· 109
第一节　关于西医院及其在中国建立 ·· 109
第二节　中国近代早期的西医院 ·· 112

第五章　晚清至民国时期中国西医校的建立及西式普及的教育 …………125
　　第一节　西医校的基本特征 ……………………………………………125
　　第二节　中国西医高等院校的出现 ……………………………………127
　　第三节　西医中等教育及初级医疗卫生培训 …………………………141
　　第四节　中国近代西医教育初始阶段的若干特征 ……………………143

第六章　晚清至民国的卫生行政与管理体系及医学教育体制 …………149
　　第一节　卫生行政机构 …………………………………………………149
　　第二节　医疗卫生管理制度 ……………………………………………152
　　第三节　医学教育体制 …………………………………………………153

第七章　中国近代西医事业的开拓者 ………………………………………155

第八章　结语 …………………………………………………………………195
　　第一节　近代西医对中国医学的特殊意义 ……………………………195
　　第二节　近代西医是西方先进文化最早输入中国的一部分 …………200
　　第三节　近代西方医学对中国知识分子产生的影响 …………………201

参考文献 ………………………………………………………………………205

绪　　论

西方医学传入近代中国，对中国医学产生了巨大影响。从西方医学传入近代中国开始，启动了中国医学从传统走向现代的根本性转折历程。本书尝试叙述西方医学传入近代中国的历史过程，探寻西方医学传入近代中国的时代背景与历史原因，探讨西方医学传入中国的阶段分期及其与中国医学的关系，了解近代西方医学对中国医学的影响乃至对近代中国的影响。

一、近代西方医学传入中国的历史

西方医学传入近代中国的历史，属于医学史范畴。医学史是研究医学发展历史的科学。它以医学的发展演进为研究对象，探研医学自身的发展特点，将医学放到政治、经济和文化的历史环境中进行全面分析研究，探究医学发展与所处历史环境的关系。西方医学传入近代中国的历史，展现了近代中国在特殊的政治、经济、文化科学背景下，西方医学传入中国进而使中国医学发生从传统到现代的根本性变化的历史过程。阐述与研究近代西方医学传入中国的历史，展现这一历史进程特有的时代背景与推进这一进程的历史原因，进而探寻近代西方医学对中国医学乃至近代中国社会的影响。

二、西方医学传入中国的阶段分期及其与中国医学的关系

西方医学传入中国的历史源远流长，漫长的西方医学传入中国史大致可分为起始、西方崛起时代和近代三个阶段，并分别对中国医学产生了不同影响。只有了解并比较西方医学传入中国的这几个历史阶段及其对中国医学产生的不同影响，才可以了解为何近代西方医学传入中国，会对中国医学产生不同于以往西方医学传入中国其他历史阶段的根本性影响。因此，需要对西方医学传入中国各历史阶段进行分期。通过界定西方医学传入中国各历史分期中西方医学与中国医学的关系及其对当时中国医学的影响，分析产生这些关系和影响的背景与原因，比较这些关系、背景和原因的异同，才能更好地阐述近代西方医学传入中国的情况，以及分析近代西方医学为何能对近代中国医学产生如此巨大的影响，并为中国医学带来根本性的改变。

（一）西方医学传入中国的起始阶段

西方医学传入中国的起始阶段可远溯至汉唐。这一阶段，西方医学传入中国，是在中西方医学双向交流中进行的。由于当时中国的经济、文化和各种技术均处于世界最前列，与经济、文化和各种技术密切相关的中国医学，丝毫不逊于西方医学，某些方面甚至领先于世界，因此这时的西方医学对中国医学的影响很微弱。

（二）西方文明崛起时代西医向中国的传播阶段

西方文明崛起时代，是基督教文明的欧美国家进入突发式大发展时期。欧洲政治进步，以威尼斯为中心的意大利城市自由经济飞速发展带动欧洲经济发展，以意大利为中心的西方文艺复兴运动引发思想文化大解放，带动文化科技的飞跃进步，也包括医疗技术的飞跃发展，西方从此进入文化科技全面繁荣的时代。反观中国，传统社会发展已越过巅峰走向衰弱，经济、科技发展相对停滞，统治中国思想文化领域的儒家思想愈渐保守而缺乏推动中国社会突破性发展与创造性进步的动力，中国医学也缺乏根本性的发展动力。在这样的背景下，近代西方海上列强，为追求财富，乘欧洲掀起的开辟新航道热潮，以其经济、科技优势为支撑，向东方进发，西方的宗教、文化和科技也随之向东方大力传播，西方医学对中国的渗入日渐加强，但这时西方医学对中国医学的影响仍然非常有限，并且不是根本性影响。然而，在西方医学传入中国的历史上，西方崛起时代与中国近代这两个阶段紧密相连，西方崛起时代的西方医学传入中国，为近代西方医学大规模传入中国做了准备。

16世纪，随着世界贸易中心从地中海的意大利威尼斯等商业城市移至大西洋沿岸葡萄牙首都里斯本等城市，葡萄牙获得了强大的经济实力与科学文化实力，成为近代西方海上列强中第一个世界海洋强国，最先来华叩关。中葡在中国广东沿海经过一番博弈，葡萄牙人未占便宜，但他们还是设法在广东珠江口的澳门驻留下来。

随着葡萄牙人来到澳门，这里出现了由葡萄牙天主教教会开办的中国最早的西医治疗机构、收治病患的住宿点和发放药品的场所，教会还在当地收生徒传授西医医术，以辅助传教。先是天主教教会传教士，后来加上新教传教士，尝试经澳门、广州等中国南方沿海口岸进入内地，为当地人医病；通过著述与个别收徒传播西方医学，目的也是为了辅助传教；个别人曾进入中国内陆，甚至接触过皇室，但终究退回澳门、广州。虽然这时传入中国的西方医学，对当时的中国医学的影响极其有限，但成了后来西方医学传入近代中国的先声。

（三）西医在近代中国的广泛传播

鸦片战争后，中国的封闭国门被打开，中国进入近代，中国的医学史也进入近代阶段。当时的中国，由于长期封闭守旧，经济、文化和科技远落后于西方，被轻视的医术就更加滞后。随着中国国门的打开，包括医学科学在内的西方科学文化也涌进中国大地。近代西方医学为中国医学带来了根本性的改变。

由于地理、政治、经济和文化的原因，使得广州从清乾隆二十二年至鸦片战争期间一直是中国对外开放的贸易港，近代西方科学文明最先在此登岸，这里成为西方医学在近代中国的发端之地。

近代西医传入中国，是先沿广东珠江口的澳门到广州之间的中轴线内传，并在广州发端，后来广州成为西方医学在中国的直接登陆点。随着鸦片战争后中国门户大开，近代西方医学由广州呈辐射状传播至内地，呈现逐渐由南向北，从沿海向内地，经城市到乡村的次第传播，西医发展的重心渐移上海、北京等地，尤其是上海，但广州的医学及其教育的发展水平，仍居中国国内尤其是华南的前沿。

中国进入近代后，西方医学大规模传入中国。西医医院、西医医校遍建于中国；介绍西方医学的书籍、刊物在中国流传渐广；西医药房、制药厂等西医医药企业在中国建立；西方国家的医疗医事管理制度及方法、医学教育制度及方法和医疗慈善事业的制度及方法，缓慢地传入中国；从国家到地方的近现代医疗医事和医学教育的管理机构逐步建立；全国性和地方性的现代医学专业团体纷纷成立。西方国家关于医疗防治、公共卫生、保健福利和医德伦理及人道主义的观念传入中国。中国西医医疗机构由诊所向专科医院和综合医院转变，医疗手段由简陋到完备，逐渐向现代化发展。西医传授方式由传统的以师带徒发展到医校教育，医校则由初始阶段进入规范化时期，医学教育渐渐形成高等、中等及普及培养等多层次教育结构。现代医学的各种制度，在中国逐渐建立，日渐改良，虽然仍不完备，但从国家到地方的现代性体系毕竟初步建立起来了。从1835年发端的中国近代西医与从1866年开始的中国西医医校教育，还有各种与近现代医学有关的机构实体、企事业单位、制度及思想文化，经一百多年的曲折发展，由最初的引进萌芽至20世纪40年代末初步成型，此后进入另一个新阶段。本书主要阐述的正是这一百多年里近代西方医学传入中国，使中国近现代医学科学由萌芽到初步成型的历程，以及对近代中国的各种影响。

本书将在第一章《西方医学传入中国概略》中，展开阐述西方医学传入中国各阶段的状况，分析在各阶段中西方医学与中国医学的关系、对中国医学的影响以及产生这种关系和影响的背景与原因。

三、近代西方医学大规模传入中国的历史原因

进入近代后，西方的经济、文化和科学，远走在中华文明古国的前面，这时的近代西方医学，无疑要比曾长久居于世界医学先进行列的中国医学先进。近代的西方工业革命、贸易与金融业的发展，使西方市场经济飞速发展，带动了包括医学科学在内的西方科学技术的发展；近代西方风起云涌的社会大变革、翻天覆地的时代大变迁和宗教改革与启蒙运动等意识形态革新，引发了思想观念的大更新，也促进了包括医学科学在内的科学技术的发展。迅速发展起来的西方近代发达工业国，为其商品寻找新的市场，为资本寻找新的出路，获取财富，从而向包括中国在内的东方各国扩张。当时的中国，由于长期封闭守旧，经济、文化和科技远落后于西方，被轻视的医术就更加滞后。随着西方列强的军事入侵和经济扩张，中国封闭国门被打开，包括医学科学在内的西方文化科学也涌进中国大地。由于当时中西医在医疗水平上的巨大差异，当中国封闭国门一被打开，西方医学大规模传入中国之势骤起，引发了中国医学数千年发展史上未有之质变，势不可挡，中国医学从被动到主动地逐步与世界医学交融接轨，展现出不同于传统医学的面貌。

（一）近代西方医学较中国传统医学更具先进性

在近代西方经济、科学、文化飞跃发展与近代中国经济、科学、文化全面落后的历史背景下，传入中国的西方医学，有当时先进的西方科学为基础，在许多方面展现出优于相对滞后的中国传统医学的医效，这是近代西方医学能传入中国，彻底重构现代中国医学体系的根本原因。

（二）时代背景使然

近代西方医学传入中国，能产生巨大影响，除其较当时的中国传统医学更先进外，还有科技、经济、文化、军事、政治和宗教等方面的原因。近代欧美强国在近代西方发达的经济、科学、文化基础上形成的经济实力和文化实力，相较于中国经济、文化上的优势，成为西方医学传入中国的助力。西方国家为了拉近自身与东方国家的关系，也乐于推动西方医学传入东方国家。欧美国家宗教人士对西方医学传入中国的推动作用也很重要，事实上源

远流长的西方医学传入中国的历史中一直有基督教人士在推动。宗教因素贯穿于西方医学传入近代中国的整个历史过程，我国近代第一批西医院和西医校皆欧美教会人士创建。政治、经济、宗教和文化上的因素，错综复杂地影响到西医在中国的传播：如博济医院在第一次鸦片战争中关闭，在第二次鸦片战争中被烧，还曾一度停办；博济医院所办西医校的停办；广东公医的创办及后来转并至广东大学；光华医社的创建；北洋医学堂和协和医学堂的建立；民国时收回教育权运动。这些事件都有着当时政治斗争、军事博弈和经济消长的背景，也有着中国从政府到百姓、从皇室到民间的对西方医学文化的认识及其变化的因素。

（三）国人为救亡图存而引进先进医学技术

封闭的国门被强行打开后，国人从被动接受包括西方医学在内的西方科学，到为了强国救亡主动学习包括西方医学在内的西方科学，这也是近代西方医学得以进入中国的原因之一。光华医社和广东公医的创立，广东公医转并至广东大学，有着在中外冲突背景下中国人争医权争医学教育权的历史动源。李鸿章创办的北洋医学堂，有着以富国强兵为目的洋务运动背景。为了寻求中国的救亡图存之路，晚清不少中国的青年才俊纷纷出洋留学，其中相当一部分人选择学医，如严复、鲁迅等。

四、近代西方医学对中国医学乃至近代中国的影响

西方医学传入近代中国，产生了深远影响。西方医学传入近代中国的这一历史时期，虽然在漫漫人类医学史及漫长久远的中国医学史上只是短暂的一段，但对中国医学的发展走向与中国医疗卫生模式的转变影响极为深远。近代西方医学将先进的西医医疗技术、医疗设备及硬件设施、医学教育系统、医学管理系统、医学理论、公共卫生体系、医学研究方法、及其与医学相关的各种思想理念（包括人文方面的思想理念）引入中国，打破了当时中国医学的传统格局，深刻地改造了中国传统医学，重组了中国的医疗卫生及其教育体系，还建立了近现代医药企业体系，开启中国医学由传统走向现代的根本性转折，让中国医学与世界医学接轨。中国医学在近代西方医学的冲击下，由被动到主动进行现代化、科学化的改造。近代西方医学在中国由萌芽至20世纪40年代末初步成型的一百多年历程，是中国医学在激荡变迁中从传统走向现代的根本性变革历程，包含于中国科学现代化的征程之中。

近代西方医学对近代中国的影响甚至超出医学范畴。近代西医是西方先

进文化最早输入中国的一部分。近代西方医学科学及西医教育，对一些近代中国知识分子有启蒙作用。包含科学文化、工业化经济和现代意识形态的西方文化，以医学为先导传入近代中国，在给中华文明带来巨大冲击的同时，促使其重新整合进而从传统走向现代。

第一章　西方医学传入中国概略

西方医学传入中国的历史源远流长，漫长的西方医学传入史大致可分为起始、西方崛起时代、近代这三个历史阶段，并分别对中国医学产生了不同影响。只有了解并比较西方医学传入中国的三个历史阶段及其对中国医学产生的不同影响，方可了解为何近代西方医学传入中国，能对中国医学产生不同于以往西方医学传入中国历史阶段的根本性影响。

第一节　西方医学传入中国的起始阶段

西方医学传入中国可追溯至汉唐。史载汉朝和唐朝在与"黎轩""拂菻""大秦"（即罗马帝国）经西亚地区的物质交流中，就有西方医药输入中国。在《医方类聚》所引《五藏论》中，提到的"底野迦"，就是一种由西方传入的含鸦片制剂；《旧唐书·拂菻传》记载，乾封二年（667年）大秦使节曾献"底也迦"（同底野迦），证实含鸦片制剂在唐初已输入中国；《大唐景教流行中国碑颂》中记载，唐贞观九年（635年）大秦景教（基督教的聂斯脱利派）在中国传教，景教徒除传教外，还进行医疗活动。据载，唐高宗患风眩疾，"头目不能见物"，被景教徒秦鸣鹤治愈。

唐太宗时第一次传入中国的基督教（大秦景教—基督教的聂斯脱利派），到唐武宗时被禁绝。第二次传入中国是在元代。[①] 元代，大秦的也里可温教（即景教）再次传入中国，景教寺院遍及中国大地，镇江、杭州、泉州等地都建有寺院，并有医疗活动。镇江副达鲁花赤马·薛里吉斯出身于世医之家，他的外祖父撒必曾任太医，并治愈太子的病，且精于制造"舍里八"（糖浆），为制造"舍里八"，曾去到云南、福建、浙江等地。据《元史》记载，西域拂菻人爱薛，熟谙天文、医药，曾在元朝任职，掌管星历、医药二司事务，至元十年（1273年）正月改医药院为广惠司，该司掌修御用药物及和剂，兼治诸宿卫生及在京之孤寒者。广惠司另一景教医师聂只耳治愈了皇姊的驸马刚哈剌咱庆王之奇疾。元时亦有罗马天主教徒来我国，曾在北

---

① 张星烺：《欧化东渐史》，商务印书馆2015年版，第13页。

京、泉州等地设立教堂、修院，这些教堂都曾经有过为平民而设的医疗活动。由于当时欧洲医学尚未成为一门独立的科学，医疗大权掌握在教会之手，因此，元蒙时代传入之西医对我国的医学影响不大。①

这时，西方医学的传入是在中西方医学双向交流中进行的。由于当时中国的经济、文化和科学技术处于世界最前列，与经济、文化及各种技术密切相关的中国医学，丝毫不逊于西方医学，某些方面甚至领先于世界。因此西方医学对中国医学的影响很微弱，反而是中国的传统医学对西方医学有一定影响。

中国的医药、炼丹术等曾多次传入阿拉伯，又通过阿拉伯传到西方。根据药物史记载，1840年以前，中国药物最晚在10世纪已通过阿拉伯传到欧洲。宋开宝四年（971年）在广州设置市舶司，当时中国药物经过市舶司，由阿拉伯人运至西方的约有58种，其中植物药47种，包括人参、茯苓、川芎、肉桂等。13世纪意大利马可波罗在游记中记述他在马拉巴看到中国船运载的货物中有多种药材。他特别记述了大黄、肉桂等药。②

另外，从西方医学最初传入中国开始，就可见西方医学传入中国是与宗教活动相联系的。

第二节　西方文明崛起时代西方医学对中国的传播

从16世纪开始，西方医学对中国的传播力度渐大，并开始产生影响，这有着西方基督教文明狂飙突起的历史背景。中西经济、文化、科技发展水平开始此消彼长，西方医学对中国影响亦呈虽弱却渐长之势。这一时期西方医学对中国的传播与后来西方医学大规模传入中国是紧密相连的。

一、西方基督教文明崛起与西方医学对中国的传播

15—17世纪，欧洲以威尼斯为中心的意大利城市自由经济从萌芽到飞速发展，为大航海时代西方扩张提供了物质条件，也为医疗卫生水平的提高提供了物质基础。政治上，以葡萄牙、西班牙、英国、法国为代表，形成了以新君主制为核心的民族国家，为欧洲基督教国家经济腾飞与率先迈入现代化进程提供了政治保障，也为其对外航海扩张提供了依托。以意大利为中心的西方文艺复兴运动引发思想文化大解放，带动文化科技的飞跃进步，也包括

---

① 李经纬、程之范：《中国医学百科全书》，上海科学技术出版社1987年版，第104—111页。
② 李经纬、程之范：《中国医学百科全书》，上海科学技术出版社1987年版，第112页。

医疗技术的飞跃发展，西方从此进入文化科技全面繁荣的时代，也激发了从欧洲中世纪禁锢中解放出来的人们了解世界的欲望，为其世界性扩张提供了物质力量与精神动能。

而当时的中国，传统社会制度发展已越过巅峰走向衰弱，明中叶的中国以儒家文明为特色的中央集权制呈现不可挽回之颓势，经济科技发展相对停滞，中国医学也缺乏根本性发展动力。

放眼当时世界，还没有一个文明能与西欧基督教文明一决高下。在这样的背景下，西方海上列强为追求财富，乘欧洲掀起的开辟新航道热潮，以其经济、科技优势为支撑，向东方进发，欧洲基督教物质与精神向中国渗透日渐增强，西方的宗教、文化、科技也随之向东方大力传播，西方医学对中国的渗入日渐加强。

16世纪，葡萄牙人首先大力推动开辟新航道。随着新航路开通，世界贸易中心从地中海移至大西洋沿岸，意大利的威尼斯、热那亚等商业城市衰落，代之而起的是葡萄牙首都里斯本等城市，雄踞世界海上贸易中心地位，为葡萄牙经略海洋提供了雄厚财力。西方文艺复兴运动带动思想、文化、科技的大进步，刺激葡萄牙对航海科技近乎狂热的研究开发运用，也促进包括医学在内的葡萄牙科学文化的发展。新君主制的民族国家葡萄牙，在当时具有政治先进性，有利于其海上争雄。当时，伊斯兰教与基督教对立，阿拉伯与奥斯曼帝国的穆斯林控制了传统商路，欧洲人急于探寻新的航路，获得香料、金银财宝及各种所需物品，求取暴富。欧洲基督文明下许多人视传播基督教福音为崇高使命，促使他们尤其是传教士奔赴海外传扬基督教，传教士也把利于辅助传教的医术带向海外。于是，世界海洋时代来临后的西方第一个海上帝国葡萄牙崛起于世，在大航海时代的开山鼻祖、葡萄牙亨利王子指挥下，船只从地中海南岸出发，冲进世界各大洋，奔向各大洲。

葡萄牙人一路往东方征城略地，沿途不断建立殖民地，建成世界第一个全球性海洋帝国，开创了基督教文明雄视世界数百年的新纪元。当葡萄牙人来到中国的海岸边，强势突起的基督教文明与古老的中华文明，在中国南海之滨的珠江口一带展开首度交锋，经过一番较量，葡方未占便宜。葡萄牙人最后通过谈判和贿赂，被允许在珠江口西边的小小半岛——澳门居留。飘扬在欧、亚、非、美等世界各大洲上空的绣着盾形纹章的葡萄牙国旗，也插在了澳门的土地上。

葡萄牙人为适应其海外扩张的需要，在其海外殖民据点建立医疗及慈善机构，为葡萄牙人自己、当地居民和过往商旅服务。建立医疗机构可为在海外的葡萄牙人提供医疗服务，而且由于葡萄牙人初到一地时不适应环境和气候，对当地疾病缺乏免疫力，此时医疗服务尤其重要。遇到战争，这些医疗机构便成为军事医院。设立医疗机构也是为了争取人心，基督教传教士更以医疗慈善机构为传播上帝福音服务。这些医疗机构对当时葡萄牙的海外扩张发挥了重要作用。

葡萄牙人来到澳门后，也随即着手建立医疗慈善机构。他们驻足澳门后，天主教会迅速派其代表卡内罗于1568年到澳门任天主教会澳门区主教，卡内罗即于1569年在澳门开办圣拉斐尔医院（亦称贫民医院）和麻风病院。建于万历二十二年（1594年）的澳门圣保罗学院，扩充为大学后，曾设医科实习班。澳门出现西医治疗机构并传授医学，显示澳门为近代西方医学在中国最早转化为实体之地。这也标志着西方科技文化之潮，凭海洋文明劲风之力，开始一轮轮漫过南中国海岸边的澳门滩头，涌向古老的神州大地，又一次次因潮力不足退回大海，直至鸦片战争到来才终于冲开中国的闸门。

二、西方医学经澳门、广州等地传入中国内地概况

16世纪中叶后，欧洲基督教会相继派遣传教士来华，有耶稣会教士利玛窦、庞迪我、熊三拔、龙华民、邓玉函、阳玛诺、罗雅谷、艾儒略、汤若望等。他们多留驻澳门，等待时机进入内地。为利于传教，他们或多或少具有医学知识，其中有的医学专业水平很高。西医很大程度上是通过他们传入中国的。

明清两朝，虽然总体上对来自西方的精神与物质舶来品防范极严，但对西方来华人士行医及传授医术的限制却相对宽松。这就给西医及西医教育在中国留下了生存空间。

天主教会利用当时中国政府对西医管制的相对宽松，以经澳门入广州为线路，积极谋求在中国开展以辅助传教为终极目的的医疗与医学教育活动。耶稣会教士来华后，常利用医药为媒介进行传教活动。利玛窦于1583年在今广东肇庆地区，就曾借为病人诊治疾病之机劝说患者入教。1693年清康熙皇帝患疟疾，传教士洪若翰、刘应献上金鸡纳一磅，张诚、白晋又进上其他西药，治愈了康熙的疟疾。耶稣会教士邓玉函于天启元年（1621年）在澳门行医，并做过病理解剖，在明万历年间由他译述经毕洪辰整理加工的《人身说概》（约成书于1635年），是西方传入中国最早而且比较完备的解剖学专著；还有天主教耶稣会传教士罗雅各（Giacomo Rho）所译的《人身图说》。这是西方传入中国最早且比较完备的两本解剖学专著。此外有法国传教士巴多明用满文译出的皮理·第阿尼斯（Pierre Dionis）的解剖学，抄成三部后分藏于清朝皇宫中的文渊阁、畅春园、避暑山庄，不过因流传不广，

所以影响甚小。

后来，基督教新教团体的传教士医师，也以澳门为跳板踏向广州，进入中国内地行医传教。经过宗教改革的新教传教士医师的行医传教影响越来越大。

当时，还有罗德先慎斋、樊继训、罗怀忠子敬、安泰治得、罗启明曜东、巴新懋修等人，在澳门、广州等地利用医药进行传教活动。

以耶稣会教士为主的天主教传教人士，翻译了与医学有关的科学著作。如傅汎际和李之藻合译的《名理探》，在讨论知觉、思维的过程中兼论一些解剖生理知识；利玛窦在其《西国记法》中介绍了神经解剖知识；高一志在《空际格致》中介绍古希腊的四元素说和解剖生理知识；艾儒略的《职方外纪》述及欧洲焚毁城镇的防疫法，在《西方问答》中介绍了欧洲玻璃瓶验尿诊断及放血疗法；熊三拔的《泰西水法》中述及排泄、消化生理知识、温泉疗法，以及药露蒸馏法。

囿于当时闭关自守的中国传统社会、相对封闭保守的中国文化科学体系及中国医学，西方医学对中国医学的影响还相当有限。而且，在澳门的外国人未经允许不能进入中国内地，外国的政治、经济、文化影响被阻隔在澳门一隅，西方医学通过澳门传入内地也受到中国政府的严格限制。

当时包括西方医学的西方科学，远没有达到后来经过工业革命、社会制度大变革、思想文化大进步后所达到的近代西方科学水平，这时的中国医学与西方医学的差距还不算大，西方医学对中国的影响还很有限。然而，在西方医学传入中国的历史上，西方崛起时代与中国近代这两个阶段紧密相连，西方崛起时代的西方医学传入中国，为近代西方医学大规模传入中国做了准备。我们必须对西方崛起时代西方医学传入中国这段历史展开阐述。

由于崛起为近代第一海上强国的葡萄牙，仍是欧洲的一个封建势力强大的国家，而不是类似后来英、美、法、德这样的发达工业国。它既没有足够的经济实力在华进一步扩张成果，也没有能力在科学思想文化上较深地影响中国。它驻足中国海岸线上一隅之澳门，并没有对实行闭关自守的庞大中华帝国产生较大的影响，自身衰落也快，其海上霸主地位很快就被新的海洋帝国取代。澳门亦骤然衰落，加上澳门地理条件的限制与变迁，西方通过澳门向中国扩张和输入西方科技、思想、文化的活动大受限制。澳门圣拉斐尔医院亦破败不堪，几经塌毁，虽经修复延续，但一直只见其作为传教士赠药施治的场所的记录和收留如麻风病人等病患者的记录，没有具备作为一间医院的元素与条件，只相当于诊所；虽有扩建，但一直到近代前后仍未见其具备一间近代化综合或专科医院所要有的条件的记述。但本书为方便论述，以医院称之。圣保罗大学虽有过传授医学的记录,但其报告及目前所掌握资料中未见提及开设医学课程,亦没有开设医学专业及开展医校式活动的任何记录,圣保罗大学医学教育应是采用以师带徒的形式。事实上,一直未见近代以前有在中国境内开设西医教育机构与医校式教育的记载。1762年,圣保罗大学及其所属医院关闭,从此至近代未见在中国境内有稍具规模地开展以师带徒式西医教育的记载。这时的广州,因有长期作为中国外贸港而不断得到完善的港口条件并积累了具有优良外贸条件的声誉,居珠江三角洲及华南的地理中心并具有连通国内各枢纽的位置优势,自然被选为当时中国的开放口岸。澳门是对外口岸广州的外港,成为经澳门转黄埔到十三行这条广州对外口岸入口线上的一环。这一时期中国中央集权专制王朝的闭关自守国策渐至极端,终于在乾隆二十二年(1757年)实行广州一口通关之策。此时的广州,成为西方政治、经济、思想、文化、科技传入中国的唯一登陆口,也是西方医学传入中国的唯一输入口。

三、葡萄牙传教士在澳门行医辅助传教

葡萄牙人在澳门定居下来后,开始了其行医辅助传教的活动。

(一)建立医疗机构

1568年5月,受罗马教皇之命,葡萄牙耶稣会教士卡内罗抵达澳门,担任日本和中国教区代牧主教。他在到达澳门后不久,便建立了一座仁慈堂和两座医院。"贫民医院有内、外科医生和放血师"[1],这成为中国境内建立的最早的西式医疗机构。由于现时只见到一般的为医生及病人的生活服务的资料,没有这两所医院的医疗性运作的详细资料,尚不能判定当时这两间西式医疗机构是否为医院、诊所或收留病患者之所。

一所近代西医院必须具备最基本的要素有:1. 工作者,即医护人员或医疗专业人员,按类别则可分为医生、护士、技师等,按工种可分为临床、医技、后勤等;2. 正式的病房和一定数量的病床设施,以实施住院诊疗,一般设有相应的门诊部;3. 基本的医疗设备,有设立药剂、检验、手术及消毒供应等医技诊疗部门;4. 有能力对住院病人提供合格与合理的诊疗、护理和基本生活服务;5. 有相应的、系统的人员编配;6. 有相应的工作制度与规章制度;7. 有相应的医院文化。由现有掌握的资料来看,贫民医院创建时尚不具备一所近代医院所必备的要素,只能算是诊所或收留病患者之所,或是发

---

[1] 董少新:《形神之间:早期西洋医学入华史稿》,上海古籍出版社2012年版,第73页。

放药品之处，不像后来在 1835 年创建于广州的新豆栏医局具备一家近代医院必须具有的最基本要素。葡萄牙人在澳门建立的医疗机构所提供的药物与治疗手段，亦远没有后来的新豆栏医局以工业革命与科技大发展带来的发达的科学水平与生产能力为基础研发出来的先进药品与医疗手段。但是，为了表述方便，在此仍称初建的贫民医院为医院。

根据《澳门仁慈堂章程》（1627 年）规定，仁慈堂每个月末选举一名修士（Irmao）来管理医院①，当选后的这名修士就成为当月的医院总管（Mordomo do Hospital）。他"有义务协助医生（mddico）和外科医生（cirurgiao）的每一次出诊及对病人的每一次治疗"。② 该《章程》最后一款对医院总管的职责做了更详细的规定："必须每天上下午留守在医院中，并要亲临病人的治疗现场；给病人分发食物，亲切地探望他们，为每一位病人提供必需品。""给医院的服务人员提供适量的鱼和米，禁止使用大锅以外的炊具烧饭，以免带来麻烦。""未经总管批准，任何男仆不得离开医院。""月末总管进行交接时，前任总管要将钥匙、财产清单、白色衣物以及箱子里所有属于病人的物品交给继任者，让后者了解缺少什么必需品，以做补充。"③

医院建立初时，被称为"贫民医院"。大约在 1834 年之前，这所医院也被称为"市民医院"（the Civil Hospital）。④ 1841 年，仁慈堂对贫民医院进行了大规模的扩建，并在正门之上辟一神龛，内中置圣徒传记中病人保护主圣拉法艾尔（S. Rafael）像，葡人因此开始称这所医院为圣拉法艾尔医院（Hospitalde S. Rafael）。⑤ 中文翻译亦有称"圣拉斐尔医院"。中国人称贫民医院为"医人庙"⑥ 或"医人寺"⑦，也有称其为"白马行医院"的，因为中国人称医院前面的街道为"白马行"，在举行佛教游行仪式中，白马偶像由此通过，⑧ 医院由此得名。贫民医院位于三巴炮台山之南麓，板障堂之东，及白马行街（现名伯多禄街）最末，在 400 多年的历史中，一直没有变化。

---

① *Compromisso da Mizericordia de Macau*，P. 25.
② *Compromisso da Mizericordia de Macau*，P. 57—58.
③ *Compromisso da Mizericordia de Macau*，P. 102—103.
④ 〔瑞典〕龙思泰：《早期澳门史》，吴义雄等译，东方出版社 1997 年版，第 56 页。
⑤ SOARES, José Caetano, *Macau e a Assistência*, p. 160.
⑥ 参见印光任、张汝霖《澳门纪略·澳蕃篇》云："别为医人庙，于澳之东。"祝淮《新修香山县志》卷四《海防·附澳门》曰："医人庙在澳东。"
⑦ 见康熙版《香山县志》卷八《濠镜澳》（省立中山图书馆藏本）："俗好施予建寺独多，枕近望夏村，故有东、西望洋寺，又有三巴寺……医人寺……"
⑧ SOARES, José Caetmm, *Macau e a Assistência*, P. 148.

1640年贫民医院进行了一次改建。① 18世纪中叶，贫民医院一度衰落，诊室脏乱不堪，医院的小礼拜堂也成为废墟。1747年，仁慈堂主席路易斯科埃略（Luis Coelho）针对当时医院建筑的情况，决定投资进行改建。② 工程开始于1747年4月10日，共使用750两银子。小礼拜堂居中，正对大门。新建部分一侧为男部，另一侧为女部，各有30个床位，而旧的部分则仍为女部。③ 新工程最大的特点，便是分男女两个住院部，中间是小礼拜堂。1766年又有一次重建。④ 贫民医院在19世纪有所发展，著名的西洋牛痘接种法便是通过这里传入中国的。

这两所医院几经损毁，虽经修复延续，但一直只见其作为传教士赠药施治的场所和收留如麻风病人等病患者的记录，没有看到有关其具备一间近代化医院的元素与条件的记载，所以其只相当于一间非近代模式的西医院或近代西医诊所。

（二）澳门圣保罗学院从事医药活动与传授医学活动

澳门圣保罗学院建于1594年，为耶稣会在远东地区培养传教人员的重要机构，也是远东地区第一所西式大学，并且模仿罗耀拉在罗马所建耶稣会学院的模式。

澳门圣保罗学院建立时便设有诊疗所，还有1间药房。学院的医疗机构的主要职责是医治前来远东传教的耶稣会士，很多在中国内地传教的教士，在患病后通常会返回澳门进行治疗。学院的教士们也利用为当地中国人行医进行传教。由于贫民医院及其药房常难请来正式的医生和药剂师，圣保罗学院的医生和药剂师经常前往那里治疗病人。

圣保罗学院扩为圣保罗大学后虽传授过医学，但其报告中未见提及开设医学课程，亦没有记录开设医学专业，圣保罗大学医学教育方式应是采用以师带徒的形式。事实上，一直未见近代以前有中国境内开设西医教育机构的记载。1762年，圣保罗大学及其所属医院关闭。

（三）澳门麻风病院

卡内罗主教曾在贫民医院中设一个专门的隔间来收治麻风病人。该医院由教会同时建立的慈善机构——仁慈堂管理。大约在17世纪前期，这个收

---

① SOARES, José Caetano, *Macau e a Assistência*, P. 150.
② SOARES, José Caetano, *Macau e a Assistência*, P. 151.
③ BA, *Jesuítas na Ásia*, Cód. 49—V—29, p. 225.
④ SOARES, José Caetano, *Macau e a Assistência*, P. 152.

留麻风病人的场所被迁到了澳门城墙边上。澳门圣保罗学院的教士和学生会定期去麻风病院看望病人,并带去一些生活用品。

四、西医向内地传播

在明清两朝,西方国家的传教士在中国内地传教的同时,有的传教士也在当地行医,有的还设有收治病人的场所,但绝非当时澳门的那种医疗机构。

西方医学也传至皇室。西方医生在中国宫廷中行医早已有之,上面提到过远在唐代就有景教徒为唐高宗治病。西洋传教士在中国宫廷的医疗活动主要集中在康熙朝的后30年,雍正、乾隆、嘉庆各朝宫廷中也有几位传教士医生,但以康熙朝的西医医疗活动最活跃。

利玛窦来华后就与中国医药界人士接触,据说他与医家王肯堂曾多有交往。王氏的《疡科准绳》所记载的人体骨骼数目和形状,就是在西洋解剖学的影响下写成的。利玛窦的译著中所持西方生理观念,如"记含之室在脑"之说,使中国医学界产生了第一次震动。[①]

17世纪后期的康熙朝,重用了一些西洋人。当时在京传教士对清廷有颇多贡献,如治理历法、中俄交涉、制造大炮等,康熙帝对他们的服务非常满意。1688年,来华不久的法国传教士白晋(Joachim Bouvet,1656—1730)、张诚(Jean Frangois Gerbillon,1654—1707)两位神父开始为康熙进讲西方科学知识;后来因为康熙帝偶患疾病而中止,他们便转而为其进讲西洋医学知识做准备。康熙帝病愈后,他们便将编译好的西医讲义呈康熙阅览,皇帝对每一篇都非常赞赏,因而明诏奖励他们。他们趁机恳请皇上解除禁教令,皇帝许之。[②] 这便是康熙三十一年(1692年)的容教诏令。[③] 此诏令颁布后不久,一位西洋医生终于应诏入宫效力。

[①] 张友元:《简明中外医学史》(第二版),广东高等教育出版社2009年版,第189页。
[②] 白晋:《清康乾两帝与天主教传教史》,冯作民译,台湾光启出版社1966年版,第97—98页。
[③] 康熙三十一年正月三十日上谕:"西洋人治理历法,用兵之际,修造兵器,效力勤劳。且天主教并无为恶乱行之处,其进香之人,应仍照常行走。前部议奏疏,着掣回销毁。"康熙三十一年二月初二日又谕:"前部议将各处天主堂照旧存留,止令西洋人供奉,已经准行。现在西洋人治理历法,前用兵之际,制造军器,效力勤劳。近随征俄罗斯,亦有劳绩。并无为恶乱行之处。将伊等之教,目为邪教禁止,殊属无辜。"初三日,礼部尚书雇八代等十七位大臣议得:"查得西洋人,仰慕圣化,由万里航海而来。现今治理历法,用兵之际,力造军火炮,差往俄罗斯,诚心效力,克成其事,劳绩甚多。各省居住西洋人,并无为恶乱行之处,又并非左道惑众,异端生事。喇嘛僧等寺庙,尚容人烧香行走,西洋人并无违法之事,反行禁止,似属不宜。相应将各处教堂,俱照旧存留;凡进香供奉之人,仍许照常行走,不必禁止。俟命下之日,通行各省可也。""二月初五日,奉旨依议。"引自黄伯禄:《正教奉褒》,上海慈母堂重印,1895年,第112—114页。

1693年康熙患疟疾，传教士洪若翰、刘应献上金鸡纳一磅，张诚、白晋又进上其他西药，治愈了康熙的疟疾。此外，法国传教士医师罗德先（Bemard Rhodes，1645—1715）曾为康熙治愈心悸症和上唇生瘤。其时尚有传教士充任御医，康熙还曾命人翻译过一本包含血液循环等欧洲近代较先进医学理论的著作，可惜未予刊行。康熙对西医西药颇感兴趣，曾命传教士白晋和张诚在宫中建立一个制作西药的作坊。他还就一些西药的药性、何病该用何药医治等问题询问西洋传教士。发现宫中缺少什么西药，便派人到澳门寻找。

看来，当时西医在中国上层社会已有一定声望。但后来的"礼仪之争"中断了这一局面。本来当时天主教在华发展较快，"名士高僧攻教虽烈，而天主教并不因此少衰"，主要是由于利玛窦等人能明智地调和天主教与儒家学说的矛盾，尊重中国知识分子的传统。至1704年罗马教廷传令，禁止中国教民尊孔祭祖，对这种干预中国传统礼仪的做法，康熙立即强硬地表示将以禁教来回应。后来更由于有传教士卷入康熙晚年的继位之争，雍正登基后便决然下令禁教，开启了"百年教难"时期。依附传教而来的西方医学传入中华内陆的进程便戛然而止。

五、新教传教士的行医传教活动

基督教新教派遣第一个来华的传教士为英国人罗伯特·马礼逊（Robert Marrison），他于1807年到达广州，1820年与东印度公司外科医生李文斯敦（Livingstone）在澳门开了一间诊所。随后，英国在东印度公司驻中国站的传教医生郭雷枢（T. R. Colledge）于1827年在澳门开设诊所，次年扩大为医院，这是有文字记载的外国人在中国开办的第一所教会医院。1828年，郭雷枢在广州又开设了一所小医院，邀请白拉福（J. A. Bradford）及柯克（Cox）两医士协助管理。1836年，郭雷枢向教会呈上一份《任用医生在华传教商榷书》的报告，首先提出建议，要求教会多派传教医生来华，用医病的方法辅助传教，他的建议得到了美国的重视。1830年，美国公理会派第一个传教士俾治文（E. C. Bidgman，1801—1861）来华活动，同年2月25日到达广州。1935年他在《中国丛报》上说要使用武力来迫使中国签订不平等条约。后又主张利用医学来争取人心，搜集情报，后来参与策划签订了中美《望厦条约》。1834年10月，美国公理会又派传教医生彼得·伯驾（Peter Parker）到广州，1835年11月在广州成立"眼科医局"（医局设在新豆栏街，故又称新豆栏医局），为博济医院的前身，是美国在我国开设的第一所教会医院。

经过宗教改革洗礼的新教传教士以更强的势头、更灵活的方法来华行医传教，其影响渐渐超过传统天主教行医传教活动所产生的影响。

第三节 近代西方医学大规模传入中国

中国近代史以鸦片战争为开端，中国医学史的近代开端也相应以此划分。此时西方的经济、文化、科学，远走在中国前面。包含在近代西方科学文化里的近代西方医学，无疑要比当时中国医学先进。由于当时中西医在科学水平上的巨大差异，当中国封闭的国门一被打开，西方医学大规模传入中国之势骤起，引发中国医学发生在数千年发展史上未有之剧变。从那时起，中国医学逐步与世界医学接轨，展现了不同于传统医学的面貌。

近代的西方工业革命、贸易与金融业的发展，使西方市场经济飞跃发展，带动包括医学科学在内的西方科学技术飞跃发展。近代西方，风起云涌的社会大革命、翻天覆地的制度大更迭和宗教改革与启蒙运动等意识形态革新，引发思想观念的大更新，也促进包括医学科学在内的科学技术的发展。迅速发展起来的西方近代发达工业国，为其商品寻找新的市场，为资本寻找新的出路，获取财富，向包括中国在内的东方各国扩张。当时的中国，由于长期封闭守旧的经济、文化和科技体系远落后于西方，被轻视的医术就更加滞后。随着西方列强海啸似的军事入侵和经济扩张，中国封闭国门被打开，包括医学科学在内的西方文化科学也涌进中国大地。

中国近代西医发端于以广州为中心的广东珠江三角洲地区。1805年至1860年间，英国船医皮尔逊（A. Pearson）就在澳门、广州两地试种牛痘，并将此术传授给广东南海人邱熺，还编成《种痘奇法》一书。1817年该书被译成中文，书名为《引痘略》，将种牛痘技术编成小册子印行。西方医学悄悄地具有韧性地渗入中国广州。1835年美国传教士伯驾（Peter Parker）在广州开办"眼科医局"，又称"新豆栏医局"，后来定名为"博济医院"，是中国近代开办的第一间西医院，伯驾在这间医院内用最新的乙醚麻醉施行外科手术。因为伯驾利用医药进行传教所取得的进展，博济医院院长嘉惠霖称赞他说："在西洋大炮无能为力的时候，他的医刀劈开了中国的大门。"

1866年，美国传教士医师嘉约翰在博济医院内设立医校，这是近代中国第一所西医学校。该校开办之初只招男生，1879年招收第一个女生，这是近代中国首招女生的医学校。

1842年，中国和英国签订《南京条约》，迫使中国开放五大口岸。西医医院在中国内地大量建立。如上海的仁济医院、宁波的华美医院、天津的法国医院、广州的金利埠医院、汉口的仁济医院和普济医院、汕头的福音医院、上海的同仁医院、宜昌的普济医院、杭州的广济医院、天津的马大夫医院、汕头的盖世医院、九江的法国医院、苏州的博习医院、上海的西门妇孺医院、武昌的仁济医院、通州的通州医院、福州的柴井医院、福建南台岛的塔亭医院、北海的北海医院、南昌的法国医院、南京的钟鼓医院、九江的生命活水医院、保定的戴德生纪念医院等。

中国的西医课程、西医学校也纷纷开办，如1871年京师同文馆开设生理学和医学讲座；1881年天津医学馆设立，后发展为北洋医学堂。到1920年已有20余所西医学校。

大量的西医书籍被翻译成中文。1850年，英国传教士合信（Benjamin Hobson，1826—1873）在广东南海人陈修堂协助下于广州编译出版了《全体新论》（又名《解剖学和生理学大纲》），这是介绍到中国的第一本比较系统的西方医学教科书，共39论，图200幅，是一部详尽的生理解剖书籍。主持博济医院的传教士医师嘉约翰（John Glasgow Kerr）在1859年至1886年间编译了《化学初阶》《西药略释》《裹扎新法》《皮肤新编》《内科阐微》《花柳指迷》《眼科撮要》《割证全书》《炎症新论》《内科全书》《卫生要旨》《体质穷源》《全体阐微》《全体通考》《体用十章》《医理略述》《病理撮要》《儿科论略》《妇科精蕴》《胎产举要》《产科图说》《皮肤证治》《眼科证治》《英汉病目》等书。而且当时还出现了西医医药刊物，如博济医院主持嘉约翰主编的《西医新报》，是我国最早的西医医药刊物。另外还有尹端模在广州创办的《医学报》，是中国人自办的最早的西医刊物。

另外，西方国家的医疗医事管理制度及方法、医学教育制度及方法和医疗慈善事业的制度及方法，以及西方国家关于医疗防治、公共卫生、保健福利和医德伦理及人道主义的观念也逐渐传入中国。

从国家到地方的近现代医疗医事和医学教育的管理机构逐步建立，全国到地方的现代医学专业团体也纷纷成立。

随着近代西方医学大规模传入中国，中国医学史翻开了新的篇章。中国西医医疗机构经历由诊所向专科医院和综合医院的转变，医疗手段由简陋到完备，逐渐走向现代化。西医传授方式由传统的以师带徒发展到医校教育，医校则由初始阶段进入规范化时期，医学教育渐渐形成高等、中等及普及培养等多层次教育结构。从1835年发端的中国近代西医与从1866年开始的中国西医医校教育，在近现代中国大变革、大动荡、大变迁的历史环境中，经一百多年异常艰难曲折的发展，至20世纪40年代末初步成型。从晚清到民国这一时期，现代的医疗医事管理部门、医学教育的管理机构和医学专业团体初成体系；现代医学的各种制度，在中国逐渐配备，日渐改良，虽然仍不完备，但从国家到地方的现代性体系毕竟初步建立起来了。

第二章　近代西方医学大规模传入中国的概况

鸦片战争以后，中国封闭的国门被彻底打开，西方医学随着其他西方科学文化涌进古老的中国大地。在当时的中国，兴办综合性和专科性西医院，创立西医校，创建现代医药企业，创办医药报刊，建立西式医学卫生团体，兴办现代社会福利学校，如聋哑学校等，参照西方模式及相应的管理制度建立公共卫生及其教育管理机构，中国医学开始现代性的全面重构。西医在中国的东部沿海大中城市及内陆政治中心发展较快，成就也较大，以上海、北京的发展成就最为显著，在中部、西南和西北也有一定的发展，在某些地方甚至已渗入城镇乡村。

第一节　教会医院的大规模兴办

1842年《南京条约》签订后，确定五口通商，除广州已有教会医院外，厦门、宁波、上海、福州几个通商口岸也设立了教会医院。西方基督教教会从来重视在传教地和落脚处建立医院，在中国也如此。从最初进入澳门的天主教会传教士，到最早进入广州的新教传教士，几乎一落脚就筹建医院，在鸦片战争后西方来华的各教会亦如此。医院和教堂一样成为教会标志。有时传教士在不便建教堂时，先建医院，如伯驾所建新豆栏医局，医院于是有了教会标志的含义。近代医学教育根本性的转变，也是随着清末西方医学的传入、教会医学校的建立而开始的。

鸦片战争后，第一间兴建的教会医院是伯驾于1842年11月在广州原眼科医局的旧址重新建立的医院。这所医院已经超出专科医院性质，成为综合医院。后来由嘉约翰接手掌管这所医院。1856年因再次爆发中英战争，医院因被毁而关闭。1859年1月由嘉约翰在广州南郊新址重建，医院后来更名为"博济医院"。这所医院是美国在我国开设的第一所教会医院，是当时规模最大、影响也最大的教会医院，是我国现代医学的发源地。

1844年，英国传教医师洛克哈特（Dr William Lockhart, 1811—1896）在上海南市建立"中国医院"，即后来的"仁济医院"，这是上海最早的西式医院。

1861年，洛克哈特来到北京，开设西医门诊，1864年他回国，由刚来华的英国传教士医师德贞（John Dudgeon，1837—1901）接管诊所。次年德贞选择东城米市大街的一座寺庙，将其改建成医院。因为该医院门前有两个高大的旗杆，俗称"双旗杆医院"。

西方国家在华的各派教会认识到联合的重要性，于是相继成立了几个影响较大的医学团体和医疗中心，如1886年在上海成立了教会医生的联合组织——中国博医会；1906年，英、美等6个教会将"双旗杆医院"与其他几个医院合并成为协和（Union）医院，成为北京最大的教会医院；1908年，武汉三教会在汉口组成联合医院；1909年，英国浸礼会与北美长老会在济南成立共和医院；1913年，英、美、加等6个教会在成都成立协和医院。

开始时，教会医师来华的数量不多，所设医院、诊所规模也不大。据当时调查，咸丰九年（1859年）全国仅有教会医师28人；光绪二年（1876年）有教会医院6所，诊所24所；光绪二十三年（1897年）有教会医院60所；光绪三十一年（1905年）教会医院已发展到166所，诊所241所，教会医师301人。这些医院分布在全国20余省。据1936年《中华年鉴》统计，各国在中国开设的教会医院达426所。教会医院遍布中国各地，成为与教堂一样引人注目的教会标志。

教会医院，是显示西医医效的主要场所，不仅成为西医传入中国的最早通道，也为中国建立公立与私立医院提供了示范。西方医学要在异于西方文化的土壤里扎根，必须获得中国人的认同。中国人对西医的认同，除牛痘接种外，外科手术治疗也是一个重要方面。如伯驾的眼科医院在青光眼和白内障治疗方面卓有成效，吸引了许多病人。1847年，他首次在中国引入乙醚麻醉施行外科手术，结果十分成功。麻醉术的引入使外科手术的实施范围大大扩展，这显示了教会医院在当时的中国有着技术上的优势。

第二节　从传统以师带徒到医校教育培养模式的转变

西方医学传入中国后，为了培养中国的西医医务人员，先由外国人再由国人继续对中国人进行医学训练。训练方式则由以师带徒式发展到医校式，既有国内训练，也有出国留学培养。

一、以医院为培养场所的学徒式医学教育

西医人才的培养与教会医院有密切联系。开始时，传教士医师为了满足医疗上的需要，在医院或诊所招收一两名生徒，训练他们担任护理工作或传

教。嘉庆十年（1805），英国东印度公司医生皮尔逊来华后，在广州、厦门设医药局，1806年开始招收华人学徒。1837年伯驾在眼科医局对关韬及2名学生授以医学知识。1837年合信（B. Hobson）在香港传道医院工作，1839年来广州，在沙基金利埠开设惠爱医院，曾兼招生徒传授医术，他极力主张开办医校，但未能实行。1843年，麦克高文（D. J. Mas Gowom）在宁波开设眼科诊所，并教中国人学习解剖和生理。1879年，布恩（H. W. Boone）担任上海同仁医院（1869年开办）院长，也招收学生辅助医务。1883年，巴克（W. H. Park）在苏州博习医院招收7名学生进行教学。1884年，司督阁（Dngola Christie）在奉天（沈阳）盛京施医院招收学生，并用中文教授。1885年，梅滕更（D. Duncan Main）和尼尔（James Boyd Near）分别在杭州广济医院和登州医院招收学生。1893年，古田的怀礼医院成立，招生7人。1887年至1896年高如兰（P. B. Con Slamd）先后在汕头、潮州主持医院，兼收生徒。据1897年尼尔调查，当时的教会医院培养的生徒数量极少，在60所教会医院中，有39所兼收生徒，其中5所招生人数超过10人，其余仅为2~6人，平均每所只有4人。

这种以医院为基础的学徒式的训练方法，虽有成功培养出关韬这样的例子，但显然不能满足当时中国西医医疗上亟待大量合格医疗护理人员的需要。

二、由教会兴办的医学校开创了中国医校式教育

随着鸦片战争将中国的门户打开，外国传教士来华开办教会大学，并陆续开设系统的医学教育。这一时期教会主持的西医教育模式不一，既有大学医学预科教育，也有完整的长学制医学博士课程。1906年起，圣约翰医学院学生的入学要求与美国医学院相同，定学制为5年，毕业授予医学博士学位。金陵大学1911—1917年间曾办过医科，本科为5年，预科为2年，毕业直接授予医学博士学位。埃利希·宝隆于1907年创办德文医学堂，医学堂设德文和医学两科，定8年学制（预备学堂3年，医学堂5年）。上海震旦大学1914年将医科改为6年制，按照法国医学院标准来培养学生，1917年首次颁发了医学博士证书。北京协和医学校于1915年改组为协和医学院，学制定为6年。1914年湘雅医学院开始2年制医预科课程的教学，第一届医科学生于1916年开始学习学制5年的医学课程。[①]

[①] 王玮：《中国近代教会大学的早期医学预科教育（1901—1936）》，载《医学教育探索》2007年第6卷第11期，第1083—1085页。

1866年，医药传道会在广州博济医院附设博济医院创立西医校，由嘉约翰主持，这是外国教会在我国建立的第一所教会医学校。

继博济医院开办西医校后，1884年杭州成立广济医学校。1887年香港成立阿利斯（Alice）纪念医院，并于同年8月成立医学校。1889年南京成立斯密斯纪念医院医学校。1890年南京成立济南医学校。1891年美国教会在苏州成立苏州女子医学校，1894年成立苏州医学校（苏州女子医学校并入）。1896年上海圣约翰大学设立医科。1900年成立广东女医学堂（1921年改为夏葛医科大学，1932年改为私立夏葛医科学院，1936年并入私立岭南大学医学院）。1903年上海成立大同医学校（1917年并入齐鲁大学医学院）。1904年成立震旦学院，1909年迁上海吕班路，招收医学生。1904年英美教会在济南成立共和道医学堂（1906年青州医学校成立，旋即并入共和道医学堂）。1906年英美教会在北京联合创办协和医学校，这是当时第一个得到清政府承认的最大的教会医学校。1908年汉口成立大同医学堂，北京成立北京协和女子医学校，南京成立金陵大学医科，汉口成立协和医学校。1909年广州成立赫盖脱女子医学专门学校。1910年南京成立华东协和医学校。1911年青岛成立德国医学校，福州成立协和医学堂，成都成立华西协和大学并于1914年设立医科。1914年美国教会在长沙成立湘雅医学专门学校。据统计，1900—1915年我国先后建立了323所教会医学院校。

教会医学院校大部分在外国注册立案，如苏州东吴大学于1902年在美国田纳西州注册；上海圣约翰大学于1906年在美国哥伦比亚区注册；南京金陵大学于1911年在美国纽约州注册；湘雅医学院在美国康乃尔州立案。这些在美国注册的教会大学毕业生，可同时获两张毕业文凭，可以不经过考试而直接升入注册过的州立大学或挂钩合作的大学，并可颁发各挂钩大学认可的学士、硕士、博士学位。

三、外国人设立的医学校丰富了初创时期的中国西医教育模式

在教会医学校迅速发展的同时，一些外国人也来中国设立医学校。如光绪三十三年（1907年），德国人宝隆（E. H. Paulum）在上海设立同济医院，附设同济德文医学堂（1917年由中国政府接办，改名为同济医工专门学校，1924年改名同济学院），该医学堂采用德语教授医学。宣统三年（1911年）日本人在奉天（沈阳）设立南满医学堂，用日文教授医学。教会和外国人所办的医学校，所用语种有英语、法语、日语、德语等，学校的学制及所用的教材，也全部仿照美、德、日等国的学制及教材，尤其以英美医学系统影响

最大,如英国爱丁堡医学院的影响。那时在华的许多著名传教医师如德贞、马根济等都是来自爱丁堡医学院,中国有相当部分留学生,如留洋学医第一人黄宽即毕业于爱丁堡医学院。上述外国人设立的医学校,丰富了初创时期的中国西医教育的模式。

第三节　出洋留学风兴起

1841 年美国传教士伯驾便提出对有才能与有希望的中国青年进行医学教育的建议,很快引起了英国皇家外科医生学院的注意,并得到该院院长的支持。1842 年,伯驾的报告在美国也得到纽约中国医学教会协会的支持。

此外,清政府为了维持其统治地位,推行洋务运动和实行新政,特别是 1901 年实行新政后,清政府多次倡导留学。1903 年清政府公布《约束奖励游学毕业生章程》,明确了对留学毕业生给予相应的科名奖励办法。不少国人为了寻求救国之路,也纷纷出国留学。①

19 世纪末 20 世纪初,我国近代史上掀起了第一次留学高潮。首先是在 1906 年前后形成了大规模的留日高潮,其次是在 1908 年美国实行"退款兴学"政策后留美潮流逐渐兴起。由于甲午中日战争的刺激,中国人想从日本人身上学到使国家迅速强大的本领,加之日本距离中国较近,将日本作为中国派遣留学生的首选国,从而通过各种途径向日本派遣留学生。1905 年清政府宣布废除科举制度后,读书人断了科举升迁的路,为了寻求新的出路,有的人选择到国外留学,其中相当多的人去了日本。而且,留学的许多中国青年才俊纷纷选择学医。

通过"庚款兴学",美国确实达到了"把中国的留学潮流引向美国"的目的,1909 年实施庚款留美计划之后,留美人数逐年增加,中国留学生的流向结构从此发生了重大变化。一些医学机构,如协和医学院洛氏基金会每年派选中国留学生去美国学医。

除派往美国外,医药卫生界也有相当数量的公、私费学生去欧洲各国学医。

为奖励留学,光绪二十七年(1901 年)谕外洋游学生,有精通之学者,准奏请考试,予以出身;又谕各省书院改设学堂,选派学生出洋肄业,定各省学堂奖励章程。光绪三十二年(1906 年),学部又奏定考验游学毕业生章程,及奏派员赴美国各埠筹办华侨学务。光绪三十三年(1907 年),学部奏

---

① 张友元:《简明中外医学史》(第二版),广东高等教育出版社 2009 年版,第 195 页。

定女学堂章程，11月，奏定游学毕业生廷试章程。

1906年，清朝组织回国留学人员53人统考，考取者赐以医科进士或医科举人。

第四节　编译西医书籍

近代西方传教士医生在我国开办医院、建立医学校的同时，亦大规模翻译西方医学著作。其中影响较大者如英国人合信、德贞、傅兰雅（John Fryer，1839—1928）和美国人嘉约翰等。这些早期编译出版的西方医学著作在我国的流传，对于当时缺乏西方医学书籍的中国医学界，无疑带来了新的医学知识，为西医学在我国的发展提供了条件。

近代最早在中国翻译西医西药书籍的是英国传教士医生合信，他在广东南海人陈修堂的协助下，于1850年在广州编译出版了《全体新论》一书（原名《解剖学和生理学大纲》），这是传教士向中国介绍的第一本比较系统的西方医学教科书。同年，美国传教士罗孝全也翻译了《家用良药》一书，在广州出版。其后，合信又先后编译出版了《博物新编》（1855年）、《西医略论》（1857年）、《妇婴新说》（1858年）、《内科新说》（1858年）、《医学语汇》（1858年）等书。美国基督教公理会的传教医师嘉约翰自1854年5月15日抵广州，直到1901年8月10日在广州去世，主持博济医院的业务差不多有半个世纪之久。他为了培训西医人才，于1859—1886年间，编译了多种医药书籍，其中有：《化学初阶》及《西药略释》（1871年）、《裹扎新法》（1872年）、《皮肤新编》《内科阐微》及《花柳指迷》（1875年）、《眼科撮要》（1880年）、《割证全书》及《炎症新论》（1881年）、《内科全书》及《卫生要旨》（1883年）、《体质穷源》（1884年）以及《全体阐微》《全体通考》《体用十章》《医理略述》《病理撮要》《儿科撮要》《儿科论略》《妇科精蕴》《胎产举要》《产科图说》《皮肤证治》《眼科证治》《英汉病目》等30多种书，作为医学校的教材和参考书，对发展医学教育有一定的影响。狄曼（T. T. De Van）著《中英文医学辞汇》（1847年），该书最早注意中文医学解剖名词和疾病名称，使中国人对西医学名词有了进一步的认识。1908年出版的高兰如（P. B. Cousland）的《高氏医学辞汇》，对西医译名的统一有一定的影响。美国浸礼会传教医师洪特（S. T. Hunter）编译的《万国药方》（1886年），对近代西医药知识的传播起了一定的作用。合信与嘉约翰的助手尹端模于1894年前译述《病理撮要》《医理略述》《儿科提要》等五种。20世纪初杭州的梅藤更编译有《西医外科理法》《医方汇编》

等书。

清末，中国人也开始自己翻译西洋和日本的各种医学书籍。赵元益（1840—1902），从1887—1901年间，与傅兰雅等人合作，译述的医药书籍有：《西药大成》（1887年由来拉与海德兰著）、《西药大成中西名目表》（1887年）、《法律医学》（1899年由英国该惠莲著）、《保全生命论》（1901年由英国吉兰肥勒著）、《水师保身法》（1901年由法国勒罗阿著）、《济急法》、（出版年不详，由英国舍白竦著）、《儒门医学》（年代不详，由英国海德兰著）、《医学总论》（出版年不详）、《眼科书》（译于1896年前）、《西法洗冤录》（译于1896年前）、《内科理法》（译于1896年前，由英国虎伯撰，茄合哈来参订）等18种之多。赵氏把西方近代医药知识比较系统地介绍到我国来，这是近代国人系统译述西医书籍之始。近代以个人资力译述发行日本医学书籍，就其数量之多、所涉范围之广的人，是无锡人丁福保（1874—1952），他在1908—1933年间，先后翻译日文医书68种，并自撰医书多种，共80余种，内容包括基础理论、预防养生和临床各科。有《新撰解剖学讲义》（4册）、《组织学总论》、《新撰病理学讲义》（3册）、《病理学一夕谈》、《诊断学大成》（2册）、《诊断学实地练习法》、《初等诊断学教科书》、《汉译临床医典》、《新万国药方》（2册）、《增订药物学纲要》（2册）、《药物学大成》（2册）、《民众新医学丛书》、《医学指南》、《医学纲要》、《德国医学丛书》、《人体寄生虫病编》、《病原细菌学》（2册）、《近世内科全书》（2册）、《内科学纲要》、《新撰急性传染病讲义》、《倍氏神经系病学马氏精神病学合编》、《外科一夕谈》、《皮肤病学》、《德国式自然健康法》、《实验卫生学讲本》、《衰老之原因及其预防》等，总称《丁氏医学丛书》。丁氏所译医书，篇幅简短，行文流畅，适应了当时中国医学界对新学的需要，因此，很受世人欢迎，对普及医学知识、为发展医学教育做出了一定的贡献。

第五节 建立西药企业

近代早期西药市场是由外商控制的，著名的有1841年英国医生屈臣（A. S. Watson）在香港开设的屈臣氏药房，1850年在广州设立分店，1860年又在上海设立分店。1882年旅美归侨罗开泰在广州创立泰安大药房，为中国人开设的第一家西药房。此后华商药店在各地陆续出现，逐步成为西药市场的主导。但是中国的西药工业跟不上需要。英商施德之（Star Talbot）1900年在上海设立的施德之药厂是中国最早出现的西药企业，1902年广州的梁培基药厂则是中国人自办的第一家西药厂，但制药技术相当落后，大多数仅是配制和加工进口原料药。中国的西医业艰难发展，虽有种种缺陷，但后来终于初成体系。

第六节　中国近代医学科学教育体系的初步形成

从晚清至民国这一时期，中国近代医学教育体系是以西医教育为基础建立起来的，形成了公立的西医学校、私立的西医学校和教会医学校三位一体的中国医学教育体系。中国近代医学教育体系是中国近代医学体系的重要组成部分，包括医疗卫生行政机构的创建，医学研究机构和学术团体的建立，基础医学、临床医学和公共卫生的发展等。这一时期，以西方医学体系为模式的中国近代医学体系逐渐形成。

一、晚清时期我国官办的西医学校

19世纪60年代，为了"自强""求富"，清政府开展了"洋务运动"，主张学习西方科学技术，提倡"新教育"，开始模仿教会学校开办新式的西医教育。1862年在北京设立同文馆；同治四年（1865年）北京同文馆开设科学系，逐渐引进西方的自然科学技术知识；1871年设立生理学和医学讲座，聘德贞为生理学教授。1898年创办京师大学堂；1903年京师大学堂增设医学实业馆。

光绪七年（1881年），直隶总督李鸿章在天津创办医学馆，由英国人马根济（Mackenzio）和英美驻天津的海军外科医生共同担任教学。1893年校舍落成，正式招生开学，委林联辉为第一任总办（校长），以原有的医院作为实习医院，同时改名为北洋医学堂。这是中国自办的第一所西医学校。该校由李鸿章直接领导，经费由天津政府拨给。学制4年，不分科，教员多是英国人，并以英语医书为课本。该校的教员有爱尔兰人杜宾（Dubbin）及英国派来的军医，后又聘美、法等国教师。课程设有解剖、生理、内科、外科、妇产科、皮肤花柳科、公共卫生、眼耳鼻喉科、治疗化学、细菌学及动、植物学等。有60张床位供临床实习使用。

光绪二十四年（1898年）下定国事的上谕，创办京师大学堂，在专门学中设立卫生学（包括医学）。7月，谕管学大臣孙家鼐，认为"医学一门，所关至重，亟应另设医学堂，求老中西医理，令大学堂兼辖，以期医学精进，即着孙家鼐详拟办法具奏"。在孙氏筹办京师大学堂疏中，分为10科，第10为医学科，但未实行。

光绪二十九年（1901年）腊月初一谕"从前所建大学堂应切实举行"，并派张百熙为管学大臣，在京师大学堂章程概略中，在大学院设医学实业馆（设置未定），大学专门分科课目中，医术列于第七，下分医学及药学两目。钦定章程颁行于光绪二十七年（1901年）十二月，但于二十九年（1903年）十一月即行废止。又于该年闰五月颁布《奏定学堂章程》，将大学分为8科，其中第4科为医科。分两门，一为医学，一为药学。大学分为本科及预科，医本科修业年限为3～4年，预科3年。以上拟议至光绪二十九年（1903年）始得实行。1903年京师大学堂增设医学实业馆，招生数十人，教授中西医学，1905年改称京师专门医学堂，学校的章程主要仿照日本大学的学制，医预科3年，医科3～4年。1906年，医学馆加习2年，学制改为5年，所有加习课程，应博采东西各国之长，并由政府的学部核定。该馆于光绪三十三年（1907年）决定停办，在校学生全部送日本学习。

1902年，袁世凯将北洋医学堂改为海军医学堂。同时，还建立了北洋军医学堂，任命北洋候补道徐华清为总办，日本二等军医平贺精次郎为总教习（教务长）。该校学制4年，每班40人。后在天津河北四马路新建校舍，并附设防疫学堂，由日本人古城梅溪主持，教员多为日本人，课本亦用日文。1906年由陆军军医司接收，改名为陆军军医学堂，这是我国最早设立的陆军军医学校。1907年伍连德任协办（副校长）。1908年又增设药科，学制为3年，常有200～300人在校学习。1915年陆军军医学堂迁往北京。

1906年7月，在广州设立随营病院（即随军医院），由两广总督岑春煊电请出使日本大臣杨枢代聘日本医学士1人，充任随营军医学堂总教习及随营病院诊察长。同年8月，又开办随军医学堂，招收学生。这是我国第一次开办的军医院和随军医学堂。

此后，各省也相继办起医学堂，如1908年张之洞创办湖北医学堂；1909年在广东设立陆军医学堂及海军医学堂，至此，我国海陆两军均有了培养军医的学校。

然而，这些医学堂无论在学制上或在课程设置上均未健全，缺乏统一规划，尚未形成独立的医学教育体系。

二、民国时期公立的西医学校

1912年中华民国成立，不久教育部颁布了《大学令》（壬子学制）。1913年修改壬子学制，称为"壬子癸丑学制"，规定医科分医学、药学二门。修业年限：医学预科1年，本科4年；药学预科1年，本科3年。1922年，北洋政府公布的新《壬戌学制》规定，大学分为4个层次：大学、专门学院、专修科以及大学院。1924年2月公布了《国立大学条例》，我国的医学教育被逐步纳入了正规的教育体系。

这一时期，北京、江苏、浙江、广东等地先后设立了一批国立或公立医学校。如1909年成立广东公医学堂（1915年改为广东公医医学专门学校，1924年改为广东公医医科大学，1925年改为国立广东大学医科学院，1931年改为国立中山大学医学院）；1912年北京成立北京医学专门学校（北京医科大学前身），杭州成立浙江省立医药专门学校（浙江医科大学前身）；1916年保定成立省立直隶医学专门学校（后改称河北医学院）；1927年创办国立同济大学医学院；1928年创立河南省立中山大学医科。

三、私立的西医学校

随着国立或公立医学校的设立，一批私立医学校也相继开办。从西方医学传入中国后，中国医学专业的知识分子经过一段时间的累积，业务素质渐趋成熟，技能也有了长足进步，具备了自办医校的能力，而当时西方列强对中国的进逼与轻视，促使他们民族意识与爱国精神的高扬，开始自办医学院校。如1908年成立广东光华医学堂和1909年开办的广东公医学堂，就是在这样的社会背景下创办的。还有1912年张謇创办南通医学专门学校、1926年上海创办私立东南医科大学等。

四、教会所办医学校

晚清至民国初年，教会医学校也有所扩大和发展，并新建了一批教会医学校。如1911年德国在青岛成立医学校，美国在福州设立协和医学堂；1914年成都华西协和大学设立医科，长沙成立湘雅医学院；1917年美国、英国、加拿大三国教会共同创办齐鲁大学医科。1915年美国洛克菲勒基金会设立中华医学基金会，介入中国医学教育，在与伦敦会协商后达成了接办协和医学堂的协定，并将其改名为北京协和医学院。此外，中华医学基金会还对湘雅医学院、国立中央大学医学院、北京医学专门学校等学校提供援助。

第七节　近代医药卫生管理

近代中国开始逐渐设立医药医事公共卫生的管理机构，开展公共卫生管理事业。

一、近代医药卫生管理机构

清代管理全国医事的组织沿袭前代设太医院。清太医院有院使、左右院判、御医、吏目、医士等约120人。清代管理宫廷药物的采办、储存和配制的机构为御药房，分东、西两处。其中西药房由院使、院判、御医等较高级的医官分班轮值。清代设有养济堂、育婴堂、粥厂等救治贫民灾疾。但这多为权宜之策，维持时间很短。清代专司医学教育的机构为太医院教习厅。同治五年（1866年），教习厅改名为医学馆。

北洋政府统治时期，由于军阀割据，以至全国的医药卫生事务一直未能统一管理，北洋政府内也一直未形成完善的卫生行政系统。当时医学学术、医学教育归教育部管属，公共卫生归内政部警察总署管属，公共防疫和海关检疫则归外交部管属。1912年，内政部设卫生司，实际上只管中医，因为其时西医医生数量很少且多在军队、教会医院和学校中供职。1919年，设置了中央防疫处。

南京国民政府的卫生行政管理机构，比起北洋政府更完善、健全。1927年，设置内政部卫生司，为全国最高卫生行政领导机关。1929年正式成立卫生部，下设中央卫生委员会（为设计审议机构）、中央卫生试验所及卫生行政人员训练所，部内设有总务、医政、保健、防疫、统计5个司，分别管理相应的卫生工作。同年颁布《全国卫生行政系统大纲》，各省设卫生处，隶属于各省民政厅；各特别市设卫生局，隶属于特别市政府，均受卫生部直接指挥和监督。各县市设卫生局（科），直接受卫生处指挥和监督。各大港口和边界要冲设海陆检疫所，直接受卫生部指挥和监督。1931年卫生部又改为卫生署，隶属于内政部，改组缩小为总务、医政、保健3科。同年成立了中央国医馆，为半官、半民、半学术、半行政的特殊机构，其理事长一直由陈立夫担任，馆长由焦易堂担任。1932年设中央卫生设施实验处，为国家最高卫生技术机关（1933年改称为卫生实验处）。防疫机构除海港检疫管理处外，还设有中央防疫处，负责制造各种疫苗。1936年卫生署复改为隶属于行政院。1937年在中央卫生署内设中医委员会，实为中医顾问性组织，从未正式执行过行政权。1947年卫生署再次改为卫生部，内设防疫、保健、医政、药政、地方卫生5个司。民国时期，在众多的中央和地方卫生官员中，少有中医从业人员。

近代西医学教育经过传统到现代，从简单到复杂、初级到高层次的迭进演变，逐渐形成了大致趋同的培养模式。学生的入学考试以及在校期间的一系列考核已形成一定标准，课程设置上渐趋一致，教学方法上形成了以教师、课堂、教材为中心的模式。学校不管学制长短，无论国立、私立，还是教会办学，基本上都采用基础、专业和实习三段式教学模式；教学与科研并重；在师资培养上，有的学校行之有效的培养法逐渐在各校中推广开来，如导师制、住院医师制度、进修制度、出国留学、客座教授制度等。

二、卫生防疫管理

近代以来,中国参照西方国家的卫生防疫管理经验、方法和模式,开始公共卫防疫工作。

1873年,中国为了预防暹罗、马来等地的霍乱,在海关开始办理检疫。由于当时中国海关检疫权为英国人所执掌,办理有关事宜,还得通过外交与使馆部门。

1910年,中国东北发生鼠疫,当时派伍连德(1878—1960)前往防治,许多有关国家也参加,由此在奉天(沈阳)特设鼠疫研究会,由伍连德力争出任大会主席和防疫会长。同时在北京设防疫局及卫生会,在山海关设检疫所,各海口也同时检疫,不久鼠疫扑灭。此次死亡达六万多人,引起人们的重视。辛亥革命后,北洋政府在内政部设卫生司,总管医药卫生行政。由于鼠疫在东北流行过,1912年在哈尔滨设立东北疫防处,并在东北各地设立防疫医院,1915年在天津、北京设立传染病院。1916年内政部卫生司公布预防传染病条例。1917年绥远发生鼠疫,扩延到晋北。由于在防治上有了经验,因此死亡人数减少至1万多人。1919年在北京成立防疫处,掌管传染病的研究和生物制品的制造,这是中国最早的生物制品制造机关。

1930年,中国政府在上海设立海港检疫总管理处,并在各地海港设检疫所,中国此时才有了自己的海港检疫设施。1932年在南京开办中央卫生设施实验处。中国的卫生防疫工作推广到边疆,1934年在兰州设西北防疫处,1935年在绥远设绥蒙防疫处,1936年设蒙古卫生院。

第八节 西医药学术团体

在西方医学引入近代中国后,各种中国的西医药学术团体陆续成立。

中国红十字会于1904年3月在上海成立,最初的名称是"上海万国红十字会",1907年改名为"大清红十字会",1911年辛亥革命后正式改名为"中国红十字会",1912年"万国红十字会"(现称"国际红十字委员会")公认为中华民国正式红十字会。

中华医学会:1915年在上海成立。该会1932年与"博医会"合并,同时合并的还有"中国微生物学会""中国细菌学会""教会医事委员会"等,名称仍为"中华医学会"。1935年后陆续成立"中国病理学""微生物学会"(1935年)、"医史委员会"(1936年)、"皮肤性病学会"(1937年)、"精神病委员会"（1938年）、"中华眼科学会"（1939年）、内科、外科、妇产科等专业委员会，以及"公共卫生委员会""名词委员会""出版委员会"等。

中国药学会：1907年冬由在日本东京千叶研习药学的留日学生发起组成，1912年改称"中华民国药学会"。1936年在南京举行大会，改名"中华药学会"。1941年取消"中华药学会"，重新组织"中国药学会"。

中华护理学会：前身是1909年由8个外籍护士发起，在庐山牯岭成立的"中国护士组织联合会"。

中华公共卫生教育联合会：1916年由中国青年会卫生科、中国博医会卫生部、中华医学会公众卫生部各推代表组成，为我国最早提倡公共卫生之机构。

中国卫生教育社：1935年在南京成立。

全国医师联合会：1929年在上海成立。1934年第二次执委会通过决议，组织专委会。其中有"助产士教育研究委员会"，为我国最早的妇产科学术团体。

此外，还有1911年成立的"万国鼠疫研究会"，1933年成立的"中国预防痨病协会"，1935年成立的"中国预防花柳病协会"，1937年成立的"中华麻风救济会"，1938年成立的"中华天主教医师协会"，1946年成立的"中华营养促进会"。

第九节　西医药刊物

清光绪六年（1880年）美国传教医师嘉约翰（Dr. John Kerr）主编的《西医新报》，是中国最早的西医药刊物。1886年尹端模在广州创办《医学报》，是国人自办最早的西医刊物。我国留日医学生主办的《医药学报》《卫生世界》，梁慎余编的《医学卫生报》，叶菁华等编的《光华医事杂志》，以及上海丁福保主编的《中西医学报》等，对传播西医药知识都起了积极的作用。

据不完全统计，1912—1937年，这二十六年间出版近130种杂志。其中上海几占一半，广州、杭州、北京等地次之。影响较大的有《中华医学杂志》《广济医报》《卫生月刊》《医药评论》等多种。《中华医学杂志》于1915年11月由中华医学会主办，分中、英文两部，1932—1934年先后与《齐鲁医刊》《博医会报》合并。《广济医报》原为苏格兰教会医师出资，于1914年在杭州创办，1924年由广济医校同学会筹集自办，改名为《广济医刊》，前后历时二十余年。《卫生月刊》是卫生教育的刊物，1924年3月由中华卫生教育会创办，后与上海卫生局联合主办。《医药评论》于1929年1月创办，以评论专著、译述为重点，提出了改良医学教育制度、社会卫生化、医学科学化等问题。此外，在数十种医药院校校刊中，以《同济医学》历时最久，1918年9月上海同济医工专门学校创办《同济》，后来同济大学医科先后改办《同济杂志》《同济医学月刊》《医学及文化》《同济医学季刊》等刊物，翻译大量西医著述，介绍世界医学知识。以上刊物绝大多数为时不长，因抗日战争爆发而停刊者达18种。

1937—1945年，历时达两年以上者仅有《现代医学》《西南医学杂志》《华北医药月报》《药学季刊》《新中华医药月刊》等。

1946—1949年，先后出版西医药刊物20余种，复刊者4～5种，除专业性医刊《中华护士季刊》《妇婴卫生》，校刊《同济医学季刊》《中山医报》等以外，其余均先后停刊。

近代中国出版的西医药刊物，大大促进了西方医学在中国的传播。

第三章　发端于南粤的中国近代西医

近代西方医学是先经南粤传入中国，在鸦片战争后迅速传播到中国内地。近代西方医学经广东传入中国内陆后，中国医学开始了从传统走向现代的根本性转折。由于包括今天的广东、香港、澳门等以珠江三角洲为中心的华南一带，是近代西方医学最先传入之地，这里最先出现了中国的西医疗治机构、西医校、西药企业、针对特殊残疾群体的收治教育机构、萌芽中的近现代的医疗管理与公共卫生管理机关。与医学有关的西方人道主义、对各类病患伤残者的人文观念，包含在基督教观念里的对生命的终极关怀，最先在此地引入。这对西方医学全面传入中国、中国现代医学及其教育体系的建立、中国医学的现代化进程的启动、与医学有关的各种观念的引入起到了不可替代的作用。所以，接下来具体介绍西方医学传入这一地区的情况。

第一节　中国近代西医发端于南粤的历史原因

中国近代西医肇始于广东地区，有广州外贸港得天独厚的地理条件、历史、南粤历史人文地理、经济助力、西方传教士等多方面的原因。

一、广州外贸港的地理条件

近代西医在广东地区发端的各种原因中，广州外贸港得天独厚的地理条件是前提。

自古以来，广州都是中国对外贸易的重要港口，虽然随着各朝各代社会经济发展与对外贸易政策变化亦有过相对衰落，但两千多年来广州作为中国最重要外贸城市之一的地位一直保持下来。这与广州独有的地理条件密不可分。中国面对的大海东边是世界最宽阔的太平洋，航行条件恶劣，邻近只有日韩及后来的俄国，南边通过南海与东南亚各国相邻，由于古时船只吨位很小，抵御海上风险能力很低，遇险须尽快靠岸，且要随时登岸补充淡水和食物，海上航船一般都选择贴近海岸线航行。西亚、南亚、非洲、欧洲的来华船只，多走贴靠东南亚海岸的南海航道，它们沿此航道最先抵达中华内地的着陆点自然是广州。这里的黄埔港有足够水深让外国船只停泊。广州又有着两千多年积累的港口管理、外事、海洋贸易的经验，还有着建设完善的优良港口条件。

由于广州具备外贸港得天独厚的地理条件及其他一些原因，在乾隆二十二年（1757年）被辟为中国对外贸易唯一口岸。以西方医学为先导的西方科学文化也就首先登陆以广州为中心的珠江三角洲地区，形成经外港澳门，进黄埔港，通向广州十三行的西方医学输入线路。

二、历史原因

中国传统社会进入晚期后，原有的封闭性和保守性渐强，由于当时的中国传统社会是自给自足的自然经济结构，统治者认为无需与外国进行经济交流。统治者更担心开放会使国家的领土主权受到外国侵犯，担心沿海的国人同外国人交往会危及自己的统治，明清两朝实行闭关自守国策，虽有反复，但总趋势是愈渐强化。进入清中叶后，闭关锁国政策渐至极端，乾隆二十二年（1757年）广州被辟为中国唯一对外开放港口，造就了近代西方医学只能在广州及外港一带传播的政治背景。

（1）清朝在乾隆二十二年（1757年）至鸦片战争这一时期，只开放广州为采办清朝皇室所需物资和朝廷对外贸易的唯一口岸。海外来的外国人一般只能进入广州，其影响仅及与广州有紧密联系的广东其他地区。除个别外交、宗教及其他人士外，外国人不能离开广州去中国其他地方。

闭关锁国的禁海政策，使广州成为当时中国唯一与海外保持经常联系的地区。中外的贸易往来在这里互通、交流，中西的政治文化在此碰撞交汇，作为西方文化科学一部分的近代西方医学，自然也踏足于此，并促成中国近代医学在此发端。

清末统治者闭关自守，排拒西方文化，但对西方医学的限制却相对宽松，来华传教的西方基督教传教士又喜用行医辅助传教，以得民心。这使西方医学先于其他西方科学传入中国。

（2）19世纪，西方各国先后经历工业革命，为了给其商品、资金寻找出路，列强向中国等东方各国扩张，西方的科学文化也随之在中国大规模传播。包括西方医学在内的西方科学文化，首先在当时开放已久，为西方最熟悉的港口城市广州登陆，进而辐射全国，最后把重点移至长江三角洲的城市和北京等全国中心地区，就成了历史的必然过程。

三、南粤历史人文地理原因

以广州为中心的珠江三角洲地区，人文习俗上有较强的兼容性，这也是西方医学较易在当地立足的原因。

秦末将领赵佗在以今日广州为中心的岭南建立南越王政权后，中原文化正式大规模传入广东地区，并且吸收当地百越文化，形成了有浓重地域色彩的岭南文化。汉朝以前，南粤已和海外有密切联系，汉代以后，广州更一直是中国对外开放的重要港口。历史上，外国人常由此登岸来华，曾大量居留于此，如唐代，这里是佛教、伊斯兰教、基督教的天主新和新教以及其他宗教由海路传播至中国的主要登陆口之一。历史上广州有过海外来华人员居留的蕃坊，16世纪澳门容许葡萄牙人居住，广州更有接洽外国商人的十三行。在南粤与海外的长期交往中，岭南文化长期受到东南亚、非洲、欧洲、阿拉伯等地文化影响。以广州为地域文化中心的广东，历来对外来文化宽容，这使岭南文化较易吸收包括西方医学在内的西方科学文化。

由于广州历来是商贸大港，所以此方居民在浓重的商业文化氛围中，受到行商特有的讲实际、重实惠的风习熏染，也较易接受先进的西医医术。如新豆栏医局开业后，当地人一开始抱观望态度，一旦发现西医确有效果，立即涌往求医。看病的人多到"在凌晨两三点钟就出来了，以确保能尽早赶到医院；挂号比较紧张的时候，他们甚至在前一天晚上就来了，在这儿待上一夜，这样或许就能够保证早晨挂上号了"。

清代中叶后，当中国绝大多数人在专制王朝闭关自守政策的禁锢下沉沉昏睡之时，广州人还勉强可以在中国的唯一开放港半睡半醒地看到世界各地的来客。这里的广州人较之中国内地其他地方的人们较少有排外恐外意识，对包括西方医学在内的西方文化，持有较之当时内地其他地方的人相对开明的态度。

近代以前，已有少量广东人到海外如东南亚等地居住，或到澳门与洋人比邻而居；鸦片战争后国门刚开，广东就掀起出洋潮，有的广东人还成了旅居海外的华侨和港澳居民。他们在居住地与家乡间保持一种循环流动状态，这一方面增加了家乡人对海外的了解，同时也加强了广东人对外来文化的包容性。

鸦片战争爆发后，广州人民虽然非常激烈地抵御外国入侵，连西方传教士开办的医院也被怒潮波及，但对西方医术却接受下来。面对鸦片战争以来中西交战中国每战必败的局面，广东人最先认识到中国在科学文化上落后于西方，中华民族要救亡图存就必须学习西方，学番话、读番书、习洋技蔚然成风，追新求变成为近代岭南风尚。西医是最新传入中国的西方科学的一部分，自然为粤人所慕学，当地少年才俊如孙中山、郑士良、康广仁、梁培基、陈垣等纷纷学医。

四、引入西方医学的经济助力

近代中国在引入西方医学的过程中,代理中国进出口业务权的广州行商阶层与西方进口商人起到了经济助力的作用。

(一)从事中国进出口业务的广州行商阶层的作用

清康熙年间,一批从事海外贸易的广州商人被政府授权管理广州的外贸。这批商人形成一个拥有商业特权的商业团体——"十三行"。它的主要业务是承销外商进口商品,并代为收购出口货物;代外商缴纳关税;代表政府管束外国商人,传达政令,办理一切与外商交涉事宜。所以,十三行既是私商贸易组织,又是代表官方管理外贸、涉及外事的机构。广州所有进出口业务都必须由十三行行商办理,皇家所需物品要通过行商采办,外地商人和一般本地商家不能直接同外商做买卖。

十三行行商不同于传统的中国商人。他们已经具有中国现代买办的雏形。他们一方面凭借中国统治者赋予的特权获得大量财富,通过为包括西方列强在内的外国商业活动服务,有的还参与鸦片贸易;另一方面行商自身也受到专制制度压迫,朝廷要求行商每年进缴巨额银两,还要捐纳不可胜计的各类费用。他们有时还受到官员个人索贿敲诈,许多行商因此倾家荡产,甚至坐牢发配。这使他们对专制制度兼有依附和反对的双重性。行商对西方文化的态度,间接体现出他们对压制商业经济的专制制度的复杂政治有不满的情绪。

这批行商特殊的活动领域,决定了他们是当时中国国内最了解西方政治、经济和文化真实面貌的一批人。他们最容易接受包括西方医学在内的西方科学文化。西方文化传入中国,尤其是治病救人而得人心的西医医术在中国传播,有利于中西贸易的开展,行商们自然乐见其成,出力相助。中国近代第一间西医院,就是当时十三行的首富伍敦元捐巨资助建的。这之后,在西医机构、西医学校的兴办,或西医知识的传播上,都可见到中国买办商人通过经济和其他方式所产生的积极影响。

如中国本土培养的第一位西医医生关韬,他的家族属于当时中国最开放、最了解世界大势的十三行行商的附属阶层,没沾染当时中国主流社会轻器用、重科举的社会风气。在亦工、亦商、亦艺的家风熏染下,关韬对那些实用的技能、新巧的器具大感兴趣,为他选择西医职业打下了思想基础,使他定下了行医的人生目标。他的成功,除个人禀赋外,也折映出他背后正准备登上近代中国历史舞台的买办阶级前身十三行行商的影响,以及行商对正在进入中国的西方文化的态度。正是从隶属行商之业的子弟中,从广州这方当时中国最开放之地,走出了中国第一批接受西方科学文化教育的新型知识分子。

(二)西方商人的作用

从事中外经济活动的来华西方船家货主们,大力支持有利于搞好与中国人关系、能增添中国人对西方好感的医疗活动。这对其在华经济活动显然有好处。外国商家对西方在华医疗活动的支持,有力地促成西医传入中国,成为西方医学传入中国的重要经济助力。在华的西方商人及其商业机构,为使其商业活动得到医疗保障,雇用医务人员为自身提供医疗保健服务,也使西医更容易传入中国,这种传入方式在面对当地官方与民间的审视时显得合情合理。如东印度公司在广州的商馆,就专聘医生为在华西方商人治病和检查身体,牛痘术就是由该公司医生皮尔逊(Alexander pearson,1780—1874)引入中国的。

掌握医技的西方传教士,利用广州繁忙的对外经济活动带来的关禁空隙,随着驶向广州的西方国家商人货船来华,建立中国近代第一间西医院的伯驾传教士就是搭这种商船来华的。只要不损及商业利益,西方国家商人对医学传教士来华传播医学,是乐于提供方便的。

五、中西医学的发展落差

18世纪在英国开始的西方工业革命,使西方自由市场经济飞跃发展,并带动包括医学科学在内的西方科学技术的飞跃发展。当时的西方,经历了风起云涌的社会大变革如宗教改革与思想启蒙等思想解放运动,引发思想观念的大革新,也促进包括医学科学在内的西方科学技术的发展。

迅速发展起来的西方工业国,为其商品寻找新的市场,为资本寻找新的出路,对包括中国在内的东方各国进行大规模的扩张。在当时的中国,传统社会制度已临末日,长期封闭守旧的经济、文化和科技体系已远落后于西方,被轻视的医术就更加滞后。随着西方列强洪水泛滥似的军事入侵和经济渗入,冲决中国闭关自守的大门,包括医学科学在内的西方文化科学也涌进中国大地,西方医疗技术扮演了先导角色。近代西方经济科学文化飞跃发展与中国经济科学文化全面落后之间的大落差促使西方医学传入中国。近代传入中国的西方医学,以当时先进的西方科学为基础,在许多方面更展现出优于相对滞后的中国传统医学的医效,而首先被重实用的广东人所接受,进而被国人接受。这是近代西方医学能传入中国,并在神州大地生根,全面彻底重构现代中国医学体系的根本原因。

六、西方传教士在西医传播过程中的作用

西方教会出于传教的目的，派出传教士走遍世界传播宗教，包括来到东方的中华大地传教。教会向来采用行医治病的方式，来联系传教地的人民，加强与社会各方的关系，以便传教。西方来华传教士亦采用行医治病的方式，来联系中国的普通百姓和各阶层。在与西方存在巨大文化差别的中国，医术是外国人最能拉近与当地人关系的方式。明清以降，奉行闭关自守政策的中国统治者，虽然对西方思想文化与精神宗教的舶来品防范极严，但对西来医术的管控却不太严苛。这就给西医及西医教育在中国留有生存空间。

宗教传播者往往有着为信仰克服万难的精神力量，掌握医学技能的基督教传教士为达到传教的目的，以其特有的坚韧不拔精神在中国传播西方医学。他们大都真诚地将治病救人的活动与救世情怀和宗教对人的关怀融为一体，克服种种艰难险阻开展医疗活动，让中国人接受西医，进而接受他们的宗教。

西方基督教教会乘基督教文明崛起之势，向东方延伸至中国沿海。中国明清两朝多数时候奉行闭关自守政策，广州渐成中国对外交往的仅余之地，经澳门，入虎门，泊黄埔，最后登广州，成为西方商贸人员及某些外邦使节乘船来华的固定线路，这也是西方基督教传教士来华的必经路径。传教士们也将行医传教活动，带到这条线路一带的珠江三角洲地区。

清乾隆二十二年（1757年）至鸦片战争期间，广州是中国唯一与国外有商务、船务往来之地，在澳门的外国人未经允许不能随便进入中国内地，广州是基督教士偶可踏足之处，基督教传教士只能利用此地传播西方医学。

近代前后西方医学传入中国，基本由西方基督教教会及其传教士的推动促成。近代以前，天主教会在广东珠江三角洲地区的澳门、广州等地行医及传授医术。随后，新教后来居上，传教士在广州行医及传授医术，办医院，建医校，编译出版医学书刊。

近代西方传教士在华的行医和医学教育活动，客观上有为西方殖民主义服务的作用，但是传教士们的确把西方先进的医学和医学教育模式引入了中国。西方在华传教士，介绍西方医学技术知识到中国，培养中国医学人才，在中国建立近现代化的医疗和医学教育机构，对中国医学的发展与现代医疗及医学教育模式的建立都有深远影响，对近代中国医学及医学教育的发端与发展起了重大作用。

鸦片战争以后，随着中国各口岸被西方列强用武力打开，西方医学也由

广东辐射至全国。西医作为西方科学文化的一部分，就是在广州，在与中国传统文化冲突、碰撞和交融中，促成了中国近代医学的孕育和发端。

第二节　西医在广东的发端

西医自西方海洋文明崛起于世界之时起，就开始经中华南海之滨——广东珠江口传入中国，中国近代西医更是在处于南粤中心的广州发端。

一、西方医术的传入与推广

1699年，英属东印度公司在广州设立了商馆。从此，该公司专聘了医生在公司工作，往来于澳门、广州等地，为在华的欧洲商人治病和检查身体。他们想方设法接近和笼络中国人，以求扩大公司的影响，取得更大的商业利益。他们发现，行医治病最容易接近中国人并受到欢迎，首获成功的是高级外科医生皮尔逊（Alex Ander Pearson，1780—1874）。他替百姓施种牛痘，大受欢迎。尤其是1805年冬至1806年春，广东大肆流行天花，许多人向皮尔逊要求种牛痘。1806年，他雇佣当地青年邱熺、梁辉、张尧、谭国充当助手，并把种痘术传授给他们。邱熺很快便出色地掌握了牛痘术，洋行的商人便让他在洋行会馆专门施种牛痘。

1815年，广州十三洋行商人郑崇谦，在行商公所专设诊所，由邱熺施种牛痘，每9天一次，给15～40个儿童种痘，直至皮尔逊返国后仍继续。邱熺为数万人施种牛痘，并向国人传授牛痘术。道光八年（1828年），广州府人将痘苗运至北京，在米市胡同南海会馆开设"京都种痘公司"，公开施种，并传播种痘技术。邱熺曾被邀去"四传种法"。后邱熺之子邱昶继承父业，1862年曾被邀至北京传种牛痘术。经过邱氏父子两代人50余年的传播，牛痘术便在广东乃至中国落地生根。这是西方医术传入广东的先声，广东人开始接受西医。

关于施种牛痘的著书，主要是邱熺编写的《引痘略》，初刊于嘉庆二十二年（1817年）。书中叙述了他在洋行施种牛痘的情况，记述了皮尔逊传授的种痘法，并结合中国传统的经络肺腑理论做诠释，因而具有中国特色。所以中国百姓乐于接受，传播较快。

18世纪末，外国人在国内大量设立对外传教的基督教差会机构，19世纪初便对华派遣传教士，并依附于东印度公司开展活动。1807年，英国第一个遣华传教牧师罗伯特·马礼逊（Robert Morision，1782—1834）抵达澳门，在东印度公司工作。不久，主编《印支搜闻》（Indo-Chinese Gleaner），向欧洲报道中国风情。马礼逊受爱丁堡大学校长贝尔博士（Dr. Baird）和英国 Hackner 园艺公司的委托，调查报道中国百姓的生活习惯、疾病分类、医疗方法以及中草药的使用与鉴别。他和公司的外科医生李文斯敦（John Liring Stone）合作，由李文斯敦调查广东地区疾病分布和分类情况。1820 年，他们在澳门设立的一家诊所（Dispensary）配备中草药，购置多种中医药书籍，聘请当地一位有声望的老中医和一位中草药师傅，在诊所为他们讲解中医中药知识，同时为当地贫穷百姓施药治病。不久便有 300 多名患者经医治恢复健康，他们对诊所表示感谢。就这样，传教士针对中国人就医习惯，从开办中医诊所起步，探索怎样为中国人治病才能争取人心，扩大他们的影响。这是基督教新教传教士在中国行医传教的先行实践。

马礼逊于 1823 年休假离华，1829 年在再度来华途中逝世。李文斯敦于 1825 年去世，他通过对广东地区疾病分类状况的调查，认为穷人疾患有两类：①洁净类（clean），包括盲、跛、聋哑等项；②不洁净类（unclean），包括麻风病等项。各种病中以眼疾发病率最高。这项调查分类，对后来的传教医生有较大影响，如郭雷枢、伯驾等，都首先选择眼科开展医务活动。

郭雷枢（Thomas Richardson Colledge，1796—1879），又名哥利支，于 1819 年成为东印度公司驻中国站的外科助理医师。1827 年在澳门租房子开设眼科诊所，翌年扩充为医院。作为慈善机构，贫穷病人只要持有公司发给的免费证明，便可免费诊治，其他病人则酌情收费。每天约有 40 人就诊，由皮尔逊办理至 1832 年，他离华回国时乃止，共医治 4000 多人的各种疾病，受到病人的赞扬。1828 年，郭雷枢离开澳门到广州，邀美国医生白拉福（J. A. Bradford）合作开设诊所，医治眼疾、脚疾和各种病症。不久，郭雷枢离开诊所，诊所于是由白拉福与东印度公司外科助理医生柯克（Cox）办理，至 1834 年停办。这间诊所规模不大，但它标志着西医传入点由澳门移到广州，西医影响中国的地域范围更深入，一个西医传播的新局面开始打开。

二、博济医院的创立发展

1830 年，美国公理会国外差会派遣第一个对华传教士裨治文（E. C. Bridgman，1801—1861）抵达广州。1834 年又派传教医师伯驾（Peter Parker，1804—1888）到广州，不久转赴新加坡学习华语，1835 年返穗，得到行商伍秉鉴赞助，在其新豆栏的工厂内开办"眼科医局"（又称"新豆栏医局"），设有接待室、诊断室、配药室、手术室、观察室，能容纳 200 个病人候诊，规模超过郭雷枢在广州开设的诊所。1835 年 11 月 2 日医局成立，4 日开始接诊，开业一个季度，接待男病人 655 名、女病人 270 名。医局初期先治眼病，第一例手术是摘除白内障。患有中医难治的肉瘤、砂淋、虫胀等病症的患者纷纷前来求医。最先施行的外科手术是为一病危男患者截臂，之后痊愈。由于医术高明，且免费为贫穷患者治病，求医者日益增加。除平常治疗眼疾和各种病症外，特定每逢周四为割症日期。原东印度公司职员、在广州开洋行的渣甸（Jaidine）义务协助施行手术，经济上亦有捐助。

郭雷枢为东印度公司在中国服务17年后，于1836年发表了《任用医生在华传教商榷书》，主张用治病的方法辅助传播宗教，让教会多派传教医师来华，通过医事活动传播教义。并与伯驾、裨治文三人联名，发起组织医学传道会。1838年2月21日，传教士在广州举行第一次会议，由渣甸主持，宣布成立医学传道会。4月举行第二次会议，选举郭雷枢任主席，伯驾、裨治文等任副主席，董事会主要由欧美各国驻粤领事和商人组成。医学传道会不仅在中国，即使在全世界，也是第一个将医学和传教紧密结合为一体的社会组织，并在英美设有分会。其主要使命是支持眼科医局，鼓励和帮助传教士来华行医传教。从此，传教士在广东行医传教，就是以医学传道会为依托的。

1839年7月，在英国发动鸦片战争前夕，伯驾通过中介人提供药物为林则徐治疗疝病。林则徐通过中介人请伯驾翻译《滑达尔各国律例》中若干段落，但伯驾始终没能见到林则徐。1840年鸦片战争期间，欧美人士多撤离广州，伯驾也于7月返美。他到美英各地宣传在华行医传教的经历，呼吁欧美社会各界给予支持。英国皇家外科医生学院接受伯驾的建议，由伦敦公立医院接受至少6名中国青年，免费学习外科。美国纽约中国医学教会协会也列出接受中国青年前来学医的计划。11月，医局复业后，已不限于眼科，而是一间综合性医院了，医疗技术已达到很高水平。从现有资料来看，具有这样医疗技术水平与医疗技术设施的医院，为当时的中国仅见。

1855年，伯驾升任美国驻华公使，便将医局交由嘉约翰（John Glagowkerr，1824—1901）主掌。医局后来发展成博济医院。

三、博济医学模式的传播

博济医院与医学传道会紧密结合成一体，成了19世纪中前期欧美各国教会派遣传教士到广东行医传教的主要渠道，成为集结了传教医生传播和推广西医的强大力量。西医推广获得广东各界的默许或支持，特别是中国行商与西方商人的大力支持，伍秉鉴从1842年始，不但不收医局房租，还负担医局一切修葺费用。旗昌洋行职员历任医学传道会副会长，1845—1891年任该会司库，1880—1902年的23年间，无偿为该会提供会议和活动场所，支持推广西医。外国派来的传教士都是医学传道会的成员,亦是博济医院的人员。他们的活动范围不限于广州,足迹遍及广东省内和省外。博济医院通过传教医生及医院培养出来的学生,对其他地区产生了巨大的辐射作用。

在广州,当时的西医机构,多由博济医院医学传道会繁衍出来。1848年,合信在广州沙基金利埠开办惠爱医院。合信受英伦布道团派遣,于1839年偕妻子到广东行医传教,先到澳门,协助洛克哈特(Dr. William Lockhart,1811—1896)工作,后主持澳门医院。1843年6月到香港开办教会医院,1848年到广州。惠爱医院于1856年第二次鸦片战争爆发时停业,1858年由黄宽接办复业。经黄宽大力整饬和改良,医院面貌焕然一新,医院有了更大的发展。是年4月报告,医院就诊病人达3300人次。1859年医院进一步发展,设病床80张,住院病人430人次,门诊病人达26030人次。1865年,惠爱医院归嘉约翰兼管,至1870年停办。19世纪80年代,在博济医院服务的富马利(Mary Fultan)和赖马西(Mary W. Nile)两位女医生,先后开办四牌楼赠医所、十三铺赠医所、存善大街赠医所。1899年,嘉约翰辞去博济医院职务,致力于其年前开办的芳村精神病医院。同年,赖马西离开博济医院,先后开办明心书院和明理书院,分别招收女盲童和男盲童,施以治疗和训练。同年,富马利离开博济医院,在西关创办广东女子医学校,即后来的夏葛医学院。1909年,医学传道会达保罗医生,帮助筹备开办广东公医医学堂,接纳了停办的南华医学堂失学学生。此后,广东公医医学专门学校还接受博济医院医学传道会提出协助公医教授的建议章程,有多至8位传教士在公医任课。1908年,广东医学界人士共谋医学自立,发起成立光华医社,筹办光华医学堂,其主要成员中就有不少是博济医院培养出来的医学人才。博济医院对广州西医事业和西医教育的发展有重大贡献。这种医院与教会结合的传播西方医学科学的模式,成为近代中国最早的传播西方医学科学的方式。当然,这种传播西方医学科学方式,也有利于基督教开展传教活动。

四、传授西医知识

传教士在广东行医传教,需要助手助理医务,便在当地招收少量青年,以师带徒的方式,传授一些医术,培养其成为医务助手。1806年,皮尔逊收授邱熺等四位生徒,学会种牛痘术,即是先例。1873年,伯驾在眼科医局收授关韬等两名生徒,授以医术操作及基础理论知识。1840年,合信在澳门医院收授亚忠和亚宾两位生徒,授予医术和神学,在医院助理医务;1848年合信到广州沙基金利埠开办医院,亦收授生徒。1860年,黄宽自设诊所后,收授4名生徒。嘉约翰接掌博济医院后也收授生徒,苏道明即是其高足;1861

和 1863 年，又先后两次各招收生徒 3 名。1863 年 9 月，英国英格兰长老会派传教医师吴威廉到汕头筹办福音医院，任院长。1874 年开始，吴威廉对三位中国医生传授西医知识，以后不定期招收男医生培训，每期培训 6 年，传授解剖学、药物学、外科手术等西医知识。

师徒式传授医术，是西医早期在广东传播的主要方式，虽然规模不大，但也培养出一些高水平的医术专家，如种牛痘专家邱熺即是先例。关韬在伯驾指导下，很快掌握睑内翻、翼状胬肉切除、白内障摘除、腹腔放液穿刺等手术。他后来成为中国第一个西医军医，清政府授予他"五品顶戴军医"。

五、博济医院开办西医校及编译出版西医教材、著作

（一）博济医院开办西医校

清道光十五年（1835 年）八月，伯驾在十三行新豆栏街租得楼房，开办"眼科医局"（又称新豆栏医局）。该楼共 3 层，首层为地窖，第二层为候诊室、诊室及药房，第三层为手术室以及可容 2～3 人的留医室。后因病人增多，次年春获当时广州巨贾怡和行行商伍秉鉴（伍敦元）先生捐赠，将租丰泰行 7 号一座三层楼房做为扩充业务院舍。取名"眼科医局"的这所医院最初坐落在广州城外西南方的外商社区中，规模不小，设有接待室、诊断室、配药室、手术室、观察室等，候诊室可以容纳 200 多人，病房可以容纳 40 多人，规模超过了 1828 年郭雷枢在广州开办的诊所，具备一间近代化综合医院的诸元素，大量医治各科疾病。实际上新豆栏医局已完全超越专科医院工作范围，成为中国近代出现的现代综合医院。

（二）编译出版西医教材著作

合信医生主持金利埠惠爱医院期间，收徒授学，着手将西文医书翻译成中文，做出突破性贡献。他得到南海人陈修堂的协助，以《解剖学和生理学大纲》原书为蓝本，编译成《全体新论》一书，1851 年在惠爱医院出版，是近代中国第一部比较系统的传播西医学识的教科书，产生了较大的影响。合信先在广州，后到上海与管茂才合作，翻译出版 5 本书，即《博物新编》（1855 年）、《西医略论》（1857 年）、《妇婴新说》（1858 年）、《内科新说》（1858 年）、《医学新语》（1858 年）。当时，这 5 本书被集成一函，题名《西医五种》，与《全体新论》合组成一套比较完整的西医教科书，在中国早期西医传播过程中起了重大作用。合信于 1859 年 12 月退休回国，在华 20 年，为中国早期西医传播，推广西医科学，促进西方医学文化与中华文化融

合，实现西医中国化，做出了重大贡献。

嘉约翰自1854年抵广州，1901年8月在广州逝世，从1859年开始，他翻译西医书籍，最先出版《发热和疝》，尔后陆续翻译并在博济医院出版医书34种。其中有20多种被选为博济医院所办西医校的教材。

1886年，在上海成立西医学术团体"中国博医会"，其宗旨是面向全国医药工作者，交流经验，促进互助，培育并促进西医科学的发展。博济医院嘉约翰被选为博医会主席，广州分会主席为莱尔。1890年博医会成立名词委员会，1905年成立编译委员会，以后两会合并，致力于编译西医书籍，审查医药名词，寻求统一公认的西文中译医药名词术语。到20世纪初，博医会组织翻译出版西医书籍60多种，包括医学辞书、基础医学、药物治疗学、诊断学、卫生学、法学伦理学、救护、医学史，以及各科用书、简易医书等类。这些书主要供医校用作教材。1915年，广东夏葛女子医学校创办者富马利，离开夏葛女医校，到上海博医会专门从事医书翻译工作。以传教士为主体的译者群将大量外文医学书籍译成中文，翻译质量不断提高。

六、鸦片战争到民国期间广东建立的主要医院

广东是近代西方医学传入之地，西方医学传入得最早、最主要的实体就是医院。先是欧美国家基督教教会来华传教士在广州建立诊所，然后这类西医医疗机构呈放射式向内陆散布。公营与民办的诊所、医院也开始出现。随着鸦片战争后国家被迫全面开放，西医诊所、医院渐遍神州。

（一）教会医院

西医诊所、医院最初是由欧美国家基督教教会来华传教士创办的。

美国教会于清道光十五年（1835年）十一月，在广州市新豆栏街建立了近代广州第一间教会医院——眼科医局。随后，技术不断提高，规模扩大，成为一间综合性的医院——博济医院。

1898年，嘉约翰于今广州市珠江南岸创建了中国第一家精神病专科医院，初名"惠爱医院"，设30～40张病床，次年正式收住院病人。

清光绪二十五年（1899年），美国教会又在今广州市西关逢源中约建立广东女医学堂及赠医所。次年，在赠医所的基础上成立道济女医院，清光绪二十八年（1902年）改名柔济医院，专收女病人，以妇产科见长。

美国教会建立的医院还有揭阳真理医院、揭阳大同医院、德庆惠爱医院、连县惠爱医院、中山同寅医院、阳江福民医院、汕头益世医院、海口福音医院、赤溪大衾麻风院、连县卫华麻风院、罗定博爱麻风院等。

英国教会于清光绪七年（1881年）在佛山建立了循道医院，清光绪三十四年（1908年）设病床50张，1949年发展到150张。清光绪九年（1883年）分别建立了汕头福音医院及揭阳福音医院。清光绪十二年（1886年）在北海市建立普仁麻风院。此后又陆续建立了曲江循道医院、海丰福音医院、番禺罗冈医院、南海循道医院、台山圣心医院等。

德国教会于清光绪二十七年（1901年）在梅县建立了德济医院，到1949年有职工53人，病床150张，主要医疗设备有200毫安的X光机等，能开展开颅术、胸廓形成、乳腺癌单纯切除、肾肿瘤摘除、胃切除等外科手术。德国教会开办的医院还有东莞普济医院、东莞稍潭麻风院等。

清光绪二十九年（1903年），法国教会在广州建立了中法韬美医院，至1949年有职工52人，病床60张。此外法国教会办的医院还有汕头圣玛日利医院、湛江爱民医院及法国医院、合蒲广慈医院、东莞若瑟医院、惠阳若瑟医院。

清光绪三十四年（1908年），加拿大教会在新会建立了仁济医院。

民国十一年（1922年），日本慈善机构博爱会在汕头市建立了博爱医院。

（二）公营医院

公营医院建立较晚，如中山大学医学院附属医院，其前身为建立于清宣统二年（1910年）的广东公医医学堂附设广东公医院等。广东公医院也并入广东大学（即后来的中山大学）医学院，曾更名为中山大学附属第一医院。

国立医院建立更晚。民国二十七年（1938年）10月，广州沦陷，省卫生处迁往韶关，先后成立4所省立医院。

省立第一医院的前身是省立医院，于民国二十九年（1940年）1月在曲江成立。民国三十四年（1945年）1月曲江沦陷，该院一部分疏散到粤北仁化，一部分疏散到东江龙川。抗战结束，又于民国三十四年（1945年）迁回广州，借潮音街2号为临时办公地址。民国三十五年（1946年）1月迁至维新路282号，设病床80张，改称省立第一医院。同年10月，借丰宁路原警察医院为院址，设病床150张，工作人员99人。民国三十七年（1948年）6月，该院一部分员工及药械迁往汕头市，以省卫生处承购的该市博爱医院院址设立分院，1949年后发展成为汕头市中心医院，广州只留1个门诊部。

省立第二医院的前身是省第一卫生诊疗所，民国二十八年（1939年）8月成立于曲江。民国三十三年（1944年）改组为第一临时医院，民国三十五年（1946年）改为省立第二医院，派驻高要，工作人员29人。

省立第三医院的前身是省第三、五卫生诊疗所，前者是民国二十八年（1939年）8月成立于曲江，后者是民国三十年（1941年）10月成立于韶关五里亭。民国三十三年（1944年）改组成为第二临时医院，民国三十五年（1946年）改为省立第三医院，派驻佛山设病床50张，工作人员28人。

省立第四医院的前身是省第三临时医院，民国三十四年（1945年）成立曲江。民国三十五年（1946年）改为省立第四医院，派驻新会，设病床38张，工作人员23人。

此外，民国二十九年（1940年），省卫生处开始在各县建立卫生院，区设卫生分院，乡镇设卫生所。民国三十五年（1946年）县卫生院发展为197个，病床1077张，人员744人；区卫生分院188个；乡镇卫生所416个，保卫生员2400人。民国三十八年（1949年），大部分县卫生院瘫痪。

民国三十五年（1946年）春，国民政府中央卫生署在广州建立了广州中央医院，初设病床160张，民国三十八年（1949年）发展到170张，职工288人。

（三）私营医院

广东的私立医院多建于城市。据民国二十三年（1934年）广州市卫生局统计，广州市的私立医院主要有黎铎医院、纪劬老医院、豫和园留医院、伍汉持医院、德光医院、达保罗医院、邝盘石医院、大同医院、保生医院、福宁医院、妇孺医院、光华医院等。① 其中，创办于清宣统元年（1909年）的私立光华医学院附设光华医院的规模较大，到民国二十三年（1934年）时有职工58人，设病床50张，当年就诊人数14901人，留医1777人；民国三十八年（1949年）设病床70张，工作人员81人。1949年全省私立医院（含教会医院）81所，工作人员3112人，病床5437张。

七、广东高等西医教育的兴起

（一）夏葛女医校的创立

广东女子医学校创办者是美国女医生富马利（Mary Fultan，1854—1927）。她受美国长老会派遣来到广州。光绪二十五年（1899年），富马利

---

① 广东省地方史志编纂委员会：《广东省志·卫生志》，广东人民出版社2003年版，第311—313页。

带领 3 名教师、2 名学生，在广州西关存善大街长老会礼堂赠医所筹办中国最早期的一间女医校——广东女子医学校，作为教学施医的基地，专门招收女生。1900 年 11 月，长老会一支会礼拜堂在西关多宝大街尾落成，医学校便借用该堂首层作校舍，广东女子医学校正式挂牌。1900 年学校招生 3 名，学制 4 年，以粤语授课。1901 年建成女医院首座楼房，以捐款建楼的美国纽约布鲁克林教堂的牧师戴维·柔济（David Gregg）的中文译名，命名为柔济医院。1902 年，美国人士夏葛（E. A. K. Hackett）先生捐款，在逢源中约建设新校舍，与柔济医院为邻。校舍建成，再捐款建学舍楼 2 座。为纪念捐款者，女医校以夏葛命名，称广东夏葛女医学校。

（二）军医学堂的兴办

清政府在推行"新政"，吸收西方先进科技的过程中，兴办西医学堂。1905 年 7 月，在广东设立随营养病院，由两广总督岑春煊电请出使日本大臣杨枢，代聘日本的山本三树医学博士（原日本金泽医专教授）为随营养病院诊察长，梅田郁藏医师为助手，猪子森明为药剂师。8 月，开办随军医学堂，以广州北较场营房为校舍。招收学生分两科，一为速成科，2 年毕业；一为本科，4 年毕业。由山本三树任总教习，猪子森明教授药学。这是继天津北洋医学堂之后，军政当局兴办的又一所西式军医学堂。翌年，军医学堂改成独立部分，把各标营医官裁撤，选派军医学堂的学生驰赴各营充当诊察，并增设医药局，供给药物。随营养病院附属于军医学堂，作为教学实习之用。1907 年，经总督周馥改定军医学堂章程，裁留两科学生，并添招新生，分为甲、乙两班。甲班仍由日本人教授，延长学期，3 年毕业；乙班则请英国人教授，4 年毕业。校址迁至广州南关回龙桥附近。1908 年，另在广州兴办广东陆军医学堂和海军医学堂，使陆、海两军都拥有培养西医军医的学校。

（三）光华医学堂的创办

广东光华医学院前身为始建于 1908 年春的广东光华医学堂，1912 年更名私立广东光华医学专门学校，1928 年曾改名为私立广东光华医科大学，1929 年更名为私立广东光华医学院。

（四）广东公立医药专门学校

1913 年 2 月，北洋政府当局决定，广东、四川、江西已开办的军医学堂，均改组为公立医药专门学校，划归地方政府管理。原于 1905 年在广州北较场开办的军医学堂，改组为广东公立医药专门学校，1914 年 12 月经教育部备案。

1915年将广东省警察厅管辖的警察医院改组为广东医院，地址在九曜坊旧提督府司署，并拓展规模，与广东公立医药专门学校合并办理。医院作为学校的教学实习场所，委任留美医学博士雷休为广东医院院长兼公立医药专门学校校长。并在城内选择九曜坊旧教育司署东邻原法政学堂旧址为校址，从南关回龙桥附近迁来。1917年1月，甲班毕业生经教育部核准在案。1918年仅有乙班学生26人在学上课。其时校长邓弁华，教务长金曾洵，均毕业于日本爱知医学专门学校。专任教员7人，其中朱宗显、陈昌道、朱浩坤、陈晖成是留学日本的医科毕业生。学校有西式校舍2幢，间分为礼堂、课室、仪器及实验室、学生休息室等。学校不设学舍，学生走读，教职员宿舍与广东医院合用。学校经费每月740元，另购置仪器临时费2800元，分12个月领足。1921年夏，广东省教育会认为该校经费支绌，设备不全，决定停办。未毕业的学生分别转入私立光华医学专门学校、公医医学专门学校插班。转入公医的有冼家齐等51人，省府对这些转校学生按标准给予公费补贴。

（五）广东中法医学专门学校

1917年，法国政府以其在广州设立的中法韬美医院为依托，开办中法医科学校，学制5年，由3名法国医生执教，用法语讲课，然后向学生翻译。1920年改名为广东中法医学专门学校，1927年停办。该校毕业生曾组织"中法毕业同学会"，制定"会章"，以"联络感情，增进医术"为宗旨，会址设在韬美医院，会员共有97人。

（六）中国红十字会广东医学专门学校

1921年春，肖佛成、邓泽如、胡文灿等发起创办中国红十字会广东医学专门学校，隶属于中国红十字会，培养医学人才。以胡文灿为校董会主席，医学博士江学逊为校长，医学学士梁泮生为副校长。校址设在广州市河南和尚岗，以广州红十字会医院为教学实习基地。1921—1929年，先后毕业4届学生计66人。

（七）潮汕地区的医科学校

除广州外，广东省各地区的西医教育也迅速兴起。如潮汕地区，1921年，揭西县河婆中华医院院长彭克猷，创设医务学校，先后招收男女学生40余名，授以医学、助产、护理等学科知识，为揭西山区输送医务人才。1923年，潮州红十字会医院附属潮州医学专科学校成立，这是潮汕地区最早的一所医学专科学校，学制3年。第一期招收医疗专科班32人，1924年2月6

日开学，校长为徐天恩。同年，在潮城翁厝巷药王宫开办潮安司药生讲习所，所长为蔡幼云。1924年，潮州产科传习所在汕头市商业街成立，所长为杨益之。同年，汕头市嵒石外国教会办的益世医院护士长娜秀贞（美籍），以医院为依托，创办益世护士学校。

广东高等西医教育从晚清到民国初有过大发展局面，到1921年，凭借广东教育事业的兴盛，全国教育会联合会第七次代表大会在广州举行，各医学院校趁势修订章程，延长学制，增加课程内容，改进教学，完善学校的组织机构和管理制度，使办学机制更趋完备，初步建立了自己的办学模式，形成了广东高等西医教育的基本格局，展现出未来的发展态势。

另外，广东高等西医教育的学生培养情况详见下表。

1865—1949年广东高等西医院校毕业生人数

学　　校	时间/年	人数/人
博济医院所办医校、南华医学堂	1865—1911	120
广东女子医学堂、夏葛医科大学	1899—1936	248
孙逸仙博士纪念医学院	1937—1949	112
军医学堂、广东公立医药专门学校	1905—1921	缺
广东光华医学院（广东光华医学堂、广东光华医学专门学校、广东光华医科大学）	1908—1949	567
广东公医医学堂、广东公医医学专门学校、广东公医医科大学	1909—1925	225
广东大学医科学院	1925—1926	63
中山大学医科（医学院）	1927—1949	713
广东中法医学专门学校	1917—1927	97
中国红十字会广东医学专门学校	1921—1929	66
合　　计		2241

注：引自翁宗奕主编的《广东高等西医教育史》①，略有改动。

八、医学卫生团体与卫生管理机构

1916年在广州筹备成立中华医学会广东支会，并于1917年1月在中华

---

① 翁宗奕：《广东高等西医教育史》，中山大学出版社1998年版，第86页。

医学会第二次会员代表大会期间正式成立，为中国国内最早成立的中华医学会分会之一。第一任会长由伍豪担任。1921 年，广州市设立卫生局，是中国最早设立的市卫生局。

第三节 中国近代西医的发端

近代西医的源头，可追溯到 1835 年建于广州的中国近代第一家西医院——新豆栏医局，后称博济医院，1866 年在博济医院内建成中国近代第一所西医学府，是近代中国最早出现的科学教育模式，从现有掌握的资料看，这也是中国历史上的第一所西医校。1886 年孙中山在此学医。这所医校后来发展为岭南大学医学院，它与由始建于 1908 年的广东光华医学堂发展而成的广东光华医学院以及创建于 1909 年的广东公医学堂发展成中山大学医学院。1953—1954 年间，这三所医学院校合并为华南医学院，然后经历了广州医学院、中山医学院、中山医科大学和今天中山大学医科的发展时期。三校在发展过程中，互相影响，关联紧密，它们合成为广东西医及其教育从开端发展至今的主体。它们共同拼合出近代中国西医及其教育发展初期的曲折复杂全貌，浓缩反映了中国近代西医及其教育发展成型过程的特点，亦展现了中国近代西医及其教育在近代中国产生的政治、文化、经济、宗教、地理及中国与西方国家关系等历史条件。

上述三校的发端、发展，既展现了广东西医发端形成的主体，亦有着中国近代西医从起源到形成的全部特征，因而以专节介绍三校从起源到发展成型的过程。

一、博济医院的建立与中国近代西医的开端

1935 年，美国传教士伯驾（Peter Parker）在广州新豆栏街建立了一间专科性质的"眼科医局"（又称新豆栏街医局）。据记载，新豆栏街医局开办时就具有一家现代化医院的元素。它是在鸦片战争后的中国最先发展起来、最有影响、最完整的综合医院，并于后来易名为"博济医院"。1866 年，嘉约翰（John Glasgow Kerr）在博济医院内建校开班办学，这就是近代中国第一间西医校。中国医学走向现代化的根本性改变，就由博济医院的建立开始。

（一）从眼科医局到博济医院

鸦片战争前后，西方列强派遣大批传教士来华，西方医学也随着传教士的进入而传入我国。广州是近代中国最早与西方世界接触的前沿地区，也是

近代西方医学最早输入的城市。西方国家的教会在广州先后创办了 10 所医疗机构，其中以博济、柔济两医院声誉最高。博济医院是中国近代首家教会医院，也是中国近代第一所西医医院，它对近代西方医术传入中国起到媒介作用，对中国西医科学和西医教育产生了深远影响。

1. 传教士医师的初期活动

1699 年，英属东印度公司在广州设立商馆。从此，该公司专聘医生在公司工作，往来于澳门、广州等地，为在华从事商贸活动的欧洲商人治病和检查身体。该公司高级外科医生皮尔逊（Alexander pearson，1780—1874）替百姓施种牛痘，受到欢迎。1805 年冬至 1806 年春，广东天花大流行，皮尔逊雇用当地青年邱熹、梁辉、张尧、谭国充当助手，印发《种痘奇法详悉》，并把种痘术传授给他们。邱熹很快便出色地掌握了牛痘术，洋行的商人便让他在洋行会馆专门施种牛痘。

18 世纪末，英国为推行对外扩张，设立对外传教的基督教差会机构。1807 年，英国第一个遣华传教牧师罗伯特·马礼逊（Robert Morrsion，1782—1834）抵达广州，在东印度公司任职，并常往来广州、澳门两地，他和李文斯敦（John Livingstone）合作，于 1820 年在澳门设立赠医诊所（Dispensary），聘请当地一位有声望的老中医和一位中草药师傅，为当地贫穷百姓治病施药。就这样，西方传教士从开办中医诊所起步，探索怎样用治病方法争取人心，扩大教会的影响。

1827 年，英国东印度公司传教医师郭雷枢在澳门开设眼科诊所，翌年扩充为医院，由皮尔逊经营至 1832 年离华时停办。1828 年他到广州，邀美国医生白拉福（J. A. Bradford）合作，开设诊所，医治眼疾、脚疾和各种病症，至 1834 年停办。这标志着西医传播点由澳门移至广州，也为中国近代第一间西医院新豆栏医局的开办做了准备。

鸦片战争前夕，欧美国家教会来华的传教士已经逐渐增加。他们深知以医药辅助对中国传教的作用，"当西洋大炮无能为力的时候，他以一把手术刀打开了中国的大门"。这里的"他"，是指美国传教士医师伯驾（Peter Parker）。他于 1834 年来华，在澳门、广州等地开诊所行医，并且抓住每一个机会介绍西方的科学和宗教，以扩大西方对中国的影响。伯驾由于在这方面所取得的成果而为美国及其他西方国家所赞赏。

郭雷枢于 1836 年发表了《任用医生在华传教商榷书》，提倡用治病的方法辅助传播宗教，主张教会多派传教医师来华，通过医事活动传播教义，并与伯驾、裨治文三人联名，发起组织医学传道会。1838 年 2 月 21 日，中国医学传道会成立。郭雷枢任主席，伯驾、裨治文等任副主席。医学传道会是第一个将医学和传教紧密结合为一体的社会组织,在英美有分会。其宗旨是支持眼科医局,鼓励和帮助传教医师来华传教行医。从此,传教士在广东行医传教,就以医学传道会为依托。

传教士经营医院的宗旨是清楚的,如在广州成立中国医学传道会时,由郭雷枢、伯驾和裨治文联名签署的宣言所宣称的那样,是要"鼓励在中国人当中行医,并将我们的科学、病例研究和科学发明等有用的知识,拿出一部分与他们分享。……希望我们的努力将有助于消除偏见和长期以来民族情绪所导致的隔阂,以此教育中国人。被他们歧视的人们,是有能力和愿意成为他们的恩人的。……我们称我们是一个传教会,因为我们确信它一定会促进传教事业。……利用这样的代理机构,可以铺平通往更高处的道路,赢得中国人的信任和尊重,这有助于把我们同中国的贸易和一切往来,达到所期望的更高地位,还可以为输入科学和宗教打开通道。我们可以表明的第一个利益是,将医学科学移植中国,可能会产生积极的效果。……第二个利益是,以此收集情报,对传教士和商人均有较高的价值。……因为只有这样的场合,可与中国人民交往,可以听到大部分真实情况,回答我们许多问题。……因为一个病人在医生面前,往往是坦诚相见的"。由此可见传教医生在中国并非仅限于医学慈善活动,还有着宗教、政治、经济等目的。

2. 眼科医局的开办

早在鸦片战争以前,西医已开始传入我国。1830 年,美国公理会国外差会派遣的第一个来华的传教士裨治文(E. C. Bridgman,1801—1861)抵达广州。1834 年 10 月,又派传教医师伯驾到广州,随即前往新加坡用 8 个月的时间学习汉语。1835 年 8 月,伯驾返回广州,在十三行新豆栏街租得楼房,开办"眼科医局"(又称新豆栏医局)。该楼共 3 层,首层为地窖,第二层为候诊室、诊室及药房,第三层为手术室以及可容 2～3 人的留医室。后因病人增多,次年春获当时广州巨贾怡和行行商伍秉鉴(伍敦元)先生捐赠,将租丰泰行 7 号一座三层楼房作为扩充业务院舍。取名"眼科医局"的这所医院最初坐落在广州城外西南方的外商社区中,规模不小,设有接待室、诊断室、配药室、手术室、观察室等,候诊室可以容纳 200 多人,病房可以容纳 40 多人,规模超过了 1828 年郭雷枢在广州开办的诊所,具备一间近代化综合医院的诸元素,大量医治各科疾病。实际上新豆栏医局已完全超越专科医院的工作范围,成为中国近代出现的现代综合医院。

1835 年 11 月 4 日眼科医局开业。开诊初期病人很少,第一天竟然没有一个病人,第二天也只有 1 位患青光眼的妇女来就诊。但由于医局医生医术高明,又免费为贫穷患者治病,求医者日益增加。开院后不过 17 天,病历表就增加到240多张，6个星期内接诊450人，其中包括几位衙门的官员。为了使日渐增多的病人能够循序就医、提高效率，伯驾在病人进门后，先派发竹片制成的长方形号牌，然后病人就按照号牌上号码，循序进入诊疗室。据说这种已为当今医院普遍采用的"挂号制度"，就是源自伯驾在博济医院的这套设计。

眼科医局除平常治疗眼疾和各种病症外，特定每逢周四为割症日期。据载，在眼科医局设立的第一年（1835年11月4日—1836年11月4日）里，便收治病人2152人次，其中施行了中国第一例割除乳癌手术；1年中诊治的眼病有47类，其他病例有23类，女性癌症不治者有5例。慕名前来访问参观者，不下六七千人次。到鸦片战争爆发时，经伯驾诊治的病人已有近万人次，而且都是免费。特别值得一提的是，1838年林则徐在广州主持禁烟期间，也曾间接地接受过伯驾的诊治。林则徐患有疝气和哮喘病，曾派幕僚到伯驾处取疝带及祛喘药，并回赠水果等物。伯驾虽未见林则徐本人，但专为林则徐准备了一个病历，病历编号为6565（载于1840年的《中国丛报》），这是保存下来的最早的西医病历之一。眼科医局患者的登记内容包括病案的编号、姓名、性别、年龄、籍贯、处方用药、治疗效果、手术种类、手术时间的长短，连取出的肿瘤或结石的大小等都有详细的记录。

眼科医局有两大特色，首先是以眼科著名；其次它是当时基督教徒们的宣教所，第一位中国籍的牧师梁发就是眼科医局的应聘传教士，他创作的《劝世良言》被洪秀全糅合在发动太平天国运动的思想纲领中。

3. 突破历史条件的制约

在"西学东渐"之初，在中国沿海，常有外国人贩运鸦片、武力劫掠、以舰炮轰击中国海域陆地的事时有发生，引起中国绅民的仇视愤恨，因此不少中国人对同期出现的外国传教士在各地建育婴室、医院、学堂等善事，亦难相信这是好意。而基督教的各种礼仪及习俗，都是中国人闻所未闻之事，所以一般人视之为邪术，有的国人出于敌视而散布种种无稽且耸人听闻的流言。

西洋外科更为中国人闻所未闻，国人基于传统"身体发肤，受之父母，不敢毁伤"的观念，不能接受西方开刀的治疗方法。做尸体解剖以明死因，更是传统中国医学没有的，因此，外科与尸体解剖常因中外观念的不同，而起很大的冲突。福建船政教练克碑在其呈法国外务部之文中，曾有这么一段话："教门施医，率用刀圭，但中国无此医法，易启猜疑；以后如遇必须用刀之症，须令病人自愿立据，戚属作证，倘有不虞，便无干涉。至检验病人死尸，大属骇人听闻，应永禁不用。"在这排外、疑外的社会气氛中，伯驾以其高明医术，赢得许多病人的信任，他们白天不敢到西洋人的医院，大多数趁着黄昏或晚上到伯驾的医院，看完病后深夜提着灯笼回家。伯驾以其努力突破因中国人对西医不了解与殖民侵略造成的憎恶，以西医医术为中国人行医施治。

4. 眼科医局的停业及复业

1840年鸦片战争期间，眼科医局停业关闭。1842年伯驾再度来到广州，11月眼科医局恢复业务，但已不限于眼科，而是综合性医院了。此后，教会医院都设置专职或兼职神父或牧师，进行宣讲教义的活动。他们每天向病人传教，分送圣书，要求"所有能够走动的病人，连同他们的朋友和仆子，都要去参加晨祷会。……这样做的目的是为了便于传播基督教教义，赢得那些来医院要求解除肉身痛苦的人的好感。传道人说好话和医生行好事是互相配合的"。他们认为："再也没有比医药传教会所采用的手段和目的更为聪明的了。"

但其借医传教的效果很不佳。即使到鸦片战争之后，传教已公开化，伯驾虽然利用一切可能的场合、机会和手段向患者施加福音的影响，但在众多就医者当中，对此感兴趣者仍十分稀少。据曾定期到医局协助伯驾传教的梁发说，三年半时间里被邀请参加礼拜聚会的1.5万多人次中，"真诚研究真理（指基督教教义）的只有3个，而受洗归主的人竟一个都没有"。

尽管如此，医局还是坚持开办下来，并且规模越办越大。1844年，伯驾施行了中国第一例膀胱结石摘除手术，在当时这类疾病极为常见的情况下，第一次成功所具有的示范意义非常之大。1847年，伯驾首次在中国应用乙醚麻醉施行外科手术，麻醉的使用更使他在短短几个月内赢得了巨大声誉。1848年，在医局进行了中国第一次试用氯仿麻醉法。以上两种麻醉法均为美、英等国发现后的次年在中国的首例试用。1850年，又开始了病理尸体解剖术。

5. 博济医局的开业

1855年，伯驾担任美国驻华外交官，医局由一个美国传教士医生嘉约翰（John Glasgow kerr，1824—1901）接办。1856年因第二次鸦片战争爆发，十三行发生大火灾，医局因遭焚毁而停办。1858年底，第二次鸦片战争的硝烟尚未散尽，嘉约翰便再度进入广州城，开始他在中国长达40余年的行医生涯。嘉约翰抵广州后，即在南郊增沙街（南关）租下一华人住宅，加以改造和装修，粉刷一新，成为医院，1859年5月重新开业，定名为博济医局。当年门诊量为26030人次，80张病床共收治住院病人430人。在这所中国早期著名的教会医院里，嘉约翰自任院长长达44年（1855—1899）。

博济医局开业后，有所改良和进步。1861年，米勒（Miller）医师为肿瘤患者拍摄第一张医学照片，这也是我国第一张黑白照片。

6. 博济医院的正式定名

由于博济医局的业务发展甚速，渐渐增多的病人使原有病房的容量已经不能适应。后经中外慈善事业家踊跃捐赠，在谷埠购得地皮一块，当作扩大医院规模的新址。新址自1863年开始基建，到1866年完成，10月开诊收治病人。博济医局正式定名为博济医院（英文称 The Canton Hospital）。嘉约翰特邀广州名医关韬出任该院院长助理，主持院务。新院舍可容留医者130余人，并于同年（1866年）开设妇女部，是为广州专设妇产科之始。尽管博济医院规模迅速扩大，但医院空间仍然难以满足病人需要，每当此时附近的民房和礼拜堂就被当作临时住院处。

1875年，博济医院施行中国首例眼疾手术；同年，以氯仿麻醉施行中国首例剖腹切除卵巢囊肿术；1892年，该院美籍医生关约翰（John M. Swan）施行了中国首例剖宫产术，在我国近代医学科学发展史上具有重要意义。当年8月的《申报》所属《点石斋画报》以"剖腹出儿"为题进行图文报道并配文曰："西医治病颇著神术，近数年来，华人见其应手奏效，亦多信之。粤垣筑横沙某蛋妇，身怀六甲。至临盆时，腹震动而胎不能下。阅一昼夜，稳婆无能为计，气息奄奄，濒于危矣。或告其夫曰：是宜求西医治之。其夫遂驾舟载妇至博济医院，适女医富氏因事他出。男医关君见其危在旦夕，恻然动念，为之诊视，谓儿已抵产门，只因交骨不开，故碍而不下，若剖腹出之，幸则尤可望生，不幸而死，亦自安于命而已。其夫遂侥幸万一计，听其剖视。医士乃施以蒙药，举刀剖腹，穿其肠，出其儿，则女也，呱呱而啼，居然生也。随缝其肠，理而纳之腹中，复缝其腹，敷以药，怃之安卧。数日寻愈，妇乃将儿哺乳以归。如关君者，真神乎其技矣。"至博济医院创立百年（1935年），总共为200多万名病人实施过治疗，受外科治疗者达20多万人，占总数的10%。

总的来说，博济医院的发展还是缓慢的。如到1896年才建立手术室，到20世纪初才制定了手术室工作常规，1903年才购置可靠的消毒器，按当时欧美发达国家先进医院的标准衡量，医院的设备也较简陋。

（二）博济医院的财务运作

维持医院运行的经费来源，除了医院的收入，主要为中外人士的捐助。值得注意的是，有时中国人的捐款还超过外国人。如1884年中国人捐款925元；外国人捐款才800元。到1894年医院大部分经费来自中国人，孙中山也曾为这所医院捐款。

西方教会在华的医疗事业在20世纪以后获得空前迅速的发展，医疗机构成倍增加，规模扩大，并明显地由纯慈善性质转向营利性质或部分收费，部分免费性质。向病人收取费用的问题渐渐引起各方注意。教会医学杂志发表了各方教会医生的讨论，分歧者各执所见。少数医生反对收费，理由是他们的病人大多是穷困潦倒的平民，而且现在仍应遵循早期传教先行者开创的慈善治疗的原则。主张收费者也有他们看似合理的理由，首先免费治疗不能招来有钱人和有势力的人；其次，即使免费药物也未必能完全得到病人的信任。后者拥有更多的赞同者，收费已成趋势。

（三）西医教材、著作的编译出版

西方传教士知道，要使行医传教事业能广泛进行，必须有大批中国人参与，要把西医传授给中国人，必须去除语言文字障碍，把西文医药书籍翻译成中文出版。这是使西方医学文化与中华文化融合的过程，也是西医逐步中国化的过程。

合信医生主持金利埠惠爱医院期间，着手将西文医书翻译成中文。他取得南海人陈修堂的协助，以《解剖学和生理学大纲》原书为蓝本，编译成《全体新论》一书，1851年在惠爱医院出版，是近代中国第一部比较系统地传播西医知识的教科书。合信还翻译出版《博物新编》《西医略论》（1857年，3卷）、《妇婴新说》（1858年，1卷）、《内科新说》（1858年，2卷1册）、《医学新语》。当时，这5本书集编为《西医五种》，与《全体新论》（1851年，1卷）合成一套比较完整的西医教科书，在中国早期西医传播中起了重要作用。此外，《英汉医学词汇》（A Medical Vocabulary in English and Chinese，1858年，1册）是国内已知编译最早的英汉医学词汇书之一。

嘉约翰在华47年，主持博济医院44年。除主持医院工作外，还致力于编译西医书籍和教材，是19世纪中后叶翻译西医书籍最多的传教医师。从1859年开始，最先翻译出版《发热和疝》，尔后主要有《化学初阶》（1871年）、《皮肤新编》（1874年，1卷）、《增订花柳指迷》（1875年，又述于1889年，1卷），陆续翻译西医西药书籍34种，在博济医院出版。1880年，他创办介绍西医西药学的我国最早之中文期刊《西医新报》，1880年后他还翻译出版了《眼科撮要》《外科手册》（1881年）、《内科全书》（1883年，16卷）、《体用十章》（1884年，4卷）、《妇科精蕴图说》（1889年，5册），有20多种作为博济医院所办西医校的教材，堪称近代中国翻译医书第一人。

尹端模是最早翻译一定数量的西学著作的华人学者。尹氏在博济医院习医，后任该院助理医师，受合信及嘉约翰影响，努力学习，译述西书。主要有《医理略述》（1891年）、《病理撮要》（1892年，1卷）、《儿科撮要》（1892年，2卷）、《胎产举要》（1893年，2卷）。尹端模还与嘉约翰合作并参加了《病症名目》《体质穷源》的翻译工作。

合信、嘉约翰除行医外，大译西医书籍；学成回国成为"好望角以东最负盛名之良外科"的黄宽，亦参加译书，加上尹端模等早期译本，以博济医院（局）具名刊行的有：《体用十章》《内科阐微》《西医内科全书》《炎症略论》《皮肤新编》《妇科精蕴图说》《胎产举要》《儿科撮要》《眼科撮要》《割症全书》《花柳指迷》《增订花柳指迷》《西药略译》《化学初阶》《体质穷源》《实用化学》《内科全书》《病理撮要》《内外科新说》等数十种，除国内使用外，日本人亦采用，这些都对西医传播推广和西医教育发展，发挥了开创性作用。

1880年，《西医新报》的创办，揭开了现代中国医学杂志的第一页。

（四）博济医院在传播西医方面的辐射和推广作用

博济医院与医学传道会二位一体，紧密结合，在19世纪上中叶，曾是欧美各国教会派遣传教士到广东行医传教的主要渠道，因而集结了传教医生传播和推广西医的巨大力量。西医推广获得广东各界人士的大力支持，十三行巨商伍敦元从1842年始，不但不收医局房租，还负担医局一切修葺费用。旗昌洋行职员历任医学传道会副会长，1845—1891年任该会司库，从1880—1902年的22年间，无偿为该会提供会议和活动场所，支持西医推广。外国派来的传教士都是医学传道会的成员，亦是博济医院的人员。他们的医学活动范围不限于广州，在广东省内和省外，都有他们的行医与传授医学的印迹。博济医院就是通过传教医生及医院培养出来的学生，将西方医学辐射和推广到广东全省和省外。

在广州，当时的西医机构，多由博济医院与医学传道会繁衍出来。1848年，英国布道团传教医师合信在广州沙基金利埠开办惠爱医院，1856年第二次鸦片战争爆发停业，1858年由黄宽接办复业。1865年，惠爱医院归嘉约翰兼管，至1870年停办。19世纪80年代，在博济医院服务的富马利（Mary Fultan）、赖马西（Mary W. Nile）两位女医生，先后开办四牌楼赠医所、十三甫赠医所、存善大街赠医所。1899年，嘉约翰辞去博济医院职务，致力于其年前开办的芳村精神病医院。同年，赖马西离开博济医院，先后开办明心书院和明理书院，分别招收女盲童和男盲童，施以治疗和训练。同年，富玛丽离开博济医院，在西关创办广东女子医学校。1909年，医学传道会达保罗医生，帮助筹备开办广东公医医学堂，接纳南华医学堂停办的失学学生。

1882年博济医院的6位医生集资，委托旅美华侨罗开泰，在广州仁济西路怡和街开设全国第一家华人西药房——泰安大药房。

在广东省内和省外经由博济医院医学传道会人员传播和推广西医的地点包括：佛山、三水、肇庆、四会、阳江、澳门、香港、梧州、厦门、宁波、上海、北京、台湾、海南，以及日本等地，博济医院早期在南中国传播和推广西医事业，发挥了重大作用，是中国近代史上最具代表性的教会医院。到19世纪末，就教会当时在华医疗机构的大概规模看，新教所属的大小医院、诊所计约40余家，天主教所属者也有数十家，主要分布在一些较大城市。有的医院的建立，还得到中国官员或其家属的直接支持。如天主教所属的天津马大夫医院，李鸿章夫人就曾捐资，因为这家医院曾救过她的命。但如博济医院这样规模和水平的教会医院还不多。

二、中国医学教育从传统到现代的变革

人类为了把长期积累起来的医疗经验传给下一代，便产生了医学教育。传统的西医教育与传统的中医教育，起初都主要采取以师带徒的形式，随着知识量的扩大和对医务人员需求增长，学校形式的医学教育也相应出现。近代医校教育源于欧美，是近代科学技术与思想文化飞跃发展的成果，其教育模式为近代科学教育模式。建于博济医院内的近代中国第一所西医校，将近代科学教育模式引入中国，为以师带徒的传统中国医学教育传授方式带来根本性改变。

（一）中国近代西医教育的雏形

从伯驾在广州开办眼科医局的次年（1836年），他以带徒弟的方式，训练了3名中国医助，除做眼科手术外，兼做外科手术，其中关韬在做白内障手术方面颇负盛誉。为了引进最新医学技术，伯驾利用每次回国的机会，到处参观医院、遍访名医。例如他在1841年初次返国时，完成了婚事，但是在婚后不久就与妻子分别，花了将近半年时间前往英、法两国，向伦敦、巴黎的许多名医交流请教，考察范围包括医学教育。伯驾训练了一批中国助手，前后大约有十个人，培养中国医护人才，其中以大弟子关韬最有成就，好几次在伯驾有事出门期间能够独当一面，病人并不因此而减少。1837年，经他挑选，一些中国青年开始跟他学习医药学和英文，并在医院帮助做配药以及手术助手方面的工作。嘉约翰也收授苏道明培养成为眼科割治专家。合信、黄宽等均收授生徒。

（二）创建中国近代第一所西医校

博济医局由嘉约翰经营10年，已具相当规模，医局设备好，医师力量强，医疗水平高。经过历届收授生徒，特别是1861年和1863年两届生徒培训，已经具备开办医学班的条件。于是，在建院30周年的1865年，博济医

局正式办学。医院所办西医校附设于博济医局，首届招生8名，学制3年。黄宽被聘到该校任教，与嘉约翰共同负责教学工作。1866年开办医学堂，创建中国近代第一所西医校，对外扩大招生，开始系统授课、见习和实习，传播西方医学，培养医学人才。1868年学生增至12人，每周逢星期三、六进行课堂讲授，星期一、五出门诊学习诊治，星期二、四在手术室学习手术割治。学生参与医院日常事务、施药、通常手术割治等助手工作。黄宽讲授解剖学、生理学和外科学课程；嘉约翰执教药物学、化学；关韬负责临床各科教学。开班第二年，曾在校内示范解剖尸体1具，由黄宽执刀。嘉约翰也曾在院中示范解剖尸体。

博济医院所办西医校开班初时只有男生，1879年，博济医院所办西医校应真光女校学生的请求，接收2名女生入学，是为该学堂招收女生之始，亦是中国培训女医生及男女同校之始。1885年，博济医院所办西医校增加讲课和实习时间，充实教学内容，学制仍为3年。

1886年秋，20岁的孙中山（1866—1925），以"逸仙"之名就读博济医院所办西医校。1887年9月，孙中山转学到香港西医书院。

（三）开办南华医学堂

1897年，医学堂有男生25人，女生6人。同年学制改为4年。西医传播对清政府传统医学教育的影响逐渐增大，如光绪二十四年（1898年），光绪皇帝下有谕旨："又谕，孙家鼐奏，请设医学堂等语，医学一门，关系重大，亟应另设医学堂，考求中西医理，归大学堂兼辖，以期医学精进，即着孙家鼐详拟办法具奏。"[①] 1899年，博济医院和博济医院所办西医校交由关约翰（John M. Swan）主掌。1901年，博济医院成立正规医校，建设独立校舍。新校舍于1902年建成，为广州当时的新式楼宇，命名为南华医学堂。光绪三十三年（1907）有外籍教师7人，中国教师6人，在校肄业学生达50人。宣统元年（1909）春，该校学生反对校方的不合理举措，实行罢课。美籍负责人施行高压手段，开除领导学潮的学生，学生仍坚持不复课，1911年校方便将学校停办。

从博济医院办医校到南华医学堂办学45年，先后共培养毕业生120多人。他们主要分布在华南各地，有一部分在其他省区，少部分在国外。医学院为医药卫生和医学教育事业服务，为南中国培养西医师，促进西方医学文化和中华文化交汇融合，推进了西医中国化。

---

① 梁启超：《饮冰室合集》（第六册），中华书局1936年版。

三、夏葛女医学校的创立和变迁

(一) 广东女子医学校的诞生

广东女子医学校创办者是美国女医生马利·富利敦 (Mary Fultan, 1854—1927)。她受美国长老会派遣来到广州。光绪二十五年 (1899 年),富马利带领 3 名教师、2 名学生,在广州西关存善大街长老会礼堂赠医所筹办中国最早的一间女医校——广东女子医学校,作为教学施医的基地,专门招收女生。1900 年 11 月,长老会一支会礼拜堂在西关多宝大街尾落成,便借用该堂首层作校舍,广东女子医学校正式挂牌,1900 年第二届招生 3 名,学制 4 年,以粤语授课。1901 年建成女医院首座楼房,以捐款建楼的美国纽约布鲁克林教堂的牧师戴维·柔济 (David Gregg) 的中文译名命名为柔济医院。

(二) 广东夏葛女医学校的创立

1902 年,美国人士夏葛 (E. A. K. Hackett) 先生捐款,在逢源中约建设新校舍,与柔济医院为邻。校舍建成,其再捐款建学舍楼 2 座。为纪念捐款者,女医校以夏葛命名,称广东夏葛女医学校。夏葛女医学校在护士教育方面先行,较早建立附属护士学校。1904 年开办看护使学校,美国人端拿 (CharlesTurner) 女士捐款购地建楼,便命名为端拿看护使学校 (Turner Training School For Nurses,又译特纳护士学校)。由于护士工作"侍奉病人,事近微贱,闻者悻之,来学无人",护士学校的开办起初并没有得到多少女性学医者的响应。富马利知道要使护士职业得到大家的认可,需要尽量提高护士的待遇及地位。"尝竭心力劝人来学,又提高待遇护士之法。适因沙面某西人,尝聘用本校护士,而命其就食于厨下。富氏闻之立召其人归。此后中西人士皆尊重护士,而护士在社会上之位置遂高。然当时习者仍罕。"第一位护士毕业生李凤珍女士是由于患病来医院就医,病好后,在富马利的反复劝说下方才愿意来校学习。特纳护士学校学制开始时定为 2 年,从 1915 年起改为 3 年。开设的科目主要有:第一年有人体学、功能学、卫生学、药科学、护病初级、医院规矩、看护礼法;第二年有卷带缠法、产科护法、揉捏法、小儿护法;第三年有料理大割症、割症之先后护理、五官护理法、剖腹护理法等。学科设置比较齐全,而且以上各科皆有医生讲解指导。一些教会开办的医学院都先后建立了配套的护士学校,但是护士的数量总体还是偏低。根据有关资料的统计,到 1919 年,全国的护士总人数不超过 150 人,甚至某些医院根本就没有护士,病人纯粹由他们的亲戚或仆人来照顾。女医校的学生多为广东本地人。据统计,从1906年第一届毕业生到1936年中共有27届共197人。其中广东本地人178人、福建13人、广西2人、浙江、四川、江西、山西各1人。护士学校的创立对于广州地区的医药事业有比较深远的意义。

夏葛女医学校仿效美国医学教育模式,建立自己的办学机制,医校、医院、护校三位一体,统一管理,具备培养医生、护士,开展医疗服务的整体功能。该院专门收治妇女、儿童病人,成为妇产科、小儿科专科医院的雏形。当时医院病房2座,床位30张,规模较小,设备简陋,妇产科医务人员缺乏,妇产科业务以产科为主。由于迷信思想作祟,当时很多人不愿入医院分娩,贫家妇女限于经济能力,住院分娩者更少。据1910年柔济医院记录,全年接产仅52人,院外接生82人,难产产妇38人,其中较大、较困难的手术多由外籍外科医生施行。学生通过课本、模型、实验、临床见习等方式在课室、实验室、医院及门诊完成其学习课程,随着学程的改变,所修课程逐年增加。1911年,女医校已培养9届毕业生共44人,端拿护校培养4届毕业生共12人。截至1911年,广东夏葛女医校培养44名毕业生。民国元年(1912年),孙中山曾到该校及其附属的柔济医院视察。

(三)夏葛医科大学

夏葛女医校仿照美国医学教育模式办学、管理学校和组织教学。校院财产全属北美长老会,委托中国南部西差会所选的董事组成董事会管理,由董事会授权教员医生组成的执行部处理校院一切事务。夏葛女医校入学标准低,入学学生不必具有高中教育学历。主要教师是美国医学博士。

1921年,凭借广东教育事业的兴盛,全国教育会联合会第七次代表大会在广州举行,各医学院校均不失时机地修订章程,延长学制,增加课程内容,改进教学,完善学校的组织机构和管理制度,建立自己的办学模式,初步形成广东高等西医教育的基本格局。同年,受广东的形势影响,夏葛女医校修订章程,改名为夏葛医科大学,学制由4年延长为6年,预科1年,本科教学5年,其中第5年实习。

(四)私立夏葛医学院

夏葛医科大学董事会于1929年3月10日召开董事会议,决定从1930年起将学校移交给中国人办理,由王怀乐医师出任校长,并向国民政府教育部申请立案。1932年12月准予立案,定名为私立夏葛医学院,同时废预科,改为本科 6 年，实习 1 年，共 7 年。1932 年起兼收男生，以期扩大医学教育规模。夏葛医学院虽交归中国人管理，但经费由美国长老会控制，实权还是掌握在外国人手里。

（五）归并岭南大学

夏葛医学院自创办至 1935 年以来共毕业 31 届学生，达 246 人。毕业生分布在全国各地，以及新加坡、爪哇、美国、英国、法国等地。其中罗芳云、关相和、王德馨、梁毅文毕业后在不同时期担任该院领导工作，成为学校及其附属医院建设的栋梁之材。华南地区的大部分女医生多由此学校培养出来，并为近代中国女性提供了比较全面的医学服务。民国二十五年（1936 年）7 月，该院归并岭南大学，改称为夏葛医学中心，并迁址于长堤博济医院内。

四、岭南大学医学院的建立

（一）收回教会学校的教育权

1929 年 8 月 29 日，教育部颁布了《私立学校规程》，私立学校立案后受主管机关的监督和指导，其组织课程及其他一切事项，须遵照现行教育法令办理。学校如为外国人所设，必须由中国人任校长；如为宗教团体所设，不得以宗教科目为必修科，不得在课内宣传宗教。多数教会学校开始按此条例办理。

（二）筹办岭南大学医学院

1930 年 6 月 2 日，医学传道会举行年会，决议将博济医院转交给岭南大学，此决议为岭南大学所接受。接办之前，岭南大学于 1901—1912 年，曾办医学预科，1914 年又成立护士学校。移交手续于 1930 年 7 月 23 日正式举行，博济医院的全部财产和所有权由广州医学传道会（Canton Medical-Missionary Society）移交给岭南大学校董事会，医院归属"岭南大学医学院（筹）"。国民政府批给建筑及开办经费国币 50 万元；另每年补助经费 10 万元。

1934 年岭南大学董事会提出，孙逸仙博士与博济医院有密切关系，以其生前对博济医院的关怀，有必要纪念其功绩。成立孙逸仙博士纪念医学院筹备委员会，推举孙科、孔祥熙、褚民谊、何东、黄雯、黄启明、金湘帆、林逸民、钟荣光诸先生为委员；再设立计划委员会，以刘瑞恒、赵士卿、伍连德、林可胜、黄雯、王怀乐、陈元觉、马士敦、胡美诸先生为委员。1934 年，对旧病房实行大改造，在医院后座新建1座4层楼建筑。1934年6月，博济医院在原址扩建的1座占地面积77井（854平方米）、三合土（混凝土）构造的4层大楼落成启用。至1937年1月全部竣工时，已在南面加建6层楼房1座。原4层大楼亦加至6层，地下为院长室、注册室、事务室、会议室、大礼堂、图书室、阅书室等；5楼为解剖学科；4楼为生理学科、药理学科；3楼为病理学科、细菌学科；2楼为生物化学科、寄生虫学科。每科均设有授课室、学生实验室、教员研究室及办公室等。天台建有小型动物室，以饲养试验动物之用。

1935年11月2日，举行博济医院成立100周年暨孙中山开始学医并从事革命运动50周年纪念活动，由孙科主持，为"孙逸仙博士开始学医及革命运动策源地"纪念碑揭幕和医学院大楼奠基举行仪式。当时黄雯任院长，有教授6人、副教授6人、讲师12人、助教15人，学生87人。中华医学会以博济医院为中国西医学术发源地，特于11月2日至8日在博济医院举行第三届全国代表大会，以示庆贺；医院也易名为"中山纪念博济医院"。

（三）孙逸仙博士纪念医学院的正式成立

1936年9月，孙逸仙博士纪念医学院正式成立。医学院共有5个系：解剖系（包括组织学和胚胎学）、物理学系（包括生物化学）、细菌学系（包括寄生虫和病理学）、药理学系、公共医疗系。岭南大学医学院一切规章制度均遵照教育部颁发的章程办理，定学制为本科5年，实习1年，共6年。第一、二、三年所学内容为基本各科；第四、五年所习，所学内容为临床各科；第六年留院实习。第一年所学基本学科如生物学、化学等，为利用完善设备及师资便利起见，在岭南大学上课，余均在医学院授课。临床实习分别在博济及柔济两医院进行。公共卫生实习由学院卫生事业部安排。据院方称"本年（1936年）一二年级之学生程度，实可称满意；盖该二级学生课目，除解剖学科外，全由岭南大学文理学院担任教授，使学生程度，得以提高；至于解剖学科地址，则以五楼全座拨用，并特聘专任教授两名，助教一名，联同担任；人才极感充足"。

孙逸仙博士纪念医学院设附属机构：博济医院（有病床150张）；柔济医院（有病床150张）；博济医院内设有高级护士学校，学制为预科3个月，本科3年，1936年有学生38名。另有卫生保健机构三处：一处是博济分院（在岭南大学内，有病床20张）；一处在广州河南新村；一处在从化县和睦墟。并在岭南校园内设立了专门为农民服务的赠医所。附属机构收治的病人为学生临床实习提供了较好的教学条件。

由于夏葛医学院一直与博济医院有合作关系，在博济医院移交给岭南大学后，夏葛医学院也考虑与岭南大学合并。1933年5月通过合并计划，1936

年7月1日，夏葛医学院正式将行政和设备移交岭南大学医学院。

1937年3月11日，纪念医学院大楼（即今博济楼前座）全部竣工。重建后的博济医院，除了保留它的原有建筑风格外，医院的主楼为西式建筑，希腊式圆柱，圆环的墙贴面，纪念碑如利剑直入云霄，短而锋利，其锋芒锐利，象征着要将治病救人的决心贯彻到底。

（四）教学情况

1. 教学条件

学院除增添教授等师资力量外，还在1937年给各科配备课室及实验室，尤其是生理学兼生物化学、药物学、细菌学各课室和实验室全部重新改良设备，尽量充足；地方宽敞，足供50人同时实习及授课之用。每科所有仪器及各种家具配件，无不加以扩充，改善；同时对于医学上所必需，或能增加学术进步的用品，学院亦尽力搜集。改善课室、增设仪器与基础建设同步进行。竣工的学院教授住宅4座。院内在建泵水机房1座，增置引用河水滤水机1副，以汲取河水作为洗涤之用；汽车停车房1座。院方鉴于各学科需用煤气供给之必要，特装设煤气供给机1座，使学生能利用煤气，为实验检查之用。

院办图书室供应各科教授及学生参考及阅读之用，除医学著作外，其他课外读本暨国内外出版之杂志，无不尽量搜求。由博济医院拨来各种图书584本，另学院新购740本，总共有图书1324本，另各学科订购杂志34种。

学院附属博济医院出版年报。学院创办有《健康半月刊》《医学月刊》。同时学院鉴于我国医学教本之缺乏，将各教授之讲义，编订成书，以供学者之用，名为《孙逸仙博士医学院丛书》。

2. 报考条件

1937年有一年级学生16名，二年级学生13名，三年级学生20名，四年级7名，五年级学生9名，六年级学生6名，特别生4名。附设高级护士学校计有3个班级，共计42人；其中三年级生15人，二年级生16人，一年级生11人。并定当年秋招收新生一班，入学试验定于7月20日及8月22日举行。报考者应具备的条件为：国文方面，曾学习国文约12年；英文方面，①英文造句作文与英文文法，须合葛理佩著《英文津逮》卷四或相当程度，②曾熟读高中英文读本二三百页；物理学、化学、生物学方面，曾学习物理学化学生物学1年，且须有相当实习训练，报名时须缴实习笔记；数学方面，须曾学习平面三角与立体几何，或二者混合教授。华侨生及外国学生：凡在外国中学毕业之学生，国文得从宽取录，但入校后，必须加紧补习。

3. 课程科目概要

1936年学院设有如下各科：解剖学科、生理药物学科、病理学科、内科、外科、产科、公共卫生学科。此外，学院特别注重公共卫生、乡村卫生及热带病学，更增加医学伦理及医学史科、心理学科共3种。学院公共卫生学科部管理得到加强，学生毕业后，能在改进各地公共卫生方面发挥作用；至于乡村卫生事业之创办，新村之敦和、从化县和睦2所均有医师驻所主持，并担任公共卫生护士、助产士、护士等工作。其他乡村卫生事业，如岭南大学博济分院，及岭南大学内之乡村卫生部则增设牙科。同时，学院附属之博济医院内，亦新设城市卫生部，由卫生医师2名及卫生护士2名主理，专为学校卫生、妇婴卫生及传染病探访工作。

课程按照教育部颁发的大学医学院及医科暂行课目表实施，规定6年毕业。课程如下：

一年级：（1）党义。（2）国文。授课3小时（为周学时数，每学期18周，下同），两学期共108小时。学分6。（3）英文。授课3小时，实习4小时，两学期共252小时。学分8。（4）物理。授课4小时，实习3小时，两学期共252小时。学分10。（5）无机化学。授课3小时，实习6小时，两学期共324小时，在第二学期，须实习分析化学108小时。学分10。（6）动物学。授课2小时，实习6小时，第一学期共144小时。学分4。（7）植物学。授课2小时，实习6小时，第二学期共144小时。（8）战时救护训练。授课1小时，两学期共36小时。学分2。（9）体育。实施2小时，两学期共72小时。学分1。

二年级：（1）统计学。授课1小时，实习4小时，第一学期共90小时。学分3。（2）分析化学。授课1小时，实习6小时，第一学期共126小时。学分3。（3）有机化学。授课3小时，实习6小时，第一学期共126小时。学分5。（4）解剖学。第一学期教授1小时，实习2小时，第二学期授课4小时，实习11小时，共324小时。学分10。说明：详细实地解剖人体全身各部（每4个学生有大体一具），并研习骨骼。全部教材每用X光及活人示教。（5）组织学。第一学期授课1小时，实习2小时，第二学期授课1小时，实习3小时，共126小时。学分4。说明：本学程计分3部：①细胞学，专于细胞之构造、化学组成，及其生理详加讲释；②组织学，于血液、表皮、缔结、筋肉及神经各组织分别讲授，而于各组织之发生、生理及病态尤加注意，以为将来学习生理学及病理学之张本；③器官学，学生在大体解剖实习某一系统后，即继以该系统各种器官之显微解剖，每学生俱有显微镜1架，实习玻片1套，并以制片学的原理略加解释，且须自制玻片若干种。

（6）胚胎学。第一学期授课1小时，实习2小时，第二学期授课1小时，共64小时。学分3。说明：本学程先将人体性细胞之产生、成熟、受精及结合子之分裂加以解释。然后述及胚之发育及其附件之长成。至于胎之发育，则将其各系统之长成，分别讲述。全课程对于双胎、怪胎及器官发育不全的原因，尤加注意。（7）神经解剖学。第二学期授课1小时，实习2小时，共54小时。学分2。说明：本学程先将神经细胞及神经组织备加温习。然后由神经末梢起，经外周神经、神经节、神经脊髓、延髓、小脑间脑以至大脑各部，沿途加以详细解剖。并用制成之玻片为实习之用。最后将各部连续贯通，并备述及各部之功用。（8）寄生虫学。第一学期授课2小时，实习4小时，共108小时。学分3。说明：寄生虫学包括原生虫学、脏虫学及医学昆虫学。将普通危害人体健康之寄生虫，及其所发生之疾病，用系统的讲授与实习法，尽量灌输，并注意寄生虫之生活史，各种中间宿主以及各地蔓延之情形。同时研习寄生虫病之治疗，预防及寄生虫之扑灭方法。除讲授及实验室应有之实习工作外，尤其多提供实地调查与扑灭寄生虫病之机会，使学生能明了我国寄生虫之蔓延情况及熟悉各种防治工作实施之问题。（9）生物化学。第二学期授课1小时，实习3小时，共72小时。学分2。说明：凡关于人体（或生物）细胞组织及系统器官之生理化学作用以及营养物之化学成分、消化、吸收与排泄等各现象，均在此课内充分研习。使学生对于生物及人体之新陈代谢以及其他化学作用，具有明确之观念；在讲授时注意各种生物化学定律之解释，与系统之说明。在实习时注意性与量的监定，俾学生得熟审各种生物化学之反应与法则。（10）生理学。第二学期授课2小时，实习5小时，共126小时。学分4。说明：本课内容分以下三大类：①细胞及组织生理学，②器官及系统生理学，③种族生理学。遗传之结果与各器官及系统之发展；人类种族之盛衰的生理变象；利用动物实验。（11）战事救护训练。授课1小时，两学期共36小时。学分2。（12）体育。实施2小时，两学期共72小时。学分1。

三年级：（1）生物化学。接连第二级第一学期，授课3小时，实习7小时。共180小时。学分6。（2）生理学。接连第一级第一学期，授课2小时，实习5小时，共126小时。学分4。（3）药理学。第一学期授课1小时，实习3小时，第二学期授课2小时，实习5小时，共198小时。学分6。说明：包括化学药理学、调剂处方学及生物药理学。研习药物之性质、成分及其鉴定方法，及分析试验之组织及方法，调剂及处方之简要法则。进而实验各种药物应用于动物组织及各系统之反应及效用。同时也研究中国药物。（4）细菌学。第一学期授课2小时，实习5小时，第二学期授课2小时，实习3小时，共216小时。学分7。说明：细菌学分普通细菌学、病菌与传染及免疫学三部分。先授以普通细菌学之原理及实习之技术，使学生明了细菌之一般生活状况及其与自然界之关系后，再进而研习致病之各种细菌，以及传染与免疫之现象。关于病菌及传染与免疫之教材，务求能与临床学科相连贯，就实验所得，以供解释各种临床征象之参考。传染病之管理与抑止及饮水检查与消毒均为公共卫生之重要问题，亦充分注意。（5）病理学。第一学期授课2小时，实习5小时。第二学期授课3小时，实习7小时，共306小时。学分10。说明：本课按照疾病之性质，分别研习病因之种类，及身体各部受病后所起之变化。讲授时先授总论，使学生对一般病理现象有概括的观念，然后进而讲授各论，使对于各器官系统之病理变化得有深切之认识。实习分大体病理实习及组织病理实习两种。于大体病理实习时，备有各种大体病理标本，以供学生自由研习。组织病理实习时，发给学生每人一套病理组织片。获得自由观察病理组织之各种变化。尸体检剖。每年足有50具以上之成人尸体检剖，每次检剖时，学生一律参加。（6）物理诊断学。第二学期授课2小时，实习4小时，共96小时。学分4。说明：本课所授者为一切临床技能之基础，应用解剖学，病历记录，正常体格及疾病之验查，训练各种病征之认识。同时注意病者之心理与痛苦，医者之态度与同情。（7）实验诊断学。第二学期授课2小时，实习4小时，共96小时。学分4。说明：实验诊断学全部利用实验方法，练习各项排泄物及病理标本之检查工作。凡在临床诊断必须之各种检查技术，均尤须予以充分熟练之机会。（8）战事救护训练授课1小时。两学期共36小时。学分2。（9）体育。实施2小时，两学期共72小时。学分1。

四年级：（1）内科学。第一学期授课4小时，临床工作6小时。第二学期授课4小时，临床5小时，共342小时。学分14。说明：本课包括各种普通内科疾病，并凡能设法预防之疾病，均做系统讲授；并佐之以充分临床示教。在教师指导下，在门诊部实习诊断及治疗方法，获得临床诊疗之初步经验。（2）外科学。第一学期授课3小时，临床工作9小时，第二学期授课3小时，临床工作7小时，共396小时。学分12。说明：本课所授为外科学识及技术，佐之以示证实习，在教师指导下，其临床工作，均在门诊部实习。（3）热带病学。第一学期授课1小时，实习1小时，第二学期授课1小时，实习1小时，共72小时。学分3。说明：特别注意预防及扑灭热带病工作，参引各种确实例证，并佐之以临床示教。（4）放射学。第一学期授课1小时，实习1小时，共36小时。学分2。说明：本课在使学生认识X光线与镭之物理性质，及其在医学上诊断及治疗之效用。（5）儿科学。第一学期授课

2小时，临床工作2小时，第二学期授课2小时，临床工作3小时，共162小时。学分6。说明：除讲授儿科疾病外，尤注意于儿童之发育营养，健康检查，心理变态之矫正，卫生习惯之培养，以及疾病之预防等，并多予学生研习及临床示教之机会。（6）皮肤花柳学。第一学期授课1小时，临床工作1小时，第二学期授课1小时，临床工作1小时，共72小时。学分3。说明：凡一切重要之皮肤病及花柳病，均在教授之列，并有标本模型，以供研习及临床示教之用。（7）神经精神病学。第一学期授课1小时，临床工作2小时，第二学期授课1小时，临床工作2小时，共108小时。学分4。说明：本课分总论、特论两部，教授神经学之原因、症状、诊断法及治疗法，并佐之以临床示教。（8）产妇科学。第二学期授课2小时，临床工作2小时，共72小时。学分3。说明：本课包括产科之生理卫生学识，及正常助产之方法，异常之妊娠，及分娩后之状态检查，与初生婴儿之护理，产妇之卫生，及各种预防方法。妇科之讲授，先认识女性器官，并注意其与全身之关系，对于性的机能、发育，性的教育及性病预防，彻底明了。在教师指导下学习临床诊断及治疗方法。（9）体育。实施2小时，两学期共72小时。学分1。

五年级：（1）内科学。第一学期临床工作4小时，第二学期临床工作4小时，共144小时。学分4。说明：五年班的学生，须在病室内充当临床见习生，凡关于病历之记录，体格之检查，诊断、治疗、预防、及病症结果之预测，均由教师及各种内科学术会议中，指示助理。在适合之情形，或在乡村医院时，学生可到病者之居寓，研究或调查其病源及附近之传染病症。（2）外科学。第一学期临床工作3小时，第二学期临床工作3小时，共108小时。学分2。说明：五年班的学生，均在病室及手术室内，充外科裹扎助手，及参加各种外科手术。（3）儿科学。第一学期临床工作2小时，第二学期临床工作2小时，共72小时。学分2。说明：五年班的学生，在病室内充当见习生，并在门诊部及卫生医期工作。（4）皮肤花柳学。第一学期临床工作1小时，第二学期临床工作1小时，共36小时。学分1。说明：在门诊部工作。（5）泌尿科学。第一学期授课1小时，临床工作1小时，第二学期授课1小时，临床工作1小时，共54小时。学分2。（6）产妇科学。第一学期授课3小时，临床工作6小时，第二学期临床工作4小时，共234小时。学分7。说明：本课接连第四年班之学科，并派往卫生医期临床工作，及病室与门诊部充任见习生，在本班期内，每生应实行正常助产五次，及参加其他助产及产科手术。（7）矫形外科学。第一学期授课1小时，临床工作1小时，第二学期临床工作1小时，共54小时。学分2。（8）公共卫生科学。第一学期授课2小时，临床工作4小时，第二学期授课3小时，临床工作6小时，共 270 小时。学分 9。说明：本课之教授，在求如何保障与增进民众健康设施；学生应具备医学之基础，及临床学科之知识，并进而研习有系统之公共卫生组织及设施。本课之主旨，在于扩大及完整学生对于现代医学之观念与目标。同时训练对民众健康保障之组织与实施方法以及医学与社会之关系。在讲授时，特别注重我国现代医事的状况及公共卫生行政组织。如时间许可，学生举独考察并撰写社会医事调查报告一份，并须参加各种卫生医期及乡村医院服务。第六学年驻医院实习时学生都有 1 个月在本院之乡村公共卫生机关实习。(9) 眼科学。第一学期授课 2 小时，临床工作 1 小时，第二学期授课 1 小时，临床工作 2 小时，共 108 小时。学分 4。(10) 耳鼻喉科学。第一学期授课 1 小时，临床工作 1 小时，第二学期授课 1 小时，临床工作 2 小时，共 90 小时。学分 3。(11) 法医学。第二学期授课 1 小时，实习 1 小时，共 36 小时。学分 1。(12) 历史及伦理。第二学期授课 1 小时，共 18 小时。(13) 体育。实施 2 小时，两学期共 72 小时。学分 1。

六年级：第六学年，每学生撰写医学论文一篇，并在博济医院及夏葛医学院充当驻院医生 1 年，是年担任服务，计内科（包括儿科神经学科、皮肤花柳学科）四个半月，外科（包括矫形外学科、泌尿学科、眼学科及耳学科）四个半月，产妇科一个半月，公共卫生科一个月，其余两星期作为假期休息。

4. 毕业论文

毕业生完成医科暂行课程表章程，考验及格，给发证书。

1937 年应届毕业生共计 7 名，毕业论文题目如下：①《肠热症》（王淑姜），②《血球沉淀对于炎性之研究》（郭佩芹），③《痹热症临床上之情况》（郑洁辉），④《钩虫病之研究》（郑璞），⑤《剖腹后之治疗》（吕兆伟），⑥《急性肾炎之研究》（李其芳），⑦《腹痛之分别诊断》（夏美琼）。

5. 教务规程

记分法（学分、级分、绩点、绩分比率）：

学分：凡学生修满各科目合格者，均给予学分，一学期中每周授课 1 小时，或实习 2 小时或 3 小时为 1 学分。

合格：各科均以 60 分为合格。

（五）学术研究

1. 学术成果

1937 年，岭南大学寄生虫学家陈心陶在曲江发现了血吸虫的中间宿主——钉螺，并提出消灭钉螺的措施，为以后的血吸虫病防治做出了贡献。20 世纪三四十年代，梁毅文采用自体腹腔血液回输法抗休克，并积极开拓与妇产科关联的细胞学、内分泌学、产前诊断方法的研究,并在不孕症、月经病、宫外孕的诊断和治疗等方面取得较大的成就,成为华南地区著名的妇产科专家。1936年首先提出被称为"谢氏位"的髋关节后脱位特殊投照位置的临床放射学家谢志光,于1948年到岭南大学医学院工作。

为求学生取得丰富学识及经验起见,每周均召开学术会议、举办学科演讲。

2. 医药卫生著述

清道光至咸丰年间,合信和嘉约翰先后在广州系统地编著、翻译出版介绍西医药各科的专门著作20多种,这是中国近代最早出现的西医著作,对广州西医知识的普及产生较大了影响,也是医校教材。清光绪十九年（1893年）,博济医院医师尹端模译述了《体质穷源》《医理略述》《病理撮要》《儿科撮要》《胎产举要》等著述。以上中国近代早期所译述的各类医书,虽然所用医药名词互异,但对西医学在中国的传播发挥了较大作用。具体参见下表。

清代广州地区编著、出版的部分医学著作书目

书　名	编著者	出版时间（年）
全体新论（解剖学和生理学大纲）	合信（B. Hobson）	1850
西医略论（外科临床经验）		1857
内科新说（内科临床与药物）		1858
妇婴新说（看护法与小儿病）		1858
花柳指迷	嘉约翰（John G. kerr）	1861
内科阐微		1862
化学初阶		1871
西药略释（4卷）		1871
裹扎新编		1872
皮肤新编		1874
增订花柳指迷		1875
西医眼科撮要		1880
割症全书（7卷）		1881
热症		1881
卫生要旨		1883
内科全书（16卷）		1883
体用十章（4卷）		1884
妇科精蕴图说（5册）		1889

续上表

书　名	编著者	出版时间（年）
体质穷源	尹端模译述	1884
医理略述（2卷）		1891
病理撮要（2卷）		1892
儿科撮要（2卷）		1892
胎产举要（2卷）		1893

3. 西医学术期刊

广州最早的西医学术期刊是清同治七年（1868年）由博济医院院长嘉约翰编印的《广州新报》，初为周刊，清光绪六年（1880年）改为月刊，并改名《西医新报》，由博济医局发行，每季一期，两年后停刊。该报用中文出版，也是全国最早的西医期刊。

1886年，博济医院的华人医师尹端模等创办了《医学报》，是国人最早自办的西医刊物，出数期后停刊。其后，梁培基于光绪三十四年创办《医学卫生报》（月刊）。

岭南学堂医预科的主理者嘉惠霖医师曾于1912年创办《中华医报》，继后又于1919年创办《博济月报》。

夏葛女医校于1920年创办《夏葛医学杂志》。

众多西医学术刊物出版发行，促进了西医科学学术的交流与发展，推动了西医教育质量和医疗水平的提高。

五、广东光华医学院

广东光华医学院前身为始建于1908年春的广东光华医学堂，1912年更名为私立广东光华医学专门学校，1928年曾改名为私立广东光华医科大学，1929年更名为私立广东光华医学院。

（一）光华医学堂的诞生

20世纪初，在中国南方广州，诞生了我国第一所民间集资、中国人管理与执教的西医学校——广东光华医学堂。

诞生于20世纪初的光华医社以及它所开办的光华医学堂，记录了南粤人民外御强权、维护尊严的一段历史，并成为这段斗争历史的产物，同时在西医的教学与医疗领域拉开了自主医权的历史序幕。

1. 建校的时代背景

1901年清政府发动"新政"运动,教育上提倡仿效西方模式兴办学校。1905年进而宣布"废科举,兴学堂",结束了已沿用1300多年的科举选士传统,转从近代新式学堂取才,推动我国传统教育体制向西方近代教育体制转变,是中国近代人才培养与选拔制度的划时代变化。"学校"的创立与发展,形成中国近代高等教育的雏形。"新政"期间,清政府颁布了《壬寅学制》和《癸卯学制》,要求在学校系统中设立不同于"国医"的西医学科,分医学门和药学门,并且让外国人享有"在内地设立学校,无庸立案"的特权,外国教会来华大办医校,在西医教育领域占统治地位。

光华医社以及它所开办的光华医学堂建立以前,西医教育在我国的传播方式有两大类型:一是西方教会到中国办学授课,如1866年在广州创办的博济医院所办西医校,属于"外办外教"型;二是清政府兴办,聘请外国人管理、执教,如1881由直隶总督李鸿章在天津创办的医学馆、1905年在广东办的随军医学堂,属于"官办外教"型。这两类西医学校均由外国人主持,用外文教材和外语授课。

2. 地缘与文化条件

广东地处东南沿海,得风气之先。19世纪中叶以前,广州是中国唯一对外通关、通商口岸,因此西方医术的传入和传播也更为方便。1805年广州流行天花,西方的种牛痘术首次在民众中显示作用,使广东人较早地认识了西医的长处,开始向西方问学,出现了最早的出洋学医之士,如黄宽。在众多出洋学子中,有后来首任光华医学专门学校校长郑豪博士。他早年在美国半工半读完成西医学业,1904年获得加州大学医学博士学位,并考取三藩市行医执照,成为美国加州第一位华人西医。

广东是西方列强来华的最早登陆地,列强从这里开始进侵中国时,广东人民对其进行了最早的抗击,形成了广东人抗击外敌欺侮的斗争传统,学习包括医学在内的西方科学以实现民族自强,成为当地风气,加上当地受过西医教育的人渐多,这一切促使一种新的西医教育类型先于全国各地在广东出现。这就是不同于"外办外教"和"官办外教"的第三种西医教育类型——"民办自教"型的西医学校。

3. 广东光华医社的建立

1907年冬天,英国人经营的来往于广州与香港之间的佛山轮船上,发生了一起英属印度警察踢死中国工人的命案,肇事方草营人命,硬说成是死者因突发心脏病而亡。家人与民众要求讨回公道,无能的清政府不仅不为民众做主，反而用暴力禁遏民愤，令死者含冤莫白，凶手逍遥法外。"佛山轮命案"犹如导火索，点燃了民众长期积压的怒焰，激发了爱国人士的义愤。广州医药界和工商界一批爱国人士行动起来了。医药界的陈子光、梁培基、郑豪、左吉帆、刘子威、陈则参、叶芳圃、王泽民、池耀庭、伍汉持、苏道明、刘禄衡、高约翰、黄萼廷等；工商界的沈子钧、邓亮之、游星伯、冯伯高、金小溪、罗炳常、邓肇初、梁恪臣、左斗山、梁庭萱、梁晓初、谭彬宜等人，为了在医权上维护民族尊严的共同信念，在广州天平街（现在的诗书路）刘子威牙医馆集合，共同商议用民间的资源和力量创办西医学校的大计。这时他们将要做的，是一件在中国近代史及中国医学史上具有开创意义的大事——中国老百姓自发组织起来，在自己的家乡，兴办西医教育和西医医院。

到会者一致认为："生老病死，为人类所不能免，而救同胞疾苦，国人实责无旁贷。"大家即席决定创办医社，起草章程，向社会广募有识之士为社员，筹募资金，创办"民办自教"的西学校院。"故本社创办医校、医院之主旨，乃本纯粹华人自立精神，以兴神农之隧绪，光我华夏，是以命医社之名曰光华。"

1908年初，医社章程面世。它的首条即昭示由"人民组织，办理医院以救济民疾，办理医校以培育医材"，定名为广东光华医社。医社实行"当年值理"和"总值理"制，自愿入社的社员都是"倡建值理"，从中推举40名"当年值理"；再从中推举10人为"总值理"，以期扩大社会影响。是年，绅商易兰池等10人担任首届总值理，推举梁培基为医社社长。

光华医社主办的医学堂和医院同于1908年春开办，医社的总值理们推举郑豪博士任医学堂校长；同时聘请陈衍芬医生主持教务，并兼任医院院长。

此时，担任光华医社社长的梁培基医生（1875—1947），已是华南地区知名的制药专家。他1897年毕业于博济医院附属华南医学堂，留校任药物学教师，同时，自设医疗诊所，开始职业医生生涯，并从事药物研制，尝试中西医药结合治病之道。1902年，他筹办制药厂，研制生产的"梁培基发冷丸"，有效医治当年在华南地区猖獗流行的疟疾，成为家喻户晓的抗疟疾名药，在广州制药界开创了中西药结合制药的先河。他以务实的态度和行动关注民众疾苦，解救大众病痛，深得大家敬重。接任后，他不孚重望，推动了光华医学堂、医院的发展。

担任医学堂首任校长的郑豪博士（1878—1942），自幼生活在美国夏威夷的亲戚家，在半工半读中度过了青少年时代。他在美国获得西医执照后，次年即毅然回到贫弱的祖国，来到广州。他担任了清政府所办的广东陆军军医学堂的总教习，在西医教育领域实现他"科学救国"的理想。1906年，他代表中国政府卫生界，出席在挪威召开的国际麻风病防治研究会，并发表演讲。1907年发生在广州的"佛山轮命案"，把他和广州医药界、工商界的民间爱国贤士联系在一起，为中国人夺回医权，积极倡办医社，并欣然接受医社的推举，义务担任光华医学堂校长之职。他任职23年间，主持校政，培育医材，却从未支取薪酬，直到1929年因患肝病才卸任。

陈衍芬医生是香港医学堂的首届毕业生。毕业后在香港那打素医院、何妙龄医院担任主任医生，入息丰厚。接到光华医社董事会聘请后，他"应谋医学自立之旨，毅然辞职回粤就聘，以冀得其志耳"。接任医学专门学校教务兼医院院长后，他以光华作为终身奉事之地，在1908—1945年光华历经沧桑的38年里，他始终悉心管理，尽心耕耘，从未言退。

4. 自主医权

光华医社"兴神农之隧绪，光我华夏"的号召，立即得到社会广泛响应，很快就有435人自愿参加医社。他们按照医社的规定，作为倡建值理，"每人均捐白银20元，作为开办费"。众人捐钱垫款，购位于广州五仙门内关部前麦氏的七间大屋，作办校建院之地。屋主麦楚珍原来以二万两白银出售，获知医社将用于施教济医，"特愿割价四千两银，以作为义捐"。

光华医学堂的教学，从开始的那天起，就完全按照西医教学模式进行，学制4年，不同的是由中国教员采用中文课本授课。课本"由热心人士翻译。当时的外科由罗卡氏负责，内科由欧氏负责。翻译后自行编印"。课程也按西医教程设置，"基础课主要有解剖学、化学、生物学、生理学、细菌学、心理学、寄生虫学、物理学、神经学、药理学、全体学和国文等（后增设德文、法文）。实习课主要有内科、外科、儿科、妇产科、五官科等"。

由于民办的性质，学堂教学与医疗设备的经费需自筹，其教学和医院的医诊工作，主要由医社倡办人和支持者中的医师、专门科学人才义务担任。他们都是早年西学成才，掌握了专门知识的一代中国人，他们是：郑豪、陈子光、左吉帆、叶芳圃、刘子威、刘东生、陈则参、池耀廷、梁晓初、梁培基、王泽民、雷休金、曾询、祢翩云、李次董、王泰民、李镇、刘禄衡、曾恩梅、李德如等。郑豪校长的夫人李丽洁女士在加州大学毕业回国后，也加入到为光华医学堂义务教授英文的行列。

1908年3月1日，中国第一间"民办自教"的西医学堂开学了。这一天，光华医校开始上第一课，首批学生59人。其中，有以陈垣为代表的二、三年级医学插班生17名。他们原是外国教会医学堂的医学生，为支持光华医社维护民族尊严的爱国之举，毅然退学，转读光华医学堂。光华医院也同期向城区的民众赠诊赠医，服务社会，回报大众。

1908年7月23日，光华医学堂获得清政府两广总督部堂批准立案。同年11月15日，举行开幕典礼。"开幕之日，政绅商学报各界，士女云集，华人承应提倡新医学之呼声，高唱入云，声闻遐迩，识者韪之，顿令社会耳目，为之一新。"

医校有一件在当时还颇为新鲜的事：男女同校同学。在当时中国国内，光华医学堂是实施男女同校较早的。虽然博济医院所办西医校在1879年已招女学生，但是在20世纪以前，中国的教育体制里从未包括对女子的教育。"1907年（满清政府）学部奏定《女子师范学堂章程》和《女子小学堂章程》，正式将女子教育纳入新学制系统。这是废科举后我国普通教育发展所取得的一项重要成就。"光华医学堂在开办的第二年（1909年）正月，兼开女生班，地点先设在新城谢恩里，后迁往素波巷新街。1910年，女生班并于医校内，实行男女同校。这在当时中国人主办的医学堂里，为先进之风。

随着教务与医务的开展，所需仪器装备日增，建设新式外科手术室的款项尚无着落，医学堂员工和学生组成话剧队，自编剧本，登场献演，筹款建设。根据陈衍芬的记述，"忆当时所编剧本，如'风流孽''钱为命'等剧，改良时俗，痛下针砭。而扮演之者，复惟妙惟肖，风靡一时。其时学生之表同情于本校之旨者，于此可见一斑"。1912年，购买麦氏大屋的垫购款和加建病房欠款到期需付，光华医社热心人士于工作之余，结队向广州城内的商铺沿户劝捐，得以筹足。为回报民众，当发生灾情和流行病时，他们组成"广东光华医社救伤队"，主动承担社会上的疾病抢救工作，颇受社会好评。

光华医学堂的师生由于有争自主医权的共同目标，同心同德，释放出巨大的热情与智慧。他们办学送医的同时，还通过讲座、办报、出刊的方式，向民众宣传新医与防病知识，探讨中医与西医的不同与相通之处。创办于1908年的《医学卫生报》，"由梁培基出资，潘达微绘画，陈垣撰文，介绍医学卫生常识，使民众能注意防患于未然。又于1910年创办《光华医事卫生杂志》，刊登学术论文，交流医学经验，提高医学水平"，办刊共约10期。"说诊脉"和"说肾"分别刊在《医学卫生报》的第一、第二期，文章介绍了近代医学的生理理论，区别中医和西医对"脉""肾"的不同之说。这在20世纪初，我国民众对西医尚不了解之时，无疑是有西医启蒙的深意，该报第九期发表的《告种痘者》一文还记述当时光华医院"每周礼拜日为群众接种牛痘，并详细记述种痘适宜时间、种痘方法"等。

陈垣是光华医社出版的《光华医事卫生杂志》《医学卫生报》的主要撰

文人。他出生在医药商家，曾就读于博济医院所办西医校，因不满外国人对中国师生的歧视，读三年级时，适逢光华医社创校开学，他愤然离开博济，与几位意向相同的同学转读光华医校。他一来到光华，就既当学生，又兼任训育课教师，并在光华办学的第三年冬（即1910年）毕业，成为光华医学堂首批毕业生之一。同期毕业的同学还有梅湛、李博文、汪宗澡、李绳则、李明德。陈垣毕业后，留校任教"生理学、解剖学等课程，并继续研究医学史"。

民国元年5月，孙中山回到广州。以光华医社的倡办人为主组成的广东医学共进会，组织队伍迎接孙中山。他们是：郑豪、左吉帆、李树芳、何高俊、叶芳圃、池耀廷、高若汉、陈俊干、曾询、余献之、杨香圃、廖德山、陈垣、雷休金、李自重、梅湛、刘礼、何子衍、梁晓初、谭彬宜、李青茂、汪宗藻、洪显初、梁益、曾光宇、陈子光、陈衍芬、邓弁华、陈则参、李博文、祢翮云、王泽文。其中，至少有11位是光华医社的发起人。

20世纪初由光华医社创办的光华医学堂，打破了外国教会在中国统领西医教育的格局，标志着中国人从此走进西医高等医学教育管理领域。"光华人"举起了自主医权的旗帜，在中国医学史上掀开了中国人办西医教育的新一页。

（二）光华医学院的建设与发展

辛亥革命后，光华医学专门学校步入了25年建设和发展时期。

1. 建设学校

实现光华医学专门学校的建设，首先得益于光华医社的改革。1912年，为保证医校的办学经费和扩充发展，光华医社对组织体制进行了改革，将"当年值理"制改为"倡建值理"制，并以12人的董事会代替四人的"总值理会"。"举郑豪、陈子光、陈垣、刘子威、左吉帆、池濯庭、梁培基、梁晓初、陈则参、祢翮云、何高俊、梁庭益等人为董事。而正、副社长，为郑豪、陈子光两君。"1915年在当年董事谢恩禄的建议下，经倡建值理会表决同意，又做了两点改革：一是效仿青年会的办法，每年征招社员，募集的社员费作为医校日常经费，扩大组织和影响；二是按年由社员选举产生董事12人。同年左吉帆、池耀廷分别任医社社长、副社长。这些制度一直坚持到1936年。

尽管医社的组织体制几经改革，但历届值理都没有改变"光我中华，服务社会大众"的精神。他们不避艰辛，共谋医社的发展，甚至每月开会后的一顿晚餐，"均各解私囊，从不肯动支公款。其克己为公之处，诚为慈善界所罕见"。

在医社的鼎力支持下，广东光华医学专门学校逐年显现成长之态。1913年，遵照政府的教育法，重新修订学校章程，办学宗旨重申为"合我华人之力，博柬世界文明医学，发展办医学校，造就完备医材以利国利民"。1920年该校修业年限由4年改为5年，增设课程，增加教学内容。同年还开办不收学费、学制3年的护士学校。护校的教学"分预科3个月，本科教学3年，另实习9个月"。

20世纪20年代的广州，正处在新的开发时期，市区拆城开路。学校原址的大屋背贴城基，因拆城扩路，使本来就拥挤的医校和医院更显窘迫。1921年8月27日学校获得广东全省公路处第480号训令转达广东省长公署第11989号指令，"准获本省城大东门外造币厂路之和尚岗地，面积二十八亩余，……为扩校院之用"。这为光华医学校日后的建设与发展提供了极大的空间。

当时位于广州旧城外的和尚岗曾是一个乱葬岗，山丘上密密麻麻布满4000多个坟包。为清出建校场地，医社在东郊淘金坑找到马鞍岗作为迁葬地，支付费用，妥善迁葬。为了新校址的交通便利，又于同年11月，按市价在和尚岗的东、西、南三面购得金氏房屋及地段，计有七亩余。至此，和尚岗的35亩地段成为光华投入建设的新校址。同年7月30日，光华医校在《国华报》上刊登招生启事，招收男女学生于8月25日入学。

1923年，光华医校完成了两方面的建设任务：一是在和尚岗建起一系列教学用房，包括课室、解剖实习室、生理实习室以及宿舍等17座建筑。光华医校迁入和尚岗分校，扩大招生；二是在泰康路旧址上建四层木砖结构楼宇，主要留作医院，增加病床，添置设备。这些建筑资金，全赖医社成员和社会友好人士乐助。当时，光华医社副社长熊长卿捐出一万银圆；南洋兄弟烟草公司总经理简照南捐助二万银圆；医社的董事祢翩云等，社员阮镜波等，以及本校毕业生唐太平等也分别贷款；另外加上部分按揭贷款，终于备齐资金，开工兴建。

同年，光华医社兴办的修业三年的护士学校，也培养出第一届护士毕业生。她们是邓铭瑶、黄少毅、李惠慈、欧阳志英。

1913—1926年间，广东光华医校调整了修业年限；完成了扩大校园面积和校舍院舍的扩建改建工程；实现了增设课程，完善内容的教学目标；增办护校并培养出首届护士。据《广东高等教育发展史》公布的数字统计，这一时期，广东的高等西医院校（不含广东省公立医药专门学校）共培养毕业生798人，其中，夏葛医科大学112人，光华医学专门学校223人，公医医科大学237人，广东大学医科学院、中国红十字会广东医学专门学校和广东中法医学专门学校各100人以内。可见，当时全省各类西医学校毕业生的总数中，光华医校的西医毕业生约占 28%。这标志着"民办自教"型的光华医校，此时与"外办外教""官办外教"型西医院校一起，担负着西医人才的培养责任，已成为南粤有影响的医学院校之一。

这个时期光华医校的毕业生，大部分以挂牌开西医诊所或在大药房坐诊为主。

2. 教学制度和师资条件

1927 年北伐战争胜利后，国民党在南京成立了国民政府，在这个社会条件与氛围下，1927—1937 年，广东光华医学专门学校进入规模发展阶段。光华医学院的教学水平及毕业生资格，均获全国承认。

1928 年，光华医学专门学校改名为私立光华医科大学；继而，1929 年更名为私立广东光华医学院（此名一直沿用至 1954 年）。

随着我国中等教育体制的建立与完善，1932 年光华医学院规定将高中毕业作为新生的入考资格。学校的招生简章写道："集合华人力量，博采世界医学以创办医学院，造就医材，利国福民为宗旨。"投考资格为"曾在公立或已立案之私立高中学校毕业领有证书者"。

学制方面，1928 年由原来的 5 年改为 6 年，其中预科 2 年，本科教学 4 年。1929 年，6 年学制的安排改为先修 2 年，本科教学 4 年，并且准予给毕业生授予学士学位。同年，光华医学院的 6 年学制里取消先修科，实行本科教学 5 年，实习 1 年的学制安排。

同时，光华医学院也有了一支比较稳定的教师队伍。具体情况见下表。

20 世纪 30 年代广东光华医学院教职员一览

职　　别	姓　　名	履　　　　历
院长	陈衍芬	香港医科大学堂医学士
教务长	苏言真	上海圣约翰大学医学博士
医务长	戴恩瑞	美国哈华活大学理科学士 美国啫化臣医科大学医学博士
总务长	许迥凡	前任广东省议会秘书长
注册主任	麦少祺	本校毕业
训育主任	倪世清	广东公立法政专门学校毕业
图书馆主任	沈祯雯	广州统计学校毕业
训育员	李心仪	广州女子师范学校毕业

续上表

职　别	姓　名	履　　历
内科学	戴恩瑞	美国哈华活大学理科学士 美国啫化臣医科大学医学博士
内科学	苏言真	上海圣约翰大学医学博士
外科学	曾恩涛	美国米西根大学文科学士、医科学士
外科总论 外科手术 耳鼻喉科	苏炳麟	日本九州帝国大学医科毕业
产妇科	陈英德	美国欧伯林大学学士、芝加哥大学医博士
儿科	欧阳慧	国立同济大学医预科毕业 德国卫慈堡大学医正科毕业考取医学博士
儿科	罗荣动	上海国立同济大学毕业、德国医学博士
神经学、精神病学 皮肤病学、眼科学	汤泽光	广州岭南大学文学士、北平协和医学院医学博士
细菌学、病理学 寄生虫学、肛科	戴翰芬	英国爱登堡医科大学 哥顿痔漏肛门专科、圣马痔漏肛门专科毕业
热带病学 卫生学	李焕燊	本校毕业
药物学、处方学	梁　心	本校毕业
调剂学	黄廷羡	美国米西干大学药物学学士、化学硕士
解剖学、胚胎、组织学	麦少祺	（同前）
生理学	杨国材	本校毕业、北平协和医学院生理学修业
生化学	周达仁	美国麻省理工大学学士
物理、化学、英文	朱耀芳	美国纽约省布鲁伦工业学校理科学士 哥伦比亚大学化学硕士
生物学	谢树邦	岭南大学农学士
法医学	陈安良	国立中山大学医学士、司法行政部法医研究所毕业
党义	倪世清	（同前）
助教	黎德章	本校毕业
助教	黄天权	本校毕业

课程设置方面也日趋完善。根据1935年的"光华医学院各级学科学分表"所示，依序开设的业务课程有：物理、化学、生物、英文、解剖、胚胎学、生理、组织学、药物学、处方学、调剂学、生理化学、细菌学、寄生虫学、外科总论、病理学、内科、外科、法医、皮肤花柳科、产科、妇科、耳鼻喉科、卫生学、儿科、外科手术、眼科、精神病学、热带病学等29门。29门业务课程分5年教授，计有141.5学分，其中一年级26.5学分，二年级28.5学分，三年级25学分，四年级38学分，五年级39学分。各级学科学分情况见下表。

1935年广东光华医学院各级学科学分表

级别	科目	学分	总学分
一年级	物理	理论3、实习1.5	26.5
	化学	理论4、实习2	
	生物	理论2、实习2	
	英文	4	
	解剖	理论3、实习1	
	胚学	理论1、实习1	
	党义	2	
二年级	解剖	理论3、实习1	28.5
	生理	理论4、实习1.5	
	组织	理论2、实习1	
	药物	理论6、实习1	
	处方	1	
	调剂	理论1、实习1	
	生理化学	理论3、实习1	
	党义	2	
三年级	细菌	理论4、实习2	25
	寄生虫学	理论1、实习1	
	外科总论	4	
	病理	理论4、实习2	
	内科	理论4、实习1	
	党义	2	

续上表

级别	科目	学分	总学分
四年级	内科	理论4、实习3	38
	外科	理论4、实习3	
	法医	2	
	皮肤花柳	理论4、实习1	
	产科	理论3、实习1.5	
	妇科	理论3、实习1.5	
	耳鼻喉	理论2、实习1	
	卫生	2	
	热带病学	1	
	党义	2	
五年级	内科	理论4、实习4	39
	外科	理论4、实习4	
	产科	理论3、实习1.5	
	妇科	理论3、实习1.5	
	儿科	理论2、实习2	
	外科手术	理论2、实习1	
	眼科	理论2、实习1	
	精神病学	2	
	党义	2	

这期间，光华护校也迁入和尚岗，保持3年学制。护校的教师多由光华医校毕业的医生担任。

20世纪30年代私立广东光华医学附属护士学校教职员一览

职别	姓名	履历
校长	陈英德	美国欧伯林大学学士、芝加哥大学医学博士
教务长	陈婉芬	广东光华医学院医学士
内科教员	黎德章	广东光华医学院医学士
外科教员	黄天权	广东光华医学院医学士
药物学调剂学教员	李德镒	广东光华医学院修业期满、时在附属医院实习

续上表

职别	姓名	履历
饮食学教员	关乐年	广东光华医学院修业期满、时在附属医院实习
细菌学消毒学教员	潘劲夫	广东光华医学院修业期满、时在附属医院实习 兼任河南宏英中学生物科教员
护病学教员兼总护士长	黄兰珍	广东循道西医院护士学校毕业
眼耳鼻喉科教员	梁槐和	广东光华医学院医学士
育学法儿科教员	陈杰卿	广东光华医学院医学士
产妇科教员	区昭祥	广东光华医学院医学士
药物学调剂学体学教员	于家鸿	广东光华医学院医学士
绷带学教员	黄国廉	广东光华医学院修业期满、时在附属医院实习
伦理学教员	许迥凡	香港皇仁书院汉文师范专科、前任广东省议会秘书长
生理学教员	苏自权	广东光华医学院医学士
卫生学英文教员	欧阳昌	广东光华医学院修业期满、时在附属医院实习
消毒学教员	余泽民	广东光华医学院医学士
救急学教员	陈侠生	广东光华医学院修业期满、时在附属医院实习
外科护士主任	魏玉贞	广东光华医学院附属医院附设护士学校毕业
分院护士主任	李心壶	广东光华医学院附属医院附设护士学校毕业

护校的课程设置完善，开设的 19 门业务课程包括：外语、解剖学、护士伦理学、护病学、卫生学、生理学、救急学、消毒法、饮食学、调剂学、内科学、外科学、细菌学、育婴法、儿科学、眼耳鼻喉科、产妇科、绷带学。三年业务课教学时数 940 学时，其中第一年 360 学时，第二年 300 学时，第三年 280 学时。招生人数也逐年增加。

光华医社依然坚持每年征集社员的制度，社会贤达陆续入社，使光华的良好声誉更入人心。入社者有捐金逾万元的华侨（如第九届名誉社员黄容乐），亦有捐一元几毫的平民百姓。医社一一造册公布，精打细算，将捐资悉数用于教务。

1930 年 10 月 1 日，广州市社会局第 10 号指令，批准光华医社注册，并于 11 月 21 日发给慈字第 26 号执照。

1931 年 6 月 30 日，泰康路的光华医院也获广州市卫生局批准，发给卫字第 11 号证书。作为教学实习基地的泰康路医院，设备规模与教学相长。院内不但专科门诊、留医部、手术室、检查室俱全，还在 1929 年添置了大型 X 光机，这在当时尚属稀见。为了筹款 17000 元购 X 光机，光华的教职员工发扬团结、爱校、自力的传统，由大家"分认借款，至少每人壹佰元、月息八厘，不一月而集足"。使用的所有收入，抽签偿还。到第二年即全数清偿。

时值 1932 年，光华医社所属的光华医学院、泰康路医院与护士学校均已具规模。为理顺关系，以符合高等医学教育的章制，从这一年秋季开始，医社将医院和护士学校附属于医学院，实行校院合并，统一为医学院。这次教、医、护资源整合，为光华医学院发挥医学教育、医疗服务的社会功能，提供了更大的空间。

20 世纪 30 年代光华医学院附属护士学校教学课时表

课程	外国语	解剖学	护士伦理	护病学	卫生学	生理学	救急学	消毒学	饮食学	药物学	调剂学	内科学	外科学	细菌学	育婴法	儿科学	眼耳鼻喉科	产妇学	绷带学	党义	全年时数
一年级	四十小时	四十小时	四十小时	四十小时	四十小时	四十小时	四十小时	四十小时											四十小时	四十小时	四百小时
二年级				四十小时					二十小时	二十小时	二十小时	四十小时	四十小时	四十小时	四十小时				四十小时		三百四十小时
三年级										二十小时	二十小时	四十小时	四十小时			八十小时	四十小时	四十小时	四十小时		三百二十小时

1931 年，光华医社开始着手将和尚岗顶的 3 亩多地收归名下。原来，光华医社最初获拨和尚岗的 28 亩地作校址时，山顶的面积未在其中。当时的政府早已将这个山丘中央的 3 亩 3 分地划给了辛亥革命时期的第五护国军，留给他们在这里建造忠烈祠。为求医学院的完整设计和全面发展。医社社长梁培基亲自与第五军负责此项目的代表魏邦平会商，最终用光华医社在驷马岗的地皮换回和尚岗的岗顶。这样，包括原拨的 28 余亩、自购的 7 余亩在内，和尚岗的 40 余亩地完整地划入光华医学院的建设版图。

1933 年 11 月，光华医社董事会按照标准医学院的格局，请该社董事杨景真工程师重新实地测量和尚岗,做了一个为期十年的发展规划。这时已接任医学院院长职务的陈衍芬医生在后来尽最大努力逐一实现了医学院的发展蓝图。

从1933—1936年,和尚岗增建了生物馆、药物馆,扩建了解剖馆,实验设备与教学设施与日俱增。物理学馆和化学馆也在筹建计划之中。1934年,南洋商人黄陆裕捐建的宿舍楼也坐落在和尚岗的西北侧,为怀念其母,取名曰"梁雪纪念堂"。它分上下两层,房间阳台宽阔,空气清新,阳光充足,实为修学佳地,被用作男生第一宿舍。

学院的发展带动了医疗服务能力的提高。1927年光华医学院在和尚岗北侧建起一座附属传染病院(现广州市第八人民医院院址),共设100张病床,在传染病流行季节收治隔离病人。根据1933年的医疗统计数据显示,该院当年收治传染病人384人次。1929年广州流行天花,该院又在和尚岗南侧搭起简易病房,专门收治天花病人。这些治病救人的社会贡献,使光华医学院于1934年获得政府拨款8千元,用于购置结核病实验室设备。这也是光华医学院成立26年以来,首次从政府获得的拨款。

为满足病人求诊需要,保证150名在校学生的见习教学场地,附属医院还在城区各处逐步增设赠医所。1933年4月在河南(珠江以南)的洪德四巷设第一赠医分所,第一年的门诊量达6321人次。同年8月又于城内的正南路开设第二赠医分所,并且计划陆续在当时城区的东关、西关和沙河等处增设赠医分所。附属医院的门诊已分设内、外、妇、儿、五官和皮肤专科,均设有相应的留医病房。另外还有胸科病房、X光室、配药室和外科手术室、妇产科手术室、小儿科手术室等配套设施。

光华医学院自成立以来一直没有停止发展。从1908—1935年,已培养出25届462名毕业生。这些毕业生大都成为中南地区医药卫生和医学教育的栋梁和骨干。他们有的在北京协和医院、博济医院、岭南大学医院工作(如第22届的谭元昌,第24届的欧阳静戈、李大卫等),有的在市政府卫生局、市公共卫生人员训练所工作(如第24届的连云阁、第25届潘劲夫等),有的在市立或县立医院工作(如第13届的苏毅英、第14届的陈季植等),有的在两广浸信会医院工作(如第3届的叶培、第10届的王少浦等),有的在铁路医院或警察医院工作(如第3届的苏心愉、马觉凡,第14届的冼兆芝等);也有的开设医院、诊所(如第3届的黎启康、第4届的邝磐石、第9届的陈砚波等);还有一部分毕业同学留校担任教学和医疗工作。

此时,附属护校培养毕业了10届共79名护士,有力地支持了临床医疗和教学工作。

（三）光华医学院在抗战中停办与战后重建

1. 抗战时期被迫停办

1938年，广州城沦陷。限于财力，光华医学院无法在广州沦陷前完整地搬离战区，成为日本军机轰炸的目标，学校和附属医院被迫停办，教师和学生四处离散。为了尽量让高年级学生不至于中途失学，光华医学院在香港设立临时授教处，安排教学；陈衍芬院长还利用自己在香港的人缘关系，取得香港数间医疗机构特许，使这些学生到香港继续按期完成实习。

1941年12月，日军偷袭美国珍珠港，战火燃烧到太平洋沿岸的英美殖民地，香港也被日军占领。陈衍芬院长又为同学们辗转到非沦陷区的医校借读而奔忙。这种爱护学生与坚持教育的善举，使光华不少学生在抗战期间完成学业，成为合格的医学人才，如期毕业。

为尽量保护教学财产，光华人尽了最大努力。广州沦陷前夕，医院总务长陈再生组织人力，将医学院重要仪器分装22只大木箱，寄存在位于广州市二沙头的珠江颐养院内，委托当时受聘在颐养院工作的德国医生代为照管。

珠江颐养院是广东近代史上第一家医疗康复机构，它由光华医社的倡办人梁培基、左吉帆等人，于1920年联合当时的社会名流所创办。它坐落在城郊的二沙岛上，三面环水，绿树成荫，空气清新，景色宜人，极宜康复养息。院内并不设固定医生，进院疗养者可以直接聘请医护人员在院内完成康复治疗工作。广州沦陷后，颐养院停办，只留少数人留守。当时，日军鉴于与德国的盟军关系，没有进驻和捣毁聘有德国医生的颐养院。光华医学院寄存在这里的重要仪器设备，因而得以幸存。1945年抗日战争结束时，这22箱物品就是光华医学院仅存的物资。

2. 抗战胜利后，在已成废墟的原校址上重建学校

1945年11月30日，修复泰康路旧址的1、2楼。12月1日正式恢复门诊，12月15日收治病人。次年3月修复泰康路旧址的3、4楼，暂作教学用房，招收新生。1946年3月20日，举行开学典礼。次日正式开学复课。1946年夏，开始重建和尚岗校园。1948年秋，护士学校也在和尚岗复办。

六、国立中山大学医学院

国立中山大学医学院的前身是广东公立医科大学，广东公立医科大学由广东公医医学专门学校改名而来，广东公医医学专门学校原为广东公医学堂。

（一）建校缘起与沿革

1909年春，由于当时美国教会开办的博济医院所办西医校的学生反对学堂不合理的措施，举行罢课。学堂的美籍负责人关约翰施以高压手段，开除学生冯膺汉、徐甘澍、方有遵等人。学生坚持不复课，他就将学堂停办。未毕业的在校学生面临失学，便组织起来，呼请广州绅商和各界人士相助，清末广东知名人士潘佩如、钟宰荃、李煜堂、黄砥江、李树芬、赵秀石等40余人，捐募资金，创办医校。

1909年2月15日，钟宰荃、区达坡、汪端甫、高少琴、廖竹笙、许序东、李璧瑜、陈宜禧、廖继培、刘儒廪、赵秀石、郑楚秀、卢森、李煜堂、易兰池、李若龙、余少常、伍耀廷、区祝韶、苏星渠、黄砥江、梁恪宸、高乐全、李子农、李超凡、李星卫、李子俊、岑伯著、潘佩如、李煦云、钟惺可、黄弼周、李梓峰、黄衍堂、彭少铿、叶颖楚、杨力磋、李惠东、杨梅宾、易尹堂、陈濂伯、关宾国、陈业棠、李庆春、刘英杰、徐甘澍、莫大一、高约翰等校董，于广州西关租借十三甫北约民居创办广东公医学堂。

公医学堂的发起人为美国医学博士达保罗，"他当时担任博济医院院长。他的学问、道德及办事成绩，久为中外人士所推重，而与吾国人士感情尤厚。常谓吾粤为开通省份。那时西医校院，大都为教会西人建设。而华人公立、私立之西医校院尚付阙如。他亟筹同人集资创办，以为之倡，以补政府之不逮，并愿舍弃权利。将个人私立原有之医院停办，投身华人校院，代为策划进行；务底于成，至一切主权，仍归之华董事局，达君始终但居于聘席地位，事事竭尽心力，担任义务，顾全大体，界限分明，成绩昭著，公医院以是日臻发达。更复减薪资，助巨款，广募中西义捐。同人等感动于达君之苦心孤诣，发起推广，募助巨款。1909年冬，公医学堂租借长堤自理会铺地以作为医校，购买紧邻天海楼以建医院。有课教室3间，可容学生百余人。还有理化学实习室、组织学病理学微生物学实习室。由于地方狭小无寄宿舍，于是分租附近各街，第一斋舍设仁济大街、第二斋舍设仁济横街、第三斋舍设潮音街。距离虽属不遥远，但觉管理不够方便。

1912年6月，广东公医学堂呈请政府拨给百子岗之地。百子岗之地之取得以在百子岗实施诊所为导线，先是同人设施诊所于东川马路之三巩门，赠医施药，以便东关之就近到诊者，同人觅地于此，乃发现百子等岗之地址，遂于呈请政府拨给，政府核准拨给蟾蜍、百子等岗。同人遂于1913年2月先用铁枝、铁丝将全岗圈围，以定界线，接着登报广告及派传单着各坟主领费迁坟，限至9月止如逾限不迁，则由本校院代迁等语，计补费自迁者几及3000穴，由本校院代迁者5000余穴，用款20000余元得公地64亩。此外，还购买毗连之土地。

此后，新校址用地因社会形势变化经历了得、失、复得的经过。1916年11月25日，举行新校院建设奠基仪式。1918年，百子岗新校院之落成，面积约100亩。新校院分上下两岗，上岗高于下岗，下岗高于东川马路40余尺，距离长堤本院约6里，大东门约半里。上岗建校舍，下岗建医院。两岗之中，设花园及绒球场。学校之后，设足球排球等场。两岗均已开辟大路，旁植乔木。校舍能容学生300人，医院能容病者400人。竣工建筑4座：（1）校舍1座，楼高2层（原中山医科大学图书馆），用地9600丁方尺。内有合式之实习室6间，每间附设教员预备室、教室2间、礼堂1座，能容500余人，事务室4间、图书室1间、售书室1间、教员会议室1间、储藏室1间、工人住室1间，浴房厕所均备。（2）解剖室1座，楼高2层，用地1250丁方尺，离学校约400尺，能容学生实习80人，下层暂以为洗衣之用。（3）留医院1座（原中山医科大学办公大楼），楼高3层。前进另土库一层，用地15500丁方尺，房室98间，小房12间，系为看护住室及膳室、厨房之用。计开头等留医舍34间，并普通留医舍，能容病床86张，作临床讲义，为学生实习之用。特别手术室1间、普通手术室1间，能容学生80人。附设盥洗消毒器械、施麻蒙药裹扎各室，检验室1间、事务室1间、招待室1间。药物室在第1层之中央，储藏室又光镜室，在第2层之中央，东西医舍之边，每层另室存储医舍日用必需之物。院内冷热水均备，凡病人入院，均由土库。先行沐浴更衣，乃入医舍。（4）赠医院1座，楼高2层，用地1820丁方尺，建在东川马路之旁，离留医院约300尺。内分设内科、外科、妇科、眼耳鼻咽喉科等诊室。及手术、药物、电疗、候诊、阅书各室，浴室厕所均备。4座建筑，所钉楼板楼梯及天花板，均用三合土填成。以上建筑及家具合计费用共需银18万余元。

广东公医学堂学制4年，一、二学年学习拉丁语及医学知识，三、四学年学习医学课程，从一年级到四年级，都安排有实习。每学年分为3个学期，1月1日—3月31日为一学期、4月1日—7月31日为一学期、8月1日—12月31日为一学期。1909年监督（相当于校长）为潘佩如，教务长为达保罗（美国人），教员9人；1911年教务长改为雷休，1913年，潘佩如改称校长。1912—1917年在广州河南鳌洲分设女医校院。1917年，学制改为5年。医校被称为广东公医学堂后，称广东公医医学专门学校渐多。医校于1924年8月，改称广东公立医科大学，学制改为6年。

国立广东大学成立后，1925年7月，广东公立医科大学并入国立广东大学。当时，广东公立医科大学"经费益增，捐款无着"，拖欠教职员工资半年有余，负债十余万元，学校几乎破产，继而发生密卖教育权之事，该校学生全体群起反对。1925年6月27日晚，校学生会执委会召开会议决定："（一）将公医归并广大。（二）组织公医归并广大运动委员会（即席举出何仿等14人为委员）。（三）自议决日起全体一致不承认李树芬为校长、陆镜辉为学监，于风潮未解决以前，学校一切报告及文件概无效力。"6月28日上午11时，学生会执委会在全体学生大会上提出上项决议案，结果全场通过。学生整队向国民党中央和国立广东大学校长请愿，受到中央党部陈公博、帅府代表李文范和国立广东大学校长邹鲁的接见，均"表示实行由广大接收该校"。至"该日下午4时胡代帅即批令国立广大校长即日派员接收，并声明不准将学校卖与外人"。1925年7月，校长邹鲁派徐甘澍医生前往接收公医，广东公立医科大学并入国立广东大学。1926年，广东大学改名为中山大学，广东大学医科改名为中山大学医学院。

国立中山大学医（科）学院负责人：褚民谊（兼）（1925年—1926年9月），温泰华（1926年9月），许陈琦（1926年10月—1927年夏），陈元喜（1927年夏—1928年2月），古底克（1928年2月—1933年7月），马丁（1933年7月—1934年7月），刘璟（1934年7月—1935年1月），左维明（1935年1月—1935年4月），刘祖霞（1935年4月—1937年6月），梁伯强（1937年7月—1938年1月），张梦石（1938年1月—1940年3月），李雨生（1940年3月—1945年4月），罗潜（1945年4月—1945年12月），黄榕增（1945年12月—1948年3月），梁伯强（1948年3月—1949年7月），刘璟（1949年7月—1949年10月），刘璟（1949年10月—1951年1月），柯麟（1951年2月—1952年）。

国立中山大学医（科）学院内部机构：1926年4月30日，医科办事处（医科教授会）下设解剖学、生理学、病理学、外科学、内科学、附设第一医院、附设第二医院、附设护士学校。1927年，医科教授会下设第一医院及护士学校、第二医院、细菌学研究所、生理学研究所、病理学研究所、解剖学研究所、药物学研究所。1932年，医学院院务会议下设第一医院、第二医院、护士学校、助产学校、细菌学研究所、生理学研究所、病理学研究所、解剖学研究所、药物学研究所。

（二）办学及其特色流变

此校医科教育，初期传承了广东医科大学的美式特色；1927年以后直到

1952年全国院系调整，医学教育仿照德国模式。

1. 师资与办学及其特色的更革与传承

1909年，广东公医创校时，只有苏道明、达保罗、陈则参、高若汉、徐甘澍、莫天一、刘英杰、黄绶诏、钟子晋等9名教员；1913年教员25人；1916年教员21人，其中有达保罗、何辅民、嘉惠霖、麻义士、黎雅阁、何钟慕洁等美籍教员6人。国立广东大学医科较广东医科大学变化不大。1926年，国民党元老张静江提出现在世界上医学最进步最发达的就是德国，主张全学德国。1926年4月，同济大学学生转入本校医科，要求增聘德国教授，下学期将医科医院仿照德国学制。国民政府同意国立中山大学医科增聘德国教授医生。这样，医学的"教师都是请德国的，学制仿德国的，各种制度设备、课程的编订和外国语，都是以德国的制度作标准"。据载，医科"从委员会就职时起，始着手于建设"，"当时几乎只是几座空房子，经过几年的建设，已有相当的成绩"，"这种成绩固然不敢说比任何大学的医科办得好，但是实实在在本国人和外国人都认为本校医科是中国人所办医科中最有成绩最有希望的"。

学校在1927年聘请7位德国学者，即生理学教授巴斯勒博士、病理学教授道尔曼斯博士、内科教授兼医生柏尔诺阿博士、妇科教授兼医生伏洛牟特博士、解剖学教授安得莱荪博士、细菌学教授古底克博士和外科教授乌里士博士。用德语讲课，采用德国教材，医院设备多从德国购买，附属医院查病房用德语，写病历、开处方用德文，整个中山大学医科几乎是德国化的。医学科教授12人，讲师4人；学校从助教中挑选成绩优异的派往外国，尤其是去德国留学，学成回校工作。本国教授多数是留德的博士。医科早期的建设，为其后来的发展打下了很好的基础。

德国教授陆续离校后，在从其他大学或派到国外留学聘来的中国教授梁伯强、李挺等的努力下，联系华南地区的常见病及华南地区各民族的生理病理特点，做了大量教学研究与科学研究工作，取得了显著的成绩。尤其是梁伯强教授，长期在医学院从事教学和科学研究，成为全国著名的病理学家和医学教育家。在他们的共同努力下，培养了一大批医学专家，如杨简、王典羲、叶少芙、罗潜、张梦石、姚碧澄、朱师晦、罗耀明、曾宪文、李士梅等教授，他们后来都成为华南医学界的教学和科学研究骨干。其中姚碧澄教授是在本校农学院毕业后，留学时改学医科的。杨简后来成为我国著名的病理及实验肿瘤学专家。1935年，医学院院长为刘祖霞，学院教员有教授：桂毓泰、柏尔诺阿、安得来荪、梁伯强、马丁、梁仲谋、李挺、傅韦尔、叶少芙、姚碧澄、刘祖霞、庄兆祥、曾志民、崔元恺；副叙授：朱裕璧；讲师：

施来福、陈伊利沙伯。在德国教授辞职回国后，其工作渐次由本国教授接任。1937 年度，医学院院长为梁伯强，代理院长为张梦石，共有教授 16 人、副教授及讲师各 1 人。

据 1950 年 2 月学校行政档案记载，医学院教员 58 人，其中，教授 24 人（兼任 5 人）、副教授 5 人、讲师 5 人、助教 24 人。刘璟院长兼寄生虫学教授及附设医院主任，梁伯强为病理学教授兼病理学研究所主任（曾任医学院院长、教育部医学教育委员会委员），梁仲谋为生理学教授兼生理学研究所主任，何凯宣为组织学教授兼解剖学研究所主任（曾任军医学校教官、广西医学院教授兼科主任），李挺为卫生学教授兼卫生学研究所主任，罗潜为药物学教授兼药物学研究所主任（曾任医学院院长），叶少芙为内科教授兼附设医院内科主任（曾任附设医院院长及护士学校主任），邝公道为外科学教授兼附设医院外科代主任（曾任德国柏林大学外科助教、柏林东北钢铁一厂联合医院主治医师及代院长、广州陆军总医院外科代主任），叶锡荣为妇产科教授兼附设医院妇产科主任，梁烺皓小儿科教授兼附设医院小儿科主任（曾任光华医学院教授兼医院院长、小儿科主任、广西省立柳州医院院长），黄明一为皮肤花柳科教授兼附设医院皮肤花柳科主任（曾任德国柏林大学助教、皮肤花柳科专门医师），沈毅为眼科学教授兼附设医院眼科主任（曾任广西省立医学院教授、福建省立医学院教授、广东省立第一医学院眼科主任），朱志和为耳鼻喉科教授兼附设医院耳鼻喉科主任（国立中正医学院教授、中国红十字会医疗队长），陈安良为公共卫生学法医学教授（曾任光华医学院教授、岭南大学医院教授、广州方便医院院长兼公共卫生科主任），杨简为病理学教授，曾宪文为内科教授，吴道钧为内科教授（曾任军医学校广州分校教官、内科主任），郑惠国（曾任国立河海大学教授、国立西北大学教授），曾立胜为小儿科教授（曾任瑞士苏黎士大学小儿科专科医师），等等。

2. 办学条件

医科学院本部建筑物有 3 座：学院本部、解剖座、宿舍。另有小型建筑物 6 座：教员休息室 1 座，教授住室 4 座（后改为附属医院各科主任住室），洗衣房 1 座。学院本部有 8 间课室，1 间实验室，1 个 500 多座位的礼堂。学院通道两旁有院长室、教务室、文书室、庶务室、会客室、图书馆。解剖室设备供解剖科专用。学生宿舍 4 层楼，寝室共 50 余间，每室住 4 人，电灯、卫生设备俱全。另设医院两间。第一医院原为公医新院，在医科学院本部东侧。内设药物室、内科诊室、外科诊室、外科产科手术室、妇科诊室、眼耳鼻喉科诊室及各种留医病室。第二医院原为公医旧院，位于西堤。内设各种诊室及手术室。医科图书"未至充溢，殊不足以餍读者之欲望"。

医学院的教学资源分布于附属医院及各研究所。解剖学研究所成立于1928年10月，是作为一、二年级学生前期基础医学主要科目解剖学课程的教学基地。除所主任外，教授都配有1名助教，协助教授上课及解剖研究工作并指导学生；另配1名技术员，制组织标本模型及处置尸体及专绘彩图，以供教授、助教上课做指示用，并帮助制作显微组织片。该所有大课堂及显微镜实习室1间，作授课及显微镜实习用。有殓房1所，地下浸尸池6个。另有注射室1间，尸体储藏室1间，尸骨浸渍室1间。课堂南侧另开挂图室（内有大彩色图460余幅）和标本模型供览处，作上课及课后指示说明用。解剖室在解剖研究所东侧，为2层楼房，内有解剖台12张，8张置全尸，4张专置尸体局部。在解剖室楼下设标本陈列室1间，内有大量骨骼标本、各种脏器标本及模型，又从德国寄来模型及脏器标本16箱。在医学院大礼堂东座楼上，有研究及制造室1所，内有教授及助教室各1间，研究室内自备制显微镜组织片机件，制有组织标本4000余件，另有绘图台，显微镜25架。

生理学研究所于1927年聘任巴斯勒教授来校任教时成立，在其任内7年间，所有仪器设备，大都偏重肌肉生理方面。1934年春，巴斯勒教授回国，由梁仲谋教授接主任职，"梁氏求适合国情起见，改注重于物质代谢生理、消化生理、感觉生理之检验工作"。

病理学研究所供研究用的标本材料十分充足，每年由各方医院送来检验病理组织材料四五百例（不收费），向各方征集典型的人体肉眼病理标本达数千种，间有德国各大学寄赠的，浸于药液中，保存天然颜色。此种标本以脏器系统分12类，以病症顺序分先后，陈列整齐，分装33大橱，分置于4间陈列室，均加中德文标记。该所经过努力，得英国庚子赔款委员会补助，添购各种重要仪器百余种。又经争取，新建研究所1座、动物饲养棚1座。新所为2层楼房，楼下东边为课室、实习室，课室可容学生100人左右，实习室可同时供50名学生实习。中间为培养基室、消毒室、办公室、更衣室、疫苗室、包装室、破伤风毒素室、冷藏室、毒室、制造室、孵卵室及血渍凝缩室等。西边为陈列室、血清过滤室、采血消毒室、全身采血室等。2楼东边为寄生虫学部，有大小研究室四五间，中部为细菌学部、血清学部，共有大小实验室10余间，职员住室5间，集会室1间。西边为图书室、绘图室各1间，卫生学部的研究室三四间，储藏室1间。

1929年2月，药物学研究所聘德国推平根大学教授范尔鲍来校任药物学教授，同年8月建新药物教室，并成立药物学研究所，以范尔鲍教授为主任。1936年2月，范尔鲍教授辞职返国，由德国教授保路美继任。所内有助教林兆瑛、技助邹贵仁。该所特建房舍1座，内设化学实验室2间，课室、主任室、助教室、陈列室、平秤室、仪器室、化学药品及玻璃贮藏室、图书室各1间。另有兽棚，畜养实验用的兽类。其他仪器有蒸馏机、自由旋转离心力机、化学分析天秤、检验混合药粉用之矿石电分析灯、检验血压机、人工呼吸机、写弧线机及心脏分离机等各种设备。

1927年夏聘德国教授古底克任医科教授，成立细菌学研究所。古底克于1933年7月离职返国后，由派往德国留学取得博士学位的助教李挺回国接任该所主任职。1934年春天，李挺回国被聘为教授。该所有助教黎希干医师和张锡奎医师，技助李淡生、周如瑾，技术员石镜瑾、魏颐元、叶景森，及工役3名。该所有实验室、主任室、洗涤室各1间，课室与各科共有，动物饲养室置于医学院地下室，学生实习则借用病理研究所的实习室。

3. 附属医院的医疗及临床教学

医学院的医疗与临床教学及实习水平，是一所医学院校办学水平的重要标志。附属第一医院，初名为广东新公医院，建造于1916年，占地64亩，位于广州市东郊百子岗，院宇宏壮，高3层，共有房舍342间，医院在前公医时代所有医务仅分内外两科主任医生，亦仅2～3人，后来逐渐扩充，添设家私、器具、医疗机械等物。至1935年已扩充为7科，即内科、外科、儿科、产科妇科、皮肤花柳科、眼科、耳鼻喉科。每科聘主任医生1人，由本校医学院教授兼任，处理该科医务，其下则设助教医生若干人，助理该科医务各科，除诊症室外各设有研究室1所、赠医室1所、病房若干间。有研究室，备各科作学术上之研究与病人之一切检验，为本院医生及医学院学生实习之所。有诊症室，凡特别诊及门诊均在诊症室内由主任医生诊治之。有赠医室，每日下午赠医，来就诊者完全不收诊金，给予贫苦病人便利。本校医学院学生得受各科主任医生或助教医生之监督与指导，在该室实习诊病及进行一切学术上之研究，但不开处方。

医院病房皆以科别划分，例如内科部则限住内科病人，外科部则限住外科病人，如有患传染病者则另有传染病室。全院病房有头等病房10间、二等甲种病房44间、二等乙种病房4间、三等病床136位，此外设有免费病床10位及免费留产房等，凡贫苦病人及孕妇来院留医者一切费用皆不收取，全院可容纳病人190人。医院为大学附属医院，一切设施除诊治外间病人外，还要顾及本校医科学生之实际练习，是以医科学生每星期有一定的时间来院实习，作临床上之教授并由各科主任医生加以指导，各科主任皆属大学教授，故治疗成绩较其他医院为优。第一医院附设护士学校及助产士学校。

在国民政府的大力扶持下,医院成为既代表广东乃至华南最前列的医疗水平,又是具有当地最高医疗临床教学力量的教学医院,促成中山大学医学院的医学教育水平居于全国高校前列。这种发展也体现在医院向德国模式靠拢上。1925年广东公立医科大学医学院及附属一院并入国立广东大学后,进入一段快速发展时期。

1926年广东大学更名为中山大学后,广东大学医学院相应更名为中山大学医学院,更迎来全面快速发展时期。在1926—1938年的12年间,附属一院从普通的医院中脱颖而出,成为当时中国医疗水平最高的西式医院之一。1927年起,医学院开始聘请德国教授任教并兼任附属一院的各科主任,甚至护士也聘请过德国人担任,使医学院及附属医院留下了深深的德国医学烙印。戴传贤和朱家骅任中山大学正、副校长时,医院大力提倡学习当时处于世界医学先进水平的德国医学及其医学教育制度,设备也多从德国购买,附属医院用德语查房,用德文写病历、开处方。

从1928年春开始,德国人柏尔诺阿教授及以后的接任人,竭力做好医学院及医院的发展规划,锐意革新。这得到当时国立中山大学戴传贤校长的赞助。1928年起,附属一院在柏尔诺阿任院长后,增加设备,设备日臻完善,各位同事热心合作,各项院务发展蒸蒸日上,医治的病人数量与医院收入,都比以前骤增数倍。医院此时实行分科诊治病人制度,初时分5科:内科儿科、外科、产科妇科、皮肤花柳科、眼科耳鼻喉科。此时医院每科聘主任医生1人,处理该科医务。下设一等助教1人,助教医师1～2人,协助主任医生诊治病人及一切学术上的研究。其下设医生若干人,具体以病人的多寡而定。各科除诊症室外,皆设有研究室1所,赠医室1所,病房若干间。后分内科、儿科、外科、妇产科、皮肤花柳科、眼耳鼻喉科6科。各科聘主任医生1人,助教医生2至3人。凡病人来院就诊,都由各科主任诊治。

研究室供各科作学术上的研究,以及病人的一切检验,同时承担本院医生及医科学生实习之用。诊症室作为特别门诊之用,病人由主任医生在诊症室诊治。赠医室的用途在于,医院每日赠医1.5小时,来就诊者,完全不收诊金,给予贫苦病人以便利。本校的医科学生必须在各科主任医生或者助教医生的监督与指导下,在该科室实习诊病及进行学术研究。

此时医院的病房,都以各科别划分。例如内科部限住内科病人,外科部则住外科病人,以此类推。全院病房,计有头等病房8间,二等病房53间,三等病房16间(分男病室9间、女病室7间;4人一间的11间、10余人一间的5间)。头等病房每日收费6～8元,二等病房每日收费1.5～3元,三等病房每日收费0.3~0.5元。此外设有免费病床10位,及免费留产房等。

全院可容纳病人150余人。每日来院门诊的有50~60人。赠医者约100余人。当时拟建分科病院,就是每科一栋独立的病院,预计完成时可容留病者700~800人。但是因为经费的原因,最后并未完全实现。

医院的一切事务,都由院主任主持,在主任之下,设总务员1人,管理全院事务。并设会计、庶务、书记各1人,药房设药剂师1人,管理药房事物,并设助手1人,练习生若干人。护士则由护士长督率,在护士长之下,有高级护士,再其下有学习护士若干。

医院建立或健全有鲜明德式医疗风格的各项规章制度。如1928年10月制定的《第一医院办事细则》(续)规定,护士长负责分派各护士的值日值夜工作,并对夜间服务情形随时进行监察。病房间护士的调动,护士长需预先向相关科主任报告。凡护士对医院院章及护士服务条例,有不遵守或不听告诫的,由护士长报告医院正副主任进行处罚。凡护士请假、任用或辞退,都需由护士长通知总务员。护士长还要"注意全院病人之待遇及看护,俾得良好舒适,至于病房与诊察室及治疗室之清洁与秩序,亦宜随时留心"。此外,本院病人的衣服食料与饮料等,都由护士长照章发给。各科与各病房的医学器具及材料等,护士长有监督用途及保管之责,添置的仪器与药物材料,如注射器、棉花、纱布等,都由护士长先登记保管,再一一发出。全院护士由护士长督率,其服务时间与工作情形,详载于护士学校章程与服务条例。

医院的设备,除接收公医时代的房屋和少量家具外,医具及最新式的治疗器具很多已残缺。至1927年起,才开始逐渐添置,初趋完备。主要包括:

①X光室,于1928年夏建成,计有最新式X光镜1具,冲晒相片,及皮肤治疗各仪器均全。

②电疗室,有电疗机2具,附件俱全。

③消毒室,有德国最新式蒸汽消毒炉1座,专为病人衣被消毒之用。

④人工日光室,有Bach及Sulox日光灯各1具,及电浴箱1具,附件若干。

⑤割症室,在公医时,原有割症室,但器具设备多缺失。改组为中山大学医学院后,开始重新添置,因为病人人数增加,不敷使用,就另开无菌割症室1间,及小割症室1间,共有仪器用具700~800件。

⑥割症教室,凡本校医科学生,遇有外科或妇科进行割症时,在此听讲及实习。

⑦生产室,之前来此留产者甚少,1928年开始逐渐增加,故在这一年新

建生产室一间，并重新购置生产及婴儿用具数百件。凡本院免费留产者，医科五年级学生需在教授指导之下，借以实习。

⑧临床教室，凡医科学生，对于内科、皮肤花柳科之课程，须病人证明者，皆在此室听讲。因此室在医院内，病人易于往来，而且仪器完备，无需搬运。

⑨研究室，为各该科医生研究学术，及医科学生实习之所。各研究室分别为内科研究室、外科研究室、产妇科研究室、皮肤花柳科研究室、眼科耳鼻喉科研究室。

在政府的大力扶持下，中山大学医学院的附属一院经过一段时间的发展，到中日战争爆发战火延至广东前，成为一间医疗与临床教学及实习水平在华南地区乃至中国国内一流的教学医院。

4. 课程设置及教学实践

广东公医没有预科；国立中山大学预科为学年制，凡学生修业满两学年，成绩及格者，准予毕业。预科分甲乙两部，在甲部毕业者，直接升入文科或法科。在乙部毕业者，直接升入理科农科或医科。但升入医科者，在预科须以德文为第一外国语。预科乙部医科，及自然科之生物系等预科学生，其必修科目在第一学年，多为植物1科；第二学年，多为动物1科。

广东公医时期学制4年，每学年3学期，一年级每周期授课总时数27～29小时，二年级每周期授课总时数34小时，三年级每周期授课总时数30～31小时，四年级每周期授课总时数36～38小时，每个学年都有实习。国立中山大学医科学院于1926年称医科，1931年秋学校实行学院制时改称医学院。医学院不分系，采用学年制，学制6年，其中修业5年，实习1年。学习科目分前期和后期，前期为基础科目解剖学、生理学、动物学、植物学、物理、化学及德文（工具书），规定在一、二年级修完，考试及格后才能升上三年级学习。后期科目即临床医学各科目，后期科目在第三～五年级学完。第五学年末举行毕业考试。医学院课程分学理与临床两部分。学理部于1927—1929年陆续成立了解剖学、生理学、病理学、细菌学、药物学5个研究所，进行教学和科研活动。临床部分内科、外科、儿科、妇产科、眼耳鼻喉科等，设于附属第一、二医院内。学理部的解剖学为医学院各科之基础学识，故为医学院前期一、二年级学生之主要课目，教授上以挂图、幻灯、标本、模型，作讲演之助，另注重尸体解剖及显微镜下之组织实习。平均每星期实习10小时，授课6～8小时，包括人体正常解剖学组织及发生学。此外又于每学年之下学期（即每年之上半年）授局部解剖学，专为二、三、四、五年级所设，为临床上之应用解剖学，亦可同时使学生温习医学院前期之系统解剖学。1937年度，学生135人。

病理脏器多数从Muencken大学病理研究所等德国机构寄来。外国人的尸体，没有反映中国特别是广东人的常见病、多发病。为了研究本国，尤其本地人的病理，布置学生到社会上收集尸体。同时，在公安局及医院等单位的支持下，解决了尸体的来源问题。于是，病理研究所每年能解剖大量的尸体，如1935年74具，1936年216具，到1937年制成了几千个病理标本，建成完整的病理学教学科研基地。该所经多年教学实践，结合华南实际情况，于1937年形成了自己的一套教学体系，规定：医学院三年级学生授病理学总论50小时，各论110小时，标本实习160小时，共计320小时。教材特别重视华南常见病。在三年级这一学年中，展览肉眼病理标本1500余例，显微镜病理标本1200例，并附以简图及说明，以帮助学生课余实习。另每周尚有病理尸体解剖课数次，利用中午及黄昏休息时间进行，全年约100次，三年级学生均参加观察。四年级每周特设1小时讲授内分泌腺、神经系、运动器、生殖器等主要之病症，尤注意标本的指示。并设病理尸体解剖实习（从1935年度起已实行），每具尸体由两名学生合作解剖，1人解剖胸部，1人解剖腹部。每位学生须参加病理尸体解剖实习两次，并做记录及显微镜检查，于周日或其他假日进行，由杨简助教指导。五年级学生除暇时参加观察尸体解剖外，每周规定2小时（全年30次）为临床病理实习，用以联系临床经验与病理解剖学识。每次先指定讨论题目，由学生叙述各种重要病症的临床征候，并引用肉眼标本及显微镜标本加以证明，教授仅作指导。

药物学一课的动物实验仅由教授作指导，为使学生对于药性功能有深切的了解，从1937年度起，增设动物实习课程。

赠医室每日下午赠医，免费为贫苦人治病，学生可到此实习诊病，但必须受主任医生或助教医生监督指导，不能开处方；各科均设病房若干间，各安排所属科的病人住，如患传染病者，另有传染病室。医学院学生每周有一定时间到医院实习，并由主任医生作临床指导。

医学院应对抗日战争的课程有：战争外科学、防毒学、毒气病理学、车队卫生学、战时救护学。医学院在澄江小西城乡关圣宫、三教寺，县城南门外火龙庙，县城南门楼，小里村下寺，城内玉光楼，城西土主庙上课。医学院1939年度的六年级学生，分别由学校派赴昆明陆军医院和红十字会医院进行毕业实习。

1940年，迁到粤北后，医学院设在乐昌县城。为了方便实习和服务社会，院址选在乐昌县城郊，与县城隔河相望。房屋是由万寿宫庙改造而成。医学院不分系，设有5个研究所，即生理学、药物学、病理学、解剖学、细菌学。另在乐昌新建 1 所附属医院。

医学院仍采用年级制,修业期限 5 年,实习 1 年,按规定完成学业,始准毕业。学科仍分前期与后期,前期 3 年修完,后期 2 年修完。

前期学科课程主要包括国文、德文、拉丁文、无机分析、有机化学、物理、数学、生物学、解剖学等。解剖学是医学各科的基本知识,为医学院前期一、二年级的主要科目。授课时辅以挂图、幻灯、标本模型,并注重尸体解剖及显微镜下之组织实习。每星期平均授课 6～8 小时,实习 10 小时。

后期学科课程主要是病理学、药物学、诊断学、细菌免疫学、寄生虫学、外科总论、小儿科、内科、外科、妇产科（临床）、处方学、卫生学、眼耳鼻喉科、临床病理等。

六年级是医院实习,实习科目有：内科,包括传染病科、精神病及神经病科；外科,包括整形外科、泌尿科、产妇科、眼耳鼻喉科、小儿科、皮肤花柳科等。

学校附设医室,为方便分散各地的师生员工诊病,根据需要安装了电话,便于预约就诊。又由于牙科向来由内科或外科兼理,有时解决不了的病症,病人必须自赴曲江医院治疗,故而在校医室设特约牙科诊室,聘周左泉医生每星期一下午前来为师生诊病。因时间不够,后改为星期二、星期日的上下午。又因附属医院院址不敷应用,特在该院门诊部附近择地建留医院 1 所,并向各方募款,与承商签约动工兴建,于 1943 年 11 月 12 日落成。

医学院尤为注意预防各种流行病。1942 年夏天,粤北霍乱流行,仅曲江每天死数十人。医学院康乐会看到这种情况,特请细菌学研究所主任黎希干教授于 6 月 14 日向附属医院医务人员和全学院学生讲演《霍乱预防接种及防疫问题》。接着,组织该院学生参加乐昌防疫队工作。校医院同时购进大批伤寒霍乱预防疫针,从 5 月 24 日至 6 月 23 日,为本校师生员工和乐昌县民众进行霍乱预防免费注射。1944 年 4 月初,医学院院长兼附属医院主任李雨生教授,"以儿童体格强弱,关系民族盛衰",特举办儿童免费健康检查,于 4 月 2 日—4 日,每天上午 9～12 时,由该院小儿科主任郑迈群教授及讲师、助教多人,为当地儿童检查身体。并于 4 月 16 日—18 日,免费为当地儿童种痘。

医学院每届毕业生均安排毕业实习。

（三）学术活动

国立中山大学医学院学术活动在国内外产生广泛影响,教师发表了数量可观的论文、论著。从现有的资料看,在第四、五、六次中华医学年会上,国立中山大学医学院代表多次上台宣读论文。

1. 研究成果

梁伯强：《动物实验中生活素甲对于脂肪质代谢之影响》（德文，1925年）、《稀有之胸腺瘤》（1927年）、《在中国血型之研究》（1928年）、《原发性肝癌肿与瓜仁虫症》（与腊黑氏合著，德文，1928年）、《由寄生虫而惹起之鼠类肝脏内瘤》（1931年）、《上海最近发生之血蛭病》（1931年）、《无白血球症一例》（1931年）、《中国人白血球血象之研究》（1931年）、《中国黄帝内经研究之概要》（1933年）、《广西瑶山履行报告》（1933年）、《西南民族（广州人、客家人、潮州人以及其他苗瑶等）之血型研究》（1933年暑期，梁伯强教授曾赴广西瑶山，试验瑶族及附近汉人的血型500例）、《病理解剖上麻风症的概要》（1937年）、《病理解剖上疟疾的概要》（1937年）、《病理解剖上痢疾的概要》（1937年）、《广州中国瓜仁虫疾的病理解剖研究》（与杨简合作，1937年）。

杨简：《203例尸体解剖的死亡原因及其与气候的关系》（1937年）、《广州的气候对死亡原因的影响》（1937年）、《人鱼畸形的检验》（1940年）、《在粤北日本住血吸虫之传染》（与梁伯强合作，1943年）、《以蟾蜍做迅速早期妊娠诊断法之原理及其操作方法》（与郭鹢合作）。

梁仲谋：《华南人士动脉性血压研究》、《中西文字生理学上的比较》、《生理学大纲》、《生体之化合物》、《中国之营养物》、《精神病学概要》、《新体德文读本》（与梁伯强合作）、《冷血动物呼吸代谢研究》（1933年）、《冷血动物基础代谢研究》（1934年）。

罗潜：《结核病之化学疗法》、《红血球阳向游子交换速度之研究》（1936年）、《定氧血色素形之研究》（第10次报告，1938年）、《定氧血色素形之研究》（第11次报告，1938年）、《药理学》（1950年）。

何凯宣：《医用组织学》《病理学大要》《军用毒气病之病理与治疗》《肺结核病在人体之过程》《中风性脑出血之原因》《骨瘤》《视网膜神经胶质瘤》《小脑瘤肿与脊髓转移》《桂林地方甲状腺肿之研究》。

王典羲：《尸体解剖的方法和检验程序》（1937年）、《华南人阑尾炎症之研究》（1937年）。

李瑛：《阑尾炎症在我国之研究》（1943年）。

梁次涛：《胎儿软骨营养异常症之检讨》（1943年）。

王仲乔：《人体解剖内脏学》、《脏器面积之研究面积测量第一次报告、面积测量第二次报告、面积测量第三次报告》（与姜同喻合作）、《解剖学实习法》、《最新人体解剖学》（1946年）。

黎希干：《牛痘接种后免痘力之实施观察》（与张菁合作）、《应用抗痘牛血清在天花治疗及预防上之观察》（与张菁合作）、《粤北侨肥血型之检验报告》（与张菁合作）、《粤北瑶山卫生考察报告》（与张菁合作）、《贵阳人及鼠血对于各种变形杆菌之血清反应研究（有关于斑疹伤寒问题）》（英译汉文）。

叶少芙：《我国人体新生赤血球之研究》（与李士梅合作）。

高远：《血管扩张性肉芽肿的检讨》。

钟文珍：《南华肝硬化症研究之初步报告》。

王增悦、冯汉辉合译日本药学博士绪万章著《内分泌素化学实验》。

钟盛标的《医用紫外光灯之制造》，获教育部1946—1947年度应用科学类三等奖。

各学院教授结合教学进行学术研究，出版了为数不少的专著、教材和论文。其中4部著作获奖。

2. 学术讲坛

1931年3月27日，南中国博医会就在附属第一医院举行，会上宣读的10篇论文，本校医科就有6篇，占60%。其中有医科陈翼平教授的《左肺气管内异物采出术及其诊断》《最近欧洲医学之进步及其研究之机会》；第一医院院长翁之龙教授的《戴利氏病（Dermatose de Darier）增殖性毛囊角化症》《红斑性狼疮之X光疗法》；医科巴斯勒教授的《人体重心之测定法》；医科主任古底克的《南非洲昏睡症及其疗法》。

教育部于1935年春，委托中大病理学研究所代办培养全国病理学人员师资进修班。

行政院卫生署尤其注意发挥梁伯强教授在医学方面的作用，1936年12月，聘梁伯强教授为全国医师甄别考试委员会委员（该委员会由国内著名医学家9人组成）；1937年1月，又聘梁伯强教授为热带病讲习班开办特别讲座；1937年2月13日在南京卫生署热带病学医师训练班上梁伯强做了《病理解剖上麻风症的概要》《病理解剖上疟疾的概要》《病理解剖上痢疾的概要》等3个演讲。

1937年4月1日至8日，在上海举行中华医学会第四届全国大会，中大医学院病理学研究所派助教杨简前往参加，杨简上台做学术讲演，其内容是：《广州中国瓜仁虫疾的病理解剖研究》（与梁伯强合作）、《广州的气候对死亡原因的影响》。

1940年4月，在昆明第五届中华医学会全国大会上，杨简演讲《人鱼畸形的检验》。

1943年5月，在重庆中华医学会第六届年会上本校医科宣读的3篇文章是：《在粤北日本住血吸虫之传染》（杨简、梁伯强）、《阑尾炎症在我国之研究》（李瑛）、《胎儿软骨营养异常症之检讨》（梁次涛）。国立编译馆同时开会审查医学名词，梁伯强教授是编译馆委员，应邀前往参加。

何凯宣在广西医学院做了《视网膜神经胶质瘤》《小脑瘤肿与脊髓转移》《桂林地方甲状腺肿之研究》3个演讲。

3. 学术活动

多年以来，附属医院在同行中有很大影响。尤其附属第一医院，受到国内外医学界的重视。第一医院常受到来院参观者的称赞，如1931年4月3日，云南东陆大学考察团一行10人，到该院参观时称赞不已，说"由昆明出发所至各地参观，以此次为最有意义"。同年4月4日，香港大学医内科教授张惠霖偕医生多人到第一医院参观，"对该院内科检验室之设备，极为赞许"。同年6月24日，德国医学博士希士菲教授参观该院，"所至各部，均极满意，叹为中国不可多得之医院"。

梁伯强教授在病理学方面所取得的成就，受到有关部门的关注和重视，多次被委以重任。教育部于1935年春委托中山大学病理学研究所代办培养全国病理学人员师资进修班。1934年成立的中国病理学微生物学会，于1935年11月在国立中山大学医学院病理学研究所举行第二届年会时，公推梁伯强教授为大会主席，主持年会工作，并被选为下一届两名执行委员之一。

医学院于1947年2月至1948年4月派黎希干教授赴美，到哈佛大学细菌免疫学系研究细菌学，并考察公共卫生事业。1947年3月，派杨简教授赴美宾省大学进修病理学，后来获得多诺基金会奖学金，继续研究病理学专题。11月派李挺教授赴加拿大多伦多大学卫生学研究所参观，并赴美国考察医学。1948年6月，医学院内科李士梅副教授赴南京出席"美国医药助华会之血液学研究会"，顺道参观考察了南京、上海等地的医学院。医学院院长兼病理学研究所主任梁伯强教授，应美国医药助华会邀请，于1949年1月至7月前往考察医学教育。同时还应美国约翰霍金氏大学病理学主任力克徐氏邀请，到该校考察病理学的最新发展，同时遍游各地，参观檀香山岛美国军医院及菲律宾大学医学院，所到之处，受到有关学者欢迎。

4. 公共卫生

1934年春天，李挺回国，被聘为教授；10月间，赴南京参加远东热带病卫生大会后，顺便往南京、上海一带考察卫生建设事业，并与各方接洽资助建筑该研究所事宜。

医学院卫生学部研究室有三四间，储藏室一间。此外，在附近乡村设卫生事务所，供学生实习公共卫生，并为农民治病，并于每周为农民举办一次卫生常识展览及通俗讲解卫生常识等。另外，医学院还尤为注意将流行病的防治与教学相结合。

（四）国立中山大学医学教育制度

广东公医及国立中山大学各时期都曾经对医学教育建章立制，建立以教学目标责任制为内容和形式的教学管理制度。这对提高教学质量，加强监控力度，发挥舆论导向和完善奖惩机制起到了很大的促进作用。现选取《国立中山大学法规集》等教育法规，对医科教育制度予以说明。

1. 考试制度

（1）初级考试

医科举行初级考试时，必须组织考试委员会，以各教授为各该主教科目之考试委员外，由医科主任，函请校长指聘别科教授为考试委员，以医科正副主任为主席。考试委员会负责监督考试，核定考试成绩分数，考试时出席旁听，派定记录。在本校医科修学满4学期者，或在本校认为有同等程度之大学医科，或医学专门学校听讲2学期后，转至本校医科继续修学2学期者，具有应考资格。同时交验解剖学听讲成绩证（4学期），生理学听讲成绩证（4学期），化学、物理学、动物学、植物学听讲证书（各2学期）、生理学实习证书1份、解剖学实习证书2份、组织学实习证书1份、化学实习证书1份、德文修业及格证书（德文考试，须在未入医科之前举行之，但经本医科之认可，得移至第2学期终结时举行之。由别处大学医科，或医科专门学校转入本校医科之学生，其德文考试，得于初级考试之前举行之，此项德文考试，如不及格，不得入医科初级考试）。

各项证书，经本校审查，认为完备时，由本校发给允考证。学生接到该项允考证后，须到医科考试委员会呈报，由委员会通知考期。解剖学、生理学为主要考试科目；物理学、化学、动物学、植物学为辅助考试科目。考试时，主要科目以1日考完之，辅助科目，4科得并为1日考完。医科初级试，应于每学年终结时举行，但必要时，可变更考试时间。医科初级考试，采用口试制，经考试委员会主席许可，可改为笔试。考试时间，口试不得超过半小时，笔试不得超过2小时。考试成绩之判定及计算，甲为90分以上、乙为75～89分、丙为60～74分、丁为40～59分、戊为40分以下。每次考试成绩，由各该考试委员，填入甲种表格后，送交考试委员会主席。考试委员会主席将上项表格内所填之成绩，汇制总表2份，一存医科，一函送校长审阅后，转存注册部。总成绩分数的计算，解剖学生、理学之分数各以 3 倍之。化学、物理学、动物学、植物学之分数，各以 1 倍之。以该项倍数相加，复以 10 除之，即为总成绩分数。医科初试各科目之成绩分数，均在丙等以上，则为初试及格。凡主要科目，有一种以上成绩列入丁等者，须于 3 个月后补考全部科目。列入戊等者，须重修全部科目。凡辅助科目成绩有一种以上列入丁等者，则各该项科目，须于 3 个月后补考。该项科目列入戊等者，须于一年后补考。凡全部科目成绩均列入丁等，或主要科目成绩均列入戊等，而辅助科目成绩复有二种以上列入丁等者，应取消学籍，不得补考。补考最早时间，须在 3 个月以后举行。但须补考之科目为 2 门，其中 1 门系主要科目时，则其补考须在 6 个月以后。补考以 1 次为限。凡初级考试，未能全部及格之学生，如其解剖学、生理学、化学之成绩分数，均在丙等以上者，则其继续在医科听讲的学期，得入学年算。凡已经允准受医科初级考试的学生，自呈报日期起，逾 6 个月未能将各科目全部考试及格时，则其最后听讲的一学期，不得入学年计算。

(2) 学年考试

在第一、第三及第四学年终结时举行。学年考试目的，在使学生对于学科加较深之注意，并得及时发现其知识欠缺之点而补修之，且为初级及毕业考试之基础。学年考试之成绩优劣，与初级考试及毕业考试之成绩，毫不相涉。各科目教授讲师，为各该科目之考试委员。凡在该学年内所授科目，均须考试。该学年的学生，除旁听生外，须一律参考，考期由医科主任临时公布。每科目至少出题 3 条，在教员监视之下笔试。经医科主任许可，在相当的科目中，可以假期论文代学年考试。在第一、第三及第四学年终结时举行之考试办法，其题目可自由择定。每学年之全体学生同时举行，其每科目考试时间，不得超过 2 小时。考试成绩之评定，照医科初级及医科毕业考试规则办理。各考试委员，将考试成绩评定后，由医科主任汇抄制成表格 2 份，一送大学注册部，一存医科。不及格之科目须补考，其考试日期，由医科主任决定。凡应补考学生，不来补考，或补考仍不能及格时，由医科呈准校长将其留级。如所考科目，过半数为不及格时，则直接由医科将其留级。

(3) 毕业考试

医科举行毕业考试时，要组织考试委员会，以各科目主任教授，及校长所指派之副教授，为各该科目之考试委员，以医科正副主任为主席。考试委员会负责监督考试进行，核定考试成绩分数，考试时出席旁听。经本科初级考试及格之学生，在高级班修满 6 学期者在本校认为有同等程度的大学医科，或医学专门学校，修业 3 年以上，继续在本校医科修业满 2 年者，分 10

种情况交验各项证书：①普通的交验医科初级考试及格证书、德文考试及格证书；②病理学的交验病理学概论听讲证（一学期）、病理学各论听讲证（二学期）、病理组织学实习证、病理尸体解剖实习证；③卫生学的交验细菌学及寄生物学听讲证（二学期）、卫生学听讲证（二学期）、细菌学实习证、种痘实习证；④药物的交验药物听讲证（二学期）；⑤内科的交验临床学初步听讲证（一学期）、内科（四学期内二学期为实习）、小儿科（一学期）、内科临症（一学期实习）、内科诊察法；⑥外科的交验部位解剖学、割症实习、外科学（两学期内一学期系实习）、外科临症（一学期实习）；⑦产妇科的交验妇科产科学（两学期）、生产模型实习、生产见习两次；⑧眼耳鼻科的交验眼科（两学期）、耳鼻咽喉科（两学期）；⑨皮肤花柳科的交验皮肤花柳科听讲证（两学期）；⑩精神病的交验精神病科听讲证（两学期）。

  学生毕业考试时，当由学生向大学直接请求。前面所规定之各种凭证，均须在此时交齐。此项请求，至迟须在修业完毕后 1 年内举行。请求时所交验各种修业证书，如经本校认为完备时，当由本校发给准考证，准其考试。应考学生，接到允考证后，向医科考试委员会主席处，报请考试。医科毕业考试，每年于 10 月 1 日起，至 11 月 30 日止，及 3 月 1 日至 4 月 30 日，分两期举行。考试日期，由考试委员会指定后，由主席于开考前 8 日公布。有补考机会，则得提早举行，报考者在考试日期缺席 2 次以上，而无充分理由者，须于下届考试时重行考试全部科目。补考考试科目：病理概论及病理解剖各论、细菌学、寄生物学及卫生学、药物学、内科学（包括热带病，及小儿科在内）、外科学概论及各论（包括部位解剖学、绷带学、折骨及脱臼学、割症实习在内）、妇科产科、皮肤及花柳病科、眼耳鼻咽喉科、精神病科，以上各项科目，由各考试委员分任考试。考试分重要相等之理论考试，及实验考试两部分，如无特别规定，每种各以 1 日考完。考试以口试行之，但必要时，得参用笔试。

  考试时间，如无特别规定，则于理论口试，每人不得超过 0.5 小时，笔试不得过 2 小时，实验考试，每人不得过 0.5 小时。受考人数，每次笔试，同时不得超过 12 人，口试不得超过 4 人。各科目考试的特别规定，病理学及病理解剖学之实验考试由考试委员，陈列人体标本，及显微镜标本各 4 份，由受考人下一诊断，并述明其理由。做尸体剖验实习时，受考人要用习用之剖验法，实施剖验，指出其病的变态所在，并说明其由来。受考人将所陈列之人体标本，及显微镜标本，能指出每种之 2 份，或 2 份以上之病理所在者，则此种实验考试，认为及格。细菌学、寄生物学及卫生学的实验考试做一习用的病原细菌显微镜检查法，制一显微镜标本，判断其为何种细菌，并说明其判断的根据。叙述重要病原细菌若干种,并说明其媒介物,将陈列之显微镜标本3种,当判断其为何种细菌,并说明其判断之所根据。如所设问题,至少有2种能正确答复者,此种实验考试,认为合格。药物实验考试由考试委员设处方问题6个,由受考人书出之。内科(包括热带病及小儿科在内)考试,当连考4日,如无特别情形,不得间断。受考人当在最初三两日内,由考试委员指派一内科病人,由其诊察,并将诊察所得填入病历,病历内须将病前历诊察结果、诊断病状、经过预后及治疗法,一一填明,并在终结做一鉴别诊断,而述其诊断之所根据。此项病历,最迟须在内科考试第3日的下午4时以前交到该考试委员处。在考试的第4日,当由考试委员指定时间,举行口试。此项口试,得由考试委员导临病床举行之,并做简单的化学及显微镜检查。外科实验考试实行诊察1位外科病人,并填写病历,其条目与内科同,实行2种包扎法。妇科产科实验考试实行诊察1位妇科病人,并填写病历,其条目与内科同,受考人当于生产模型作两种不同的胎儿位置,并演作诊断,及合法之施治。皮肤及花柳病之实验考试实行诊察一皮肤病或花柳病病人,填写病历,其条目与内科诊察考试相同。眼科及耳鼻咽喉科之实验考试实行诊察眼科及耳鼻咽喉病人各1人,定其诊断并疗治法。

考试成绩,用下列评语及分数等差。甲为90分以上,乙为70～89分。丙为60～74分,丁为40～59分,戊为40分以下。各科目之理论及实验两部分,考试成绩分数相加,即得该科目之总成绩分数。部分成绩分数,及各科目之总成绩分数,当由各考试委员,填入表格,即行送至考试委员会。考试委员会主席应将各考试委员送来的成绩,填制总表2份,一存医科,一送校长审阅后,交注册部存案。总成绩分数的计算法,内科分数以5倍之、外科分数以5倍之、妇科及产科分数以5倍之、病理学及病理解剖学分数以5倍之、细菌学寄生物学及卫生学分数以5倍之、药物学分数以5倍之、皮肤及花柳病科分数以5倍之、眼科分数以2倍之、耳鼻咽喉科分数以2倍之,以上各项倍数相加,以30除之,即为总成绩分数。受考人如有1门或1门以上科目不能及格时,则其总成绩分数表暂不送交校长。受考人之各科目成绩分数,均在及格以上,则由校长给受文凭为医生,部分的成绩证书,概不发给。不及格者及不能完全及格者之办法:理论实验两部分之考试成绩评语,均在丙等以下者,则该项科目考试成绩,为不及格。不及格科目须补考,其办法如下:理论实验两部分成绩均属丁等者,补考期间,最早须过2个月。理论实验成绩,任何一部分为戊等者,补考期间,最早须过4个月。理论实验成绩两部分,均为戊等者,补考期间,最早须过6个月。一种科目考试成绩,理论实验两部分,有一部分为丙等以下者,则该种科目,认为不能完全及格。不及格部分须补考，其办法如下：其成绩为丁等者，补考期间，最早须过6星期。其成绩为戊等者，补考期间，最早须过8星期。该项补考，仍不及格时，依照上列条件，做第二次补考。如第二次补考仍不及格时，则不得再考。

2. 医学学位授予

（1）医学学士学位

凡在本校医科毕业者，授予医学学士学位。

（2）医学硕士学位

本校医学学士，由本校授予医学硕士学位，须满足下列各项的规定条件：①曾在本校医院内科实习满6个月以上外，继续在医院实习其他各科中的2科，或医科研究所中之2科，或医院、研究所各1科，每科实习满3个月以上，而得有该医院分科及研究所主任发给之证明书。②实习期满，须经口试及格，此项口试，注重各种重要之实际问题，由各该实习科目主任教授举行之，考试时间以1.5小时为限。

凡在本校认为有同等程度之大学医科，或医学专门学校的毕业生，或曾得有学士学位者，本校亦得授予医学硕士学位。但亦须适用上面①②两项的规定。

凡本校医科助教，曾在本校或本校认为有同等程度之大学医科或医学专门学校毕业，或曾得有医学学士学位者，本校亦得授予医学硕士学位，但须具有下列各项规定：①曾在本校医院各分科或各研究所，实习工作满2年以上者。②研究论文，须确有学术上的价值者。（该项论文之题目，须由本校医院各分科或研究所主任规定）③经医科3分科主任教授之考试，其中1科，须为上项规定出题之主任教授。其他2科得自由选定。

（3）医学博士学位

凡在本校取得医学硕士学位者，得由本校给予医学博士学位，但须具有下列各项规定的条件：①在本校取得医学硕士学位后，须在本校医科任一研究所，或病院分科，做学术研究满2年以上，得有该病院分科，或研究所主任，所发给的证明书。②须精熟1种以上之外国语（德语、英语、法语），得有本校医科，或文科外国语教授的证明书。③应试者，须提交论文，此项论文，须确有学术上的价值，确能证明在医学上有独自作学术研究的能力。④该项论文，经医科接受，认为合格后，须再经医科三主任教授口试及格，该项口试，即注重与论文有关系之各种根据，时间以1.5小时为限。

凡在本校认为有同等程度之各大学医科，或医学专门学校，所考得之硕士，或具有同等程度者，本校亦得给予医学博士学位，但亦适用上面①~④

项规定。

凡志愿参与本校医科硕士学位考试时，得以书面请求本校举行。请求者，须交验详细履历及下列各项证书：

凡本校医学学士、硕士交验取得学士学位，或大学医科，医学专门学校毕业以前各种证书（中小毕业证书等）；医学士学位文凭，或大学医科，医学专门学校毕业文凭；曾在本校医院内科实习满6个月以上外，继续在医院实习其他各科中的2科，或医科研究所中的2科，或医院、研究所各1科，每科实习满3个月以上，而得有该医院分科及研究所主任发给之证书。

凡本校医科助教交验所得医学学士学位，或大学医科，医学专门学校毕业以前之各种证书（中小学毕业证书等）；医学学士学位文凭，或大学医科，医学专门学校毕业文凭；曾在本校医院各分科，或各研究所，实习工作满2年以上之实习证书，该项证书由医院各分科或研究所之主任教授发给之；研究论文（须确有学术上之价值者，该项论文之题目，须由本校医院各分科或研究所主任规定）之审查及格证书，该项证书由医科主任发给之。审查之法，由医科主任教授3人组织委员会，其中1人须为本校医院各分科，或各研究所主任，或医院分科主任；经医科3分科主任教授的考试（其中一科，须为上项规定出题之主任教授，其他2科得自由选定）的自选考试科目志愿书。

以上各项证书，经本校校长交医科审查合格具复后，即由校长通知医科，准其考试，考期由医科决定。考试时，各考试委员，须同时出席，其年长者为主席，监督考试及规程的履行。考试成绩，由考试委员各下评语，填入共同签字的表格，送交医科。医科承认该项考试程序为完备，及被考者程度及格时，须将前条所规定表格，函请校长核准，发给硕士文凭。考试者，领取该项文凭时，须交费10元。

凡志愿参与本校医科博士学位考试时，得以书面请求本校举行之。请求者，须交验下列各项证书：医学学士学位文凭，或同等程度之证书；医学硕士学位文凭，或同等程度之证书；在本校取得医学硕士学位后，须在本校医科任一研究所，或病院分科，做学术研究满2年以上，得有该病院分科或研究所主任，所发给之证书；熟习1种外国语（德语、英语、法语）的证书（本校）。

以上各项证书，经校长交医科审查合格具复后，由校长通知医科，准其考试，考期由医科定之。医科接到校长通知后，即令应试者交须提交论文，此项论文，须确有学术上之价值，确能证明在医学上有独自作学术研究之能力。论文题由医科教授定之（应考者亦得自由选题，但事前须与该论文题目所属之主任教授商得同意。若该主任教授不在校时，与该科目最相近之主任教授商酌之，并得其同意），论文须用国文及德英法文中的任一种书写。该项论文交到医科后，由医科指定主任教授2人审查之，其中1人，须为该论文题目所属科目之主任教授。若该教授不在校时，则以科目最近之主任教授代之，审查结果，制成报告书，送由医科核定合格与否。该项论文被认为合格时，即由医科组织考试委员会，定期考试。凡经博士考试及格者，由校长授予博士学位文凭。

七、三校的教学模式对中国近现代医学教学模式的影响

博济医院开办的西医校从创校开始，移植了近代英美医校办学模式的教学形式与教育方法，逐步形成与欧美近现代医校教育相似的一套教学形式与教育方法，即以教师、课堂、教材为中心的模式；采用基础、专业和实习三段式教学模式；教学与科研并重；医教研一体；为不断强化师资力量与提升学校综合水平，逐步建立住院医师制度、进修制度、出国留学制度、客座教授制度。此后，这一系列教学模式，为在广东开办的广东女医学堂、广东光华医学堂、广东公医学堂及后来的岭南大学医学院、夏葛医学院、中山大学医学院、广东光华医学院所采用，亦为国内在鸦片战争后建立起来的医科院校所采用，是近现代中国所有西医校的教学模式的肇始。不管各医校的办学层次与学制长短，无论是中国人所办还是外国人所办的医校，不论医校是公立、私立还是宗教团体开办，都采用这套医学的教育方式、教学方法、学校管理模式。这套医学教育方式方法的模式，为中国各医校所沿用。

第四节 在南粤首建近代中国西药企业

1841年英国医生屈臣（A. S. Watson）在香港开设了屈臣氏药房，1850年在广州设立分店。1882年旅美归侨罗开泰在广州创泰安大药房，为中国人开设的第一家西药房。1902年广州的梁培基药厂则是国人自办的第一家西药厂。

梁培基所在的年代，正值华南地区疟疾连年流行，当地人闻之色变，广东民间称疟疾为"发冷"，梁培基运用自身的学识与才能，创制出一种治疗疟疾的药物，命名为"梁培基发冷丸"投放市场，并运用广告等现代营销手段推销，大获成功。

以广州、香港为轴心的珠江三角洲一带建立的中国西药企业，带动了中国西药业的起步和发展。

小　　结

近代西方医学于传入广东后,这方土地上从鸦片战争至晚清有过医学科学发展的辉煌和繁荣时期,出现了中国大陆内地最早的现代西医院,诞生了中国最早的西医校,编译出版了近代中国最早的西医书籍、教材、期刊,出现了中国最早的药房,从多方面开拓了中国西医的先河。在鸦片战争后中国门户大开的时代背景下,近代西方医学由广州呈辐射状传播内地,呈现向北、向西、由城市到乡村的大规模传播形态。中国近代西医的重心,渐移至中国新兴与传统的中心地域如上海、北京等地。

随着中国的全面开放,西方国家及其教会更多地将资金、人力及其他资源抽调到广东以外的地区。广东进入近代后,失去了中国独口外贸港地位,经济比重下降,更屡屡成为国家政治斗争中心、中外冲突前沿,风潮迭起,政争激烈,动荡频生,战乱时有,加上其他各种复杂原因,医学及其教育发展很不稳定。从某种意义上来说,这也是中国近代医学发展的缩影。但是,广州的西医发展水平始终处于中国西医发展的前沿。当地继续有医院建立,尤其在国民政府及广东各界全力支持下,20世纪20年代在广东公医基础上重新整合改组而成的中山大学医学院及其附属医院,30年代于博济医院内重组建立的岭南大学医学院以及光华医学院,连同广东各医院、医校以及整个医学界,推动了广东医学的新发展。然而,当战火延至广东后,不少医院先后停办,但还有医院建于广东未沦陷的中小城市及乡村,几间医校也在本省未沦陷区或港澳或大后方艰难地辗转办学,有的医校苦斗到最后还是在抗战期间停办,广东的西医医疗及西医教育水平出现前所未有的大倒退。在抗战后至40年代末,广东的西医医疗及西医教育才有相当程度的恢复,但已不复抗战前的西医医疗及西医教育的水平。

第四章 中国近代建立的西医院

随着西方医学科学传入近代中国，西式的诊所医院出现在中华大地上。这些近代中国最早的西医医疗机构，除有医疗的主要功能外，在中国近代医学史所起作用，远超出医疗范围。中国最早的西医校在西医院内诞生，在西医院中完成了中国医学教育由传统以师带徒向医校式教育的转变；我国不少在近现代有影响的西医校是在西医院的基础上诞生的；近代中国许多医学书籍、医学教科书及医学期刊，是依托西医院刊行的；中国最早的现代公共卫生和社会福利事业常借助西医院开展，并从西医院中衍生出公共卫生和社会福利团体与机构；它们是在近代中国传播西方医学的最早渠道，对中国医学现代化的起步发展有关键性影响。如博济医院，除行医外，还兴办医校、译著医科教材及书籍，其医师办精神病医院、女医院、女医校和盲童学校，有的医师随鸦片战争后中国门户大开之便到广东以外的地方行医及传播西医，博济医院呈辐射式向国内各地传播西医。并与上海同仁医院、北京双旗杆医院、天津马大夫医院和盛京施医院等，分别在西医院的基础上以各种不同形式建成西医校，并发展成中国著名的医科高等院校，如博济医院所办西医校圣约翰大学医学院、北洋医学堂、北京协和医学院和奉天医科大学等。

中国最早的西医院是在中国最早出现的西方医学科学机构，也是中国人最早见到的西方近现代文明及其科学文化的载体，还是最早在中国传播西方科学文化的地方，其影响超出医学范畴。

此章简要介绍在近代中国较有代表性的一些早期西医院。

第一节 关于西医院及其在中国的建立

西方医学传入中国后，在中国开办各种形式的医治和收留的机构。其情况较为复杂，其中有收留一般病人，像麻风病人这样的传染病患者的场地，有类似诊所的医疗机构，还有具备近现代医院功能的医疗机构。而且对它们的记述语焉不详，不少都以"医院"一词指称。所以，要列举中国近代最早建立的一批西医院，似要先厘清医院的性能与特征。

一、西医院的源流

要先厘清医院的性能与特征，先要简略回溯西医院的源流。

西方国家建立医院可追溯到古希腊时代。在希腊一个小岛上，有阿斯克雷庇亚斯庙堂，一些病弱奴隶被流放到那里，可以说这是最早的医院雏形。到了罗马时代，法律规定在这个小岛上经医治而康复的奴隶，可以成为平民，不再是奴隶。以后这个小岛就成为诸多生病平民聚集的地方。这个小岛可视为医院的发端。在罗马时代，罗马人在远征途中，设置专门机构，收容伤病员，这些机构后来发展成为军医院。在此基础上，城市中设立了专门为官僚、权贵服务的医院，以后又出现了慈善性质的公共病院，再后来这些医院演变为中世纪的治疗院。世界上最早的慈善性质的公共病院于4世纪在罗马创建。这是世界上较早期的医院。法国的里昂和巴黎两地大约分别于6世纪和8世纪建立医院，英国伦敦大约是在7世纪建立医院。中世纪后，中东与欧洲都修建了医院。更多的医院是在中世纪尤其11世纪以后才出现。欧洲国家早期的医院是建在寺院周围，中世纪的修士修女们在修道院和大教堂的医院中对病人进行护理工作。这使得修士获得社会和世俗的尊重，修道院于是成为避难所。另外，对于被社会抛弃的传染病患者，如麻风和鼠疫病人，也是教会热诚帮助的对象。拉丁文Hosptialia，原意是指旅馆、客栈，最初收留老人、孤儿、残疾人，以及被社会和家庭抛弃的病人，后来演化为专供病人居住的地方，即为英文Hospital的由来。基督教的医院最早能确证的是6世纪位于君士坦丁堡的桑普松医院（Sampson Hospital）。12—13世纪，医院作为一种医疗建制在欧洲迅速传播开来，连小镇上都出现了医院。医院有专职医生。这些医院有的有几百个床位，有的只能收容几个病人；有教会办的，也有普通人办的。在伦敦，教会资助医院就是在这一时期创建的。中世纪有的医院极其豪华，法国国王路易九世的姐姐马格利特（Marguerite）建造的医院，有圆形的天花板、明亮的大窗户、砖石铺地、长廊围绕。病房有165平方米左右，每个病床之间有活动的隔板，这种布局与现代医院已经相当接近。

二、近现代医院及其应具有的基本条件

（一）近现代医院

近现代医院一般是指以向人提供医疗护理服务为主要目的的医疗机构。其服务对象不仅包括患者和伤员，也包括处于特定生理状态的健康人（如孕

妇、产妇、新生儿）以及完全健康的人（如来医院进行体格检查或口腔清洁的人）。

(二) 近现代医院应具有的基本条件

1. 医院应有正式的病房和一定数量的病床设施。以实施住院诊疗为主，一般设有相应的门诊部；2. 应有基本的医疗设备，设立药剂、检验、手术及消毒供应等医技诊疗部门；3. 应有能力对住院病人提供合格与合理的诊疗、护理和基本生活服务；4. 应有相应的、成系列的人员编配；5. 应有相应的工作制度与规章制度；6. 应有相应的医院文化；7. 医院应有工作者，称为医护人员或医疗专业人员，按类别则可分为医生、护士、技师等，按工种可分为临床、医技、后勤等。

三、西医院在中国的初创

据各种文献记载，16世纪已有西式的医治机构建于澳门，而建成于鸦片战争前夜之广州新豆栏医局，是西方医学传入中国后，最早具有近现代医院性能特征的医院，从现有掌握的资料看，新豆栏医局虽称"眼科医局"，它已具有近现代综合医院的条件，医疗服务远超出眼科范围，特别是嘉约翰接手管理医局后。

随着鸦片战争爆发，中国近代史开篇，西方国家的医疗技术全面进入中华文明古国，闭锁的国门被打开。1842年，中国和英国签订《南京条约》，迫使中国开放五大口岸，西医医院遍建于中国。中国近代最早开办的西医院，几乎全是西方国家教会来华开办。如上海的仁济医院（1844年）、宁波的华美医院（1843年）、天津的法国医院（1845年）、广州的金利埠医院（1848年）、福建南台岛的塔亭医院（1848年）、汉口的仁济医院（1866年）和普济医院（1867年）、汕头的福音医院（1867年）、上海的同仁医院（1867年）、宜昌的普济医院（1879年）、杭州的广济医院（1880年）、天津的马大夫医院（1879年）、汕头的盖世医院（1881年）、九江的法国医院（1882年）、苏州的博习医院（1883年）、上海的西门妇孺医院（1884年）、武昌的仁济医院（1885年）、通州的通州医院（1886年）、福州的柴井医院（1898年）、北海的北海医院（1890年）、南昌的法国医院（1917年）、南京的钟鼓医院（1892年）、九江的生命活水医院（1892年）、保定的戴德生纪念医院（1892年）等。

第二节 中国近代早期的西医院

中国进入近代后,西医院遍建于中国,开始全是西方各国教会来华开设,后来也有了中国人自办的西医院。由于博济医院在前文已有述及,此处仅介绍其他西医院。

一、宁波华美医院

1842年宁波被辟为通商口岸,翌年医学院毕业的美国传教士丹尼尔·杰罗姆·玛高温(Daniel Jerome Maegowan,1815—1893)受美国基督教浸礼会委派到中国传教,同年11月远渡重洋来到宁波。玛高温于1843年在宁波城区北门佑圣观(现宁波西北街)厢房开设诊所,施医传教,向当地居民出售西药,并在当地开展传教活动,效果较佳。这个诊所设备简陋,仅仅设置男病床数张。这是华美医院成立前的雏形,玛高温的一切活动为华美医院的建立打下了基础。在疾病流行时,这个诊所常常给市民分发些药物和做些简单的治疗,目的是为了扩大传教的影响。此外,诊所还在宁波的月湖书院培训医护人员,学习医务。玛高温除了日常在诊所接诊和到市郊各地巡诊外,还常在月湖书院讲授西方医学,培养一些学生。这个诊所在玛高温的领导下成为基督教浸礼会在宁波开展慈善活动的重要场所。

1847年玛高温离开宁波后,相继在杭州、绍兴等地开办诊所,从事医学传教活动。之后,美国浸礼会派白保罗博士(C. P. aBcrhet. M. D,英国籍)来宁波接替玛高温主持诊所工作,并将诊所从佑圣观迁出,在市北门江边新建病房,设床位20张,名为"大美浸礼会医院"。1880年医院受到宁波各界士绅赞助,开设女病房,设置10张床位,并在奉化江口、溪口、定海沈家门等地施诊,在当地产生了较大影响。1883年"大美浸礼会医院"正式改名为华美医院(HWAMEI Hospital),位于宁波北郊,靠城临江,风景绝胜,利于养病。

二、上海仁济医院

1844年2月初,威廉·洛克哈脱(William Lockhart)作为英国医学传教士来华第一人,在开埠不过4个月的上海城内大东门一所租借民宅里,创建了上海第一家西式医院——"雒氏诊所",仁济医院的前身就此开办。仁济医馆在开始两年里的接诊病人数量就惊人地高达1.9万人次,1844—1856年,13年间共诊治涉及内科、外科、眼科、妇科、骨科、烧伤科等各种中国病患达 15 万人次。医院还为民众大量接种牛痘，帮助鸦片上瘾者戒毒。随着这所医院的开办，在鸦片战争后中国门户大开的背景下，西方医学的传入中心由广州渐移上海。它在西医传入上海史、上海近代医学史及中国近代医学现代化进程中有重大影响。

1849 年的仁济医院，开始用氯仿进行外科手术；到 1876 年，医院所有较大的外科手术均在无菌情况下进行，仁济医院开创了外科消毒法在中国的应用，标志着相当高的医疗技术水平。

三、福州塔亭医院

福州塔亭医院前身是清道光二十八年（1848 年）由英国皇家海军与领事馆合办的"海港医馆"。海港医馆位于南台中洲岛的租赁民房，雇有 1 名护士和 3 名工作人员，设有混合临床科室，置有 6 张病床。该馆有别于早期传教士个人行医的小门诊，分工明确、设施较全，为西医院在福州的肇始。当时仓山是英、美等 17 国领事馆和外国商行（怡和、天祥、三井、德士古洋行等）所在地，外籍侨民和英国军人成为海港医馆的服务对象。清同治五年（1866 年），医馆交由福州"西侨团体"和基督教英国圣公会合办，更名为"福州地方医馆及药房"。英国领事馆馆医连尼兼任医师，在福州正式开诊。至同治七年（1868 年），医院又集资 2636 元（银圆），在中洲沿江筑建 1 座两层楼房，设有病床 30 张，这便是最早的塔亭医院。清光绪十二年（1886 年），医院遭受火灾。翌年，在仓山塔亭建造了 1 座砖木结构的两层楼房，医院大门牌示为 TAKDING HOSPITAL，即塔亭医院。塔亭医院由福州"西侨团体"董事会管理，院长是董事会成员之一，又是董事会派驻医院的代理人和管理者，先后派驻的有英国人慕惠德、戴满、高伦、黄约翰。董事会每月开会一次，决定医院行政管理事务。医院又受基督教英国圣公会女差会派遣的师姑（教会人员）直接监督，同时接受基督教英国圣公会女差会的资助，作为医院的日常经费。

清光绪十二年（1886 年）医院遭受火灾后曾接受基督教英国圣公会女差会的津贴。女差会先后派有白师姑、留师姑、俞师姑、宝师姑、施师姑（师姑，人称 home sister）。除了施师姑讲普通话之外，其余师姑都能说一口流利的福州方言。这些师姑直接从事护理工作，留师姑还管理医院财务及职工生活。俞师姑于太平洋战争时回国，抗战胜利后又来榕工作，驻院时间最长。俞、施师姑于 1952 年返回英国。清光绪二十年（1894 年），医院增建一座女病房楼，楼下三大间 Mather、Ladar、Rood Ward 为女病房，每间 5 个床位，开始收治女病人。医院日门诊量约为 7～16 人次不等。1901 年以后，医院已经形成内科、儿科、妇科、外科固定科室。不过,当时医护人员较少,设置简单。1912年,医院在男、女病房楼之间建立两层高的手术楼,第二层为手术室。1935年以后,来院工作的中国医师逐渐增多,医院的内、外、妇、儿及化验、药房、供应、放射等科室相继成立。塔亭医院在初创时期,针对民众对教会医院没有好感,不愿到教会医院就医的情况,曾用免费及低收费的方法吸引病人,如住院病人无论住院时间长短,一律只收取住院费银圆五角,护理及伙食费自理,这样就逐渐取得了病人对西医西药的信任。由于医院显现出较高的专业水准,渐使塔亭医院为百姓所接受并褒扬。

四、汉口普爱医院

汉口普爱医院由欧洲青年、医学博士费·波特·史密斯于1864年创办,为英国循道会在湖北省开办的第一所教会医院,是武汉市最早的西医院,似应是整个华中地区最早的西医院。它最初是一家诊所,到了1866年4月27日,普爱医院第一次兴建的房屋落成开诊。在1888年12月12日,另一名传教士哈启进一步扩建了病房,建成了男医院和女医院,被认为是当时建成的规模大、设备优良的最好的医院之一。[①] 23年后,男病床增至105张,女病床增至55张,共计160张床位。抗日战争时期,男、女病床总数增至180张。而武汉另一所协和医院,最初由汉口仁济医院和普爱医院合作开办,当时规模很小,分科仅有内外科,医生和护士也很少,后来规模日渐扩大,添置了房屋,加设了女病房,增设了妇产科。到1937年,已有病床220张,医师15人,药师3人,护士120人。

五、北京双旗杆医院

1861年,洛克哈特来到北京,开设西医门诊,1864年他回国,由刚来华的英国传教士医师德贞(John Dudgeon,1837—1901)接管诊所。次年德贞选择东城米市大街的一座寺庙,将之改建成医院。因为该医院门前有两个高大的旗杆,俗称"双旗杆医院",是一所英国伦敦会开办的施医院。该医院自开办以来,每年接诊3万余名患者,对所有患者一视同仁,在京城建立了良好的信誉。

六、上海同仁医院

同仁医院前身是美国圣公会所办的教会医院,创建于清同治五年(1866

---

① 王默:《汉口循道会与普爱医院的创建和发展》,载《武汉文史资料》2005年第6期。

年），为上海开埠以来最早的西医院之一。1866 年，美国圣公会传教士汤蔼礼牧师与华人牧师吴虹玉共同创立了"同仁医局"，便是今天上海市同仁医院的前身。这所医院，在上海西医发展史与上海近代医学史上影响巨大，对中国近代医学现代化进程起到了巨大作用。它是随着 19 世纪中国门户开放，上海成为中国最大的现代都市后，此地居于西方医学传入中国的重心之地的标志之一。同仁医院曾经是圣约翰大学医学院的附属教学医院，首任院长文恒理最初在今塘沽路的大名路附近设立以门诊为主的诊疗所，取名同仁医局，两年后扩大规模更名为同仁医馆，1880 年医院再进行扩大，定名为同仁医院，当时床位仅 19 张，后来几度迁址，1847 年 9 月，定址今万航渡路 1561 号。该院所需经费极大部分依靠国内外社会各界的捐助。

七、浙江广济医院

1869 年，英国安立甘会派麦道斯（Meadows）医师在杭州横大方伯巷租 3 间房屋专治戒烟病人，创立大方伯医院，后改称广济医院（Central Hospital）。同年，盖尔特（Galt）医师续任该职，医院规模略有增大，平均每月有 20 位病人住院，有近 200 位普通病人前来门诊求医。1881 年，梅滕更（David Duncan Main）夫妇来杭州接管医院。由于工作出色，小医院门庭若市，3 间陋室不能满足杭州市民的医疗需要。1883 年得到有关方面的赞助让新医院奠基，1884 年竣工。

1926 年 12 月，年届七旬的梅滕更离任，偕夫人从上海乘船回国。此时广济医院已拥有 500 张病床，3 个手术室，是浙江省最大的医院之一，其下有男女病院、花柳皮肤病院、产科院、麻风病院、广济医校、男女护士学校、肺病疗养院、孤儿院等。

八、天津马大夫医院

清光绪五年（1879 年）二月，英国基督教伦敦会派遣马根济（John Kenneth Mackenzie）由汉口赴天津担任基督教伦敦会医院院长，他在任职期间建议时任直隶总督兼北洋通商大臣的李鸿章增加医院设备，扩充业务并创办西医医学馆，李鸿章接受其建议并于清光绪六年（1880 年）在天津法租界海大道（Rue de Takou）基督教伦敦会医院原有基础上建立伦敦会医院新楼，并名为"伦敦会施医院"，也称"天津医病馆"或"天津养病院"，当时俗称"总督医院"。新楼为一座殿阁式和歇山顶式中式建筑，同年 10 月 29 日医院正式开业，李鸿章主持了有 300 多人参加的医院开幕典礼。当时伦敦会施医院的大厅里悬挂着李鸿章亲笔手书的楹联"为良相，为良医，只此痈瘵片意；有治人，有治法，何妨中外一家"。医院成立之初设有为天津当时权贵及其家属服务的头等病房和设在大地下室可容纳30多张病床的三等半费病房，此外，医院还设有挂号房、司账房、割症房、养病房、脉发药房等。清光绪十四年（1888年）二月，马根济去世，英国基督教伦敦会便先后派人来伦敦会施医院主持工作。清宣统三年（1911年），英国基督教伦敦会设立劝募基金并成立委员会筹划新院建筑的事宜，后来经天津法租界工部局赞助将伦敦会施医院的旧房屋全部拆除。1924年1月18日，新医院大楼建成，建筑面积为4810平方米，为砖木结构4层平顶建筑，建筑外立面为红砖清水墙带女儿墙，建筑的平面布局为n形。医院内部设有内科、外科和眼科的诊察室、换药室和手术室，医院改名为"马大夫纪念医院"。1928年，英国基督教伦敦会捐款为马大夫纪念医院建成两座医师的住宅楼。1930年，马大夫纪念医院北楼建成并投入使用。1931年，马大夫纪念医院加建一座后三楼。1935年，马大夫纪念医院南楼建成并投入使用。1937年，卢沟桥事变之后，马大夫纪念医院参加了战地救护工作并接收伤兵和难民。1940年，马大夫纪念医院被日军占领并改为"同仁会天津诊疗班"。1945年，天津市政府将其改名为"天津临时第一医院"。1945年12月1日，天津市政府将其归还英国基督教伦敦会并恢复旧名。

九、九江天主堂医院

九江天主堂医院创办于1877年，为江西近代史上最早的教会医院。初始为一施诊所，由法籍天主教神父董若望[①]请来1名医生坐堂施诊，地址设在九江谥埔路。1882年10月，上海仁爱会指派数名法籍修女来九江将施诊所扩充，改称为天主堂医院，并掌管院务。设病床40张，收治男女病人并进行传教活动，同时设有养老院、男孤儿院。1892年增设免费病房、残疾所。此后，规模逐渐扩大。1931年有病床30张，分头等、二等、三等和免费病房。1937年病床72张，分为四等和免费病房（头等病房2间、病床8张；二等病房2间，病床8张；三等病房2间，病床12张；四等病房2间，病床12张；免费病房2间，病床32张），各等级分男女病房。医院设有门诊部、病房、药房、药库，并有洗衣房、伙房、老人堂、义学堂等。医院护理工作全部由姆姆负责。此外，每周派人轮流带药赴街头、市郊为贫穷无钱人免费治病，并收容部分危重患者来院就医，此举博得当时社会的赞誉。对于危笃病人，则宣讲天主的福音，临终时授以洗礼。1938年7月日军占领九

[①]《上海妇孺医院举行五十周年纪念》，载《中华医学杂志》1935年第21卷第6期。

江,并借医院部分病房为日军伤病员使用。1941年12月又占用医院四分之三院舍,并命名为"同仁医院",只留谥埔路沿街的一栋房屋由天主堂医院使用。1943年3月医院的大部分房屋损于战争炮火,被迫从谥埔路迁至城内"仁慈堂"北面的教会宅院内,其业务处于半停顿状态。抗战后,天主堂医院得到了上海仁爱会、全国天主教福利会和缮后救济总署的援助,医院工作逐渐得到恢复。1946年该院实施了阑尾切除手术,曾为神父邓重葆做阑尾切除,影响较大。1946年实施了多例剖腹产手术,内科除治疗一般疾病外,还开设了肺科门诊,实施了人工气胸治疗肺结核。检验室有显微镜1台,可进行血、粪、尿、痰等常规检查。1947年法籍修女高光明任该院院长,医院从仁慈堂迁回原址。经过修整,重设病床30张,分男女病房,并且招聘医生6人,另有姆姆9人,其他工作人员22人。临床和医技科室设有内科、外科、眼科、妇产科、传染科、化验室、X光室、手术室、药房等。1951年1月3日该院由人民政府接管,改名为九江市立医院。

十、苏州博习医院

苏州博习医院创建于1883年,系美国基督教监理公会在中国设立的第一所教会医院,从创建至今,已有134年的历史。该院现名"苏州医学院附属第一医院""苏州市第一人民医院",是一所综合性西医教学医院。苏州博习医院的建立与发展,不仅对西医在苏州的传入与发展起到积极的促进作用,而且对我国苏南地区及东南沿海地区的西医事业也有举足轻重的影响。

苏州博习医院是由美国传教士兼医生兰柏(J. W. Lambuth)之子兰华德(W. R. Lambuth)及婿柏乐文(W. H. Park)于1883年11月8日创建的。在创建前,兰柏曾两次到苏州布道和行医,1877年兰华德到苏州,在天赐庄租赁民房3间,试办诊病所,题名为"中西医院"。试办3年后,兰华德回到美国重新研究医学和医学建筑。1882年11月2日,兰华德偕妹婿柏乐文由美抵沪,后即到苏州筹措资金,得教会及苏州士绅捐款1万美元,在天赐庄购地7亩,于4月8日破土动工,半年后告竣。医院题名为"苏州博习医院",英文名为"Soo-chow Hospital"。医院初创时,共盖有中式平屋8幢,为庄园式建筑,其中1幢为门诊室,3幢为内、外科病房,1幢为手术室,其他则作宿舍、洗衣房及厨房之用。当时仅设病床30张。医院开办第一年,门诊量即达7600人次,住院125人次。1884年,柏乐文回美国继修医业,于1886年春学成返苏。1886年兰华德赴日本教会工作,柏乐文任院长。1903年美籍传道士罗格思在医院训练药剂师,并主管X光机。1909年美国外科医生苏迈尔(J. A. Snell)奉命来医院任外科主任,同年开始有护士工作。1913年美国护士福耳曼（Forman）到医院任看护主任，并创办"博习医院护士学校"。1916年医院开辟了病理学科。1917年医院正式装备了X光全套仪器，并添置了病理切片机、显微镜、膀胱镜、验眼电镜等设备。同年，苏迈尔任博习医院院长。经过30多年的经营，博习医院信誉日隆，求治者倍增，至1919年，年门诊量已达12630人次，住院1075人次，割症608人次。

1919年，苏迈尔得教会、洛克菲勒基金及地方捐款资助，筹得20万银圆，兴建新医院。新医院在原址重建，占地7.6亩，1920年开始动工，1922年春建成。新医院共建有3层半住院大楼和2层门诊大楼各1幢，总面积为3329平方米，造价2.5万银圆。新院设计床位100张，室内装有冷、热水管，电灯，电话等装置。新院于1922年7月启用，至1927年全部开放使用。1926年8月，美国外科专门医学院派人来院审定，"视建筑、人才、仪器三项之设备完全"，认为该院为合格医院，并且说："如此医院全中国仅三四处而已"。其时，医院共有职工96人，内中美籍医生4人、中国医生8人、美籍护士3人、中国护士18人、护生12人、检验1人、药剂2人、行政5人、工役41人、传道2人。医院内设有内、外、妇产、耳目鼻喉、牙、肺、儿、公共卫生等临床科室，还设有手术室、药房、化验、放射等辅助科室及戒烟所。1927年全年门诊量为16149人次，住院948人次。

1927年8月，医院董事部推选李广勋为院长，此为苏州博习医院第一次由中国人担任院长。同年12月4日，柏乐文在美国病逝。1936年，苏迈尔院长患肺炎病故于苏州博习医院，院长一职由美国医生赵乐门（J. C. T Horoughman）接替。同年春，医院门诊大楼失火，屋顶被毁，6月重新翻造，改建为3层平顶楼房。

1937年11月，卢沟桥事变发生后，日军逼近昆山。苏州局势紧张，医院被迫停诊。部分人员携带X光机、手术器械等内撤，拟在内地开设后方医院。不料中途遇盗，医疗器械被劫一空，部分人员回乡，部分人员辗转南昌到达汉口，参加红十字会第37、38医疗小分队，为难民看病。1941年初，太平洋局势紧张，美籍人员先后回国，由董事会推外科主任肖伯萱任院长。次年底，肖伯萱辞去院长职务，由蒋育英继任。12月8日，珍珠港事件爆发，医院被日本"同仁会"接收。1943年1月21日，日本第170兵站进驻医院，日本人中山正雄担任院长。医院原工作人员部分离院，部分留驻继续工作。1945年8月，日本投降后，"同仁会"撤出医院，由教会收复。

1945年10月12日，教会派出史友惠等5人组成复院委员会，负责接收及恢复医院工作。1946年6月，美籍人员再度来院，赵乐门复任院长。时年,病床恢复至 150 张,职工人数为 140 人。1947 年,医院得到联合国救济总署及中国善后救济总署分配的 200 张病床的设备和大批被服、食品、器材等物资,内中的电凝箱、制造生理盐水的自动装置等在当时尚属先进。这批物资的补给,改善了医院的装备,恢复了医院的元气。以后又陆续增添了新的设备,如 200 毫安 X 光机、镭锭、新陈代谢测验器、短波透热机、冰箱、化验室培养及病理切片设备等。

1949 年 1 月,院董事会推举陈王善、诸荣恩担任正、副院长,赵乐门退任外科主任。1950 年 6 月 10 日,赵乐门离院回国。1951 年 11 月 9 日,苏州博习医院正式由苏南行署接办。从此,医院结束了 68 年的教会医院的历史,从私立教会医院转变成为全民制的公立医院。

十一、盛京施医院

1881 年 7 月,英国籍苏格兰人医学博士司督阁(Dugald Christie,1855—1936)接受苏格兰教会邀请,到中国开展医疗布道工作。1883 年,他辗转来到盛京(沈阳),在小河沿开设了东北第一家西医诊所——盛京诊所,此后逐步扩大为临时医院,医院初期实行免费的慈善医疗,甚至还免费供餐,因而被百姓称为盛京施医院。诊所开办初期,由于当地百姓对西医缺乏认识,开展医疗工作很困难。经过两年艰苦的医疗服务,诊所工作渐有起色。1884 年,临时医院已有 12 张病床,并成功地为两例白内障病人进行了复明手术。

1885 年,医院租用更大房间,扩大了临时医院规模。1886 年,临时医院完成 251 例手术,全年接待近万名患者,已有男病床 50 张、女病床 15 张,有能容纳 150 人的候诊大厅。1890 年医院择址新建。1896 年在医院的北部建女施医院,原址改为男施医院。

1900 年义和团运动中,盛京施医院被烧毁。1903 年,女医院重建竣工。重建男医院计划因爆发日俄战争而未能实现。至 1907 年才建成男医院,有病床 60 张,有合乎要求的手术室、调剂室和附属设备。

1914 年,张作霖捐赠 1 台 X 线诊断机,开始应用放射线诊断技术。

1930 年,共有男医院、女医院和产院 3 间医院,内、外、耳、肺、小儿等 10 个科室,共有医护人员 110 人。仅 1930 年接待患者 99487 人,完成手术 4572 例。

1923 年,司督阁退休归国,1936 年司督阁在苏格兰病逝。"九一八"事变后,统治者停止对医院的经济支持,医院处于维持局面,但从未停诊,各科手术照常进行。1941 年太平洋战争爆发后,英籍医师或遭逮捕或离去,也被迫终止从国外进口药品。

1949年，这间医院并入中国医科大学，改为该校的附属第二医院。

十二、上海西门妇孺医院

坐落于上海西门外的西门妇孺医院，由美国妇女传教士于1884年创办，是上海首家由基督教会创办的妇孺医院。后来发展为今天的上海市红房子妇产科医院，即复旦大学附属妇产科医院。

西门妇孺医院的建立行医，成为美国基督教女公会的一个对外传教的医疗机构，在很大程度上还成为一所具有慈善性质的教会医疗机构，一时间声名远扬，病人接踵而至，不过一些问题也随之产生。医院创办后，远近病人前来求治者日以百计。

随着求诊病人的增多，全免费制度给医院带来了不小的开支压力，导致资金匮乏，这也是当时教会医院所共同面临的问题之一。为弥补资金不足，也为更好地适应中国社会现状，教会医院纷纷改变了全免费制度。西门妇孺医院也不例外。20世纪初，上海西门妇孺医院实行"对一般病人收费较少，向高级病房收取较高的费用"①的措施，"多数病人，每日仅纳洋五角，而该院所费，每多至二元五角"，医院的花费则主要从一、二等病房，差会补助以及社会捐款来弥补。② 医院虽然实行了收费制度，但丝毫没有减少来院求诊病人的数量，越来越多的教会人士给医院的捐赠，除女公会的女信徒外，中华基督教卫理会、浙江上海浸礼会的女信徒们也纷纷加入向医院捐赠善款的行列。最初，医院所拥有的病床都出自这些女信徒的资助。随着规模的不断扩展，对经费的需求也越来越大，医院大楼的建造更是耗资巨大，这些都持续不断地得到了教会妇女的资金援助。1885年，医院再次得到美国女公会的捐助，并择定在西门外建造新院舍。建造完成的新楼，初拥有近20个床位。③ 为了纪念爱心大使玛格丽特女士，这所医院以玛格丽特的名字定名，即玛格丽特威廉逊医院，中文名为"西门妇孺医院"。由于这幢大楼的屋顶和外墙用的是红色砖瓦，这间医院还被称为"红房子医院"。

---

① 王海鹏：《近代基督教会在华妇女事业研究（一）》，山东师范大学2004年硕士学位论文，第168页。
② 《上海妇孺医院举行五十周年纪念》，载《中华医学杂志》1935年第21卷第6期。
③ 复旦大学医学院档案馆：《有关本院董事会医院之组织形式及本院之院史》，1949年版，第136页。

十三、青州广德医院和青州医学堂

1885年,英国基督教浸礼会医学传教士武成献博士(Dr. James Russell Watson)和夫人爱格妮丝博士(Dr. Agnes)来到青州,1886年在西皇城以教会施医所为基础组建了"青州大英帝国浸礼会施医院",同时开设附设医学堂。医院分为男子医院和女子医院,生意兴隆。这是青州府的第一家医院和山东的第一家医学堂。光绪十四年(1888年)灾情泛滥,四月下雹雨,五月初四渤海湾发生7.5级地震,五月至八月淫雨成灾,黄河决口,洪水毁坏了房屋和庄稼,接着而来的是饥荒,霍乱大流行,导致大量人员死亡。武成献邀请英传教士巴德顺博士(Dr. Paterson)和两名女教士来到青州赈灾,把灾区的惨状拍成照片然后到国外募捐。1892年利用从国外募捐的部分款项,扩建成"青州广德医院"(SingchowKwang Teh Hospital)和"青州医学堂"。1892年,清政府总理大臣李鸿章视察青州时会见了武成献,对医学工作给予支持。到1898年,医院有病床100多张,可收治病人,每年治疗病人近2万人。青州医学堂共办学三届,招生30多人,医学教育在全国名列前茅。1900年义和团运动爆发,青州民团冲击外国设施,学校破坏不大,但医院建筑被拆,医疗、教学受到很大影响。山东巡抚袁世凯调军队移防青州,入驻培真书院、广德书院和广德医院,事态平息。

十四、南京鼓楼医院

南京鼓楼医院的前身为创建于1892年的基督医院,因创办者为美国基督教会的加拿大籍传教士、医学博士马林(William E. Macklin),所以又称"马林医院"。1886年马林受教会派遣来到中国,并在南京进行传教行医活动,随后在鼓楼附近购地建造医院,1892年建成两层西式楼房一幢,开设西医院,这是南京地区最早的一所西医院。

1911年,该医院成为金陵大学医科的实习医院,后被金陵大学接收为附属医院。20世纪30年代初,医院设立社会服务部,其初期工作主要负责调查病者个人境遇或家庭情形,遇有贫病无钱入院医治者,经调查情况属实,就设法济助其留院治疗。

十五、成都仁济医院

清光绪十八年(1892年),由加拿大人启尔德(O. L. Kilborn)医生、斯蒂文森(Stevenson)医生等组成的英美会"先遣队",从上海溯长江、岷江而上,抵达成都,租用四圣祠北街12号民房建立福音堂和西医诊所,由启尔德医生主持，初名福音医院，后定名仁济医院，由于限收男病人，故又称四圣祠仁济男医院，这是成都建立的第一所西式医院。

仁济医院早期虽然名为医院，实为诊所，医生仅启尔德一人，设备亦极为简陋。以后有余安（R. B. Ewen）、赫尔（H. M. Hare）、王春雨（W. E. Smith）等先后加入，医务逐渐扩大。1895 年"成都教案"中，该医院被民众砸毁。1896 年秋，又在原址建成医院一所，始有 25 张病床。同年，在加拿大英美会女布道会的支持下，启希贤（R. G. Kilborn）医生在四圣祠附近新巷子租用了一套房子创办了四川第一所女医院。1912 年，该医院迁至惜字宫南街，定名仁济女医院（又名妇孺医院）。1907 年，美国牙医林则（A. W. Lindsay）医生在仁济医院设立牙科诊所，是为四川最早的牙科诊所。1911 年林则在四圣祠礼拜堂左侧修建独立的仁济牙症医院。

到民国初年，仁济医院有病床 120 张，设内科、外科、花柳科，有医师 11 人，医技力量和设备在当时的成都乃至四川都堪称一流。

十六、福州柴井医院

1898 年英国圣公会创办的福州柴井基督医院，距今约 120 年的历史。1894 年，宝韦在华林坊创办福州市北柴井医院。1898 年，由英国圣公会派英国医师宫维贤来福州办医，购置北门三角井柴井顶（现省公安厅所在地）平房开办诊所，招收两名中国男护士为助医，诊所分男、女两部。

1912 年，柴井基督医院创办的福州协和医学校是福州第一所私立高等医科学校。校长由柴井基督医院英籍教师泰勒（Taylor）担任，教会推荐有一定英语基础的男青年入学。1916 年，该校生物学、化学、物理学等由协和大学教师讲授。该校学制 5 年，共招生 5 届，毕业生 26 名，1923 年停办，学生转入上海圣约翰大学。1927 年，柴井基督医院设肺病疗养所，收治肺结核患者。1935 年扩为医院，宫维贤任首任院长，宫回国后，由中国医师刘钟福接任院长。1944 年福州二次沦陷，医院被日军占为司令部。抗战胜利后，柴井医院接受美国援华团救济，得以恢复发展。1948 年英国教会再募助修建了一座三层病房。该院系综合性医院，当时以治疗肺结核病而较为驰名。1952 年 3 月 15 日由福州市人民政府接办该院，改名为"福州市第一医院"。

十七、山西汾阳医院

山西汾阳医院创建于 1916 年，是美国基督教华北公理会创办的教会医院，与北京协和医院属同一系统，被称为"小协和"。1902 年，一位叫文阿德的美国传教士医师，来到山西汾阳创立了"汾阳宏济施医院"，也就是汾阳医院的前身。当时除门诊外,还设置了住院病床,能开展一些简单的内外科治疗。到1929年,汾阳医院开诊5年后,每天门诊在50～60人次,住院70人左右。1930年,医院从美国购回50MAX光机1台,临床诊断水平明显提高,截肢、骨结核的治疗得到开展。1935年,医院技术力量进一步加强,齐鲁大学毕业的中国医生王清贵、铭增辉等人进入汾阳医院。医院于1922年开办的高级职业护士学校,是当时全国仅有的几所高级护理学校之一,开始只收男生,每年招3～5人,从第三年开始收女生,1925年第一届学生毕业。这间医院是当时中国众多教会办医院中的一所,然而由于它建立在中国西北内陆的中小城市中,有其代表性,显示西方国家教会深入中国内地办医院的覆盖面之广。

十八、南昌法国医院

1917年2月25日,南昌进贤门外抚河之滨,今天的象山南路与站前西路交界处,一所外国医院动工兴建。医院由天主教南昌教区仁爱会管理,委派法籍神父孟德良监修并任首任院长。1921年医院落成,并于当年2月25日正式开业。成为南昌最早的西医院之一。医院建筑宏伟,环境优美,集中了一批中外医学人才,是当时南昌位居前列的医院。"这所医院被命名为'南昌圣类思医院',圣类思是曾受罗马教皇加冕的法国国王圣路易的音译。又因为医院是法国人办的,老百姓都习惯叫它'法国医院'",医院坐落在南昌市中心城南的抚河之滨、绳金塔下,1951年省政府接管,更名为"省立人民医院"。医院开办之初,由一名法籍医生罗班坐诊,1923年王厚意由上海震旦大学毕业,前来协助罗班医生。建院之初医生较少,因此采取混合看病制。此外,圣类思医院还开有两个平民诊所,分别设在医院左侧和章江门附近,由于每次挂号只收5个铜板,被老百姓形象地称为"五个角子挂号室"。门诊时由外国姆姆(女传教士)负责照应,一个医生看病,病重者经大姆姆同意可进入免费病房。当时圣类思医院共有6个科,分别是妇科、外科、小儿科、肺科、内科、救济科。救济科专门为贫困百姓提供基本医疗服务,具有慈善性质。此外还有一种特等病房,专供高官显富使用,病房内有抽水马桶、洗澡间等。圣类思医院集中了一批外国医生和来自各大名校的国内医学人才,这些人医术高超、理念先进,其中腹部一般手术在南昌尤为知名。早在20世纪二三十年代,圣类思医院就广泛启用男护士,消毒、打针、换药等工作都是由男护士完成。

外国医生看病时说中文。很多外国医生、姆姆会说中文,有些人不会说,就由中国姆姆在一旁做翻译。

1939年日军占领南昌后，圣类思医院依然照常开诊。当时，南昌百姓中许多人沦为难民，圣类思医院向他们敞开了大门。

1946年，圣类思医院开办附属高级护士学校，招收初中毕业或同等学历的未婚女青年。学生一般都是天主教徒，每天由医师为她们讲课，由传教士教法语学习圣经。圣类思护校共毕业了三届学生，1951年政府接办医院后将护士学校并入江西省护士学校。

第五章　晚清至民国时期中国西医校的建立及西式教育的普及

随着西方医学在近代中国的传播，西医教育也随之出现在中华大地上，促使西方医学在中国更广泛地传播，使中国传统的医学教育发生现代化的根本性转变。中国近代西医教育从发端到相对成型，经历了从传统以师带徒到医校式教育的过程，西校式教育亦从初级阶段发展到规范医校时期，规范的西医校逐渐向高等与中等两大基本方向分流，各种层次、各种类型的西医教育体系基本形成。此章主要简略介绍中国近代的一些西医校及西式普及教育状况。

第一节　西医校的基本特征

近代西方医学在中国传播，经过从传统以师带徒形式到医校教育、从形式从简到严格规范的过程，在此期间呈现出一定程度上混杂的过渡状态。为了比较准确叙述西医校在中国初建的过程，有必要简述西医校的基本要素。

一、西医校的源流

意大利那不勒斯南部的萨勒诺医学校是西方最早的医学教育机构，大约创办于9世纪。13世纪以后，法国蒙彼利埃大学的医学教育在欧洲有重要地位。另一最有影响的医科是西方最古老的大学——意大利博洛尼亚大学的医科。

二、西医校应具备的条件

医校是培养医疗人才之地。属于高等医学教育层次的医科大学或医学院是高等教育体制下的一所专科大学或学院，课程安排主要是以培养和医学相关专门人才和研究人员为目的。现代的医科大学或医学院大致可分为临床医学和基础医学，临床医学包括了医学系、药学系、护理系、医技系，以培养医生、药师、护士、医检师、康复师等直接与维护人类生命安全有关职业的人才。也可以在大学中或独立成立药学院。一所西医校应具备以下条件：

（一）入学标准

医校有明确的招生对象和入学标准，招收的学生必须具有一定的文化基础和年龄范围。

（二）建制与学制

1. 有相应的招生制度和明确的入学标准；2. 稳定的相对其他学科而言较长的学制；3. 有严格的毕业标准。

（三）完整的学习与学籍管理制度

1. 有对培养体系、课程设置、教学方法、考核制度的统一规定，有组织地开展医学教育，细化的教学分工和环节，既有利于保证医学教学质量，又能大量培养医学人才；2. 有配套紧密、科目排列有序、设置科学合理的课程结构体系；3. 完整的学习与学籍管理制度；4. 严密的考试考核体系。

（四）教材、医学期刊

1. 有内容丰富、科目齐全的教材；2. 有能满足医校的学术研究需要与交流医学知识目的医学期刊。

（五）有供教学和临床实践的机构与设施

有固定的校舍开办学校，有课室、实验室、图书阅览室（图书馆）等基本教学设施供学生上课学习；由于医科教育极为注重实践与实用，需要对受学者进行长时间的临床训练，所以应有规模较大、专科较齐全、病例较多、留医病房较充足、能提供足够的临床实践资源的教学医院，作为开展见习、实习等临床教学的基地。

（六）具有治校与教学的人才及相应的人员配备

1. 有熟悉医学教育规律的领导者，负责统筹安排医校的各项教学工作和决定医学教育的办学方向；2. 有固定的教师队伍和明确的任教分工，教师具有与医学相关的专业学科背景，或是从事医疗工作的临床医生，对任教的学科有一定的造诣，能开展理论讲授或临床指导；3. 医校和教学医院要有管理、护理、勤杂人员等各种与医科教育相配套的工作人员。

第二节　中国西医高等院校的出现

中国高等西医教育，是中国西医教育在很短时间内，经历了西方国家的高等医学教育漫长的不同发展阶段，从传统以师带徒的医学教育到医校式教育，从初级医校教育到规范医校教育，最后出现高等医学院校的跃进式发展而成。虽然这些中国近代的高等医学院校发展水平参差，不少发展过程曲折，但大都符合或基本符合高等医学院校的规范要求。本节介绍一些较有代表性的中国近代高等西医院校。

由于博济医院所办西医校、夏葛女医校、广东光华医学堂、广东公医学堂在前文已有述及，此处仅介绍其他。

一、圣约翰大学医学院

圣约翰大学是美国圣公会在上海创办的一所教会大学，也是西方基督教会在中国境内创办最早、历史最久的教会大学之一。圣约翰的医科教育最早可追溯至创办于1866年的同仁医局。它由美国圣公会传教士汤霭礼（Rev. Elliot Heber Thomson）用慈善捐款建立，于同年11月正式对外接受病人就诊并给药。随着用房的扩建，1868年初，同仁医局更名为"同仁医馆"，因地处上海虹口，就被当地居民称为"虹口医院"。

1880年8月，圣公会传教士文恒理（H. W. Boone）的到来，给"同仁"的发展注入了新的活力。文恒理于1860年从纽约大学医学院毕业。1879年4月，圣约翰书院成立后不久，他被美国圣公会任命为驻华教会医生，负责开办医院、医学院。次年8月，他正式接受任命，重回上海。文恒理来到"同仁"后，就在原有医馆的基础上，着手筹建医院。1880年12月14日，新医院正式开业，文恒理出任院长，院名定为同仁医院（St. Luke's Hospital）。此时的医院设施简陋，条件艰苦。幸运的是，医院得到一位名叫李秋坪的广东富商的大力资助。在文恒理的建议下，李秋坪于1881年将医院所在街区余下的土地及房屋一并购下，拆除旧房子，另建一所规模较大的医院。新建筑于1882年动工，至翌年春建成，耗资10772元，后被称为李秋坪病房。李秋坪的慷慨捐赠产生巨大反响，许多中国士绅和外籍人士纷纷出手相助，给医院捐款、捐物。1882年，由中国人自费创办于1871年的体仁医院（Gutzlaff Hospital）因经费匮乏，整体并入同仁医院。体仁医院的哲梅生（Dr. Jameison）及其他人员也一同进入同仁医院工作。

在文恒理的主理下，同仁医院初具规模。据记载，到1883年时，医院库房中已备有大量购自英、美、法、德等国的外科器械和仪器设备；所有病房均配有用钢丝棚的铁床，放上清洁床垫，并提供床单、枕头、毯子、脸盆架、脸盆、肥皂及毛巾；床头配有床头柜及椅子；病房中有桌子两张，可移动的木质屏风若干个，必要时用以围绕病床遮蔽病人而不影响空气流通。

在开办医院的同时，文恒理于1880年10月筹办了第一期医科培训班，共招收了9名学生，其中有7人来自于圣约翰书院的高级班。这期培训班设定了总共4年的课程。前2年为自然科学与医学预科，设有化学、解剖学、药物学、生理学和医学实践等课程，后2年为临床医学和外科学。学生每年进行2次考试。培训班初期，文恒理一人承担了全部课程的讲授任务。

1882年11月，文恒理将医学临床课程放在同仁医院内进行。自此，同仁医院正式成为圣约翰书院医科的临床教学基地。这时医学教育尚处于初级阶段，教学方法仍以招收生徒为主，教学目的也仅是为医院培养助手，辅助医务工作。文恒理的医科培训班也是如此。在医院里，学生们从接受教育的那一刻起，就能身临其境地观察病情，实实在在地接触临床工作，在病床边学习有关疾病的知识和医疗技术。

文恒理将美式医学教育模式引入圣约翰书院的医科教育中。1892年，当圣约翰书院成立正馆（即大学部）时，3年制的医学馆已成为书院学科体系的一个重要组成部分。

文恒理积极推动当时中国医学界的学术活动。1886年，他倡议成立了中国博医学会（中华医学会的前身），发行《中华博医》杂志（《中华医学杂志》的前身），并成立医学图书馆和医学博物馆（医学博物馆设于同仁医院内）。

1896年，圣约翰书院改组为圣约翰学校（1906年改名为圣约翰大学）。改组后的圣约翰设立了新的医学馆，以培养专业的内外科医生为目标，在教学上也已完全脱离了传统的带徒式培训，采用英文教学，学制4年，文恒理出任第一任主任，同仁医院的学生也全部进入医学馆学习。圣约翰医科培养了一大批优秀的医学人才，头四班毕业生中就包括了萧智吉、刁信德、颜福庆、李清茂、牛惠林、古恩康等上海名医。这批早期毕业生不仅具有扎实的基础知识和丰富的临床经验，并在近代中国医学教育中发挥了重要的作用。

1905年圣约翰在美国注册立案后，医学部明确采用美国的医学教学模式进行办学，定学制为5年。1906年，学校定名为圣约翰大学后，医科进一步按照美国医学院的标准，提升入学标准，招收的医科学生必须先在圣约翰认可的大学或同等文理学院修业2年以上，然后再进行5年的医科学习（包括最后一年实习），毕业生授予博士学位。随着圣约翰大学医科教育的完备，上海已为西方医学传入中国的重心。

1914年3月，经美国宾夕法尼亚大学基督教会斡旋，圣约翰与该校医学院达成合作协议，将圣约翰医科与该校在广东岭南学堂所支持的医科合并，组建新的医学院，名为圣约翰大学宾夕法尼亚医学院，由圣约翰大学直接管理。不久，广州宾夕法尼亚医学院创办人莫约西（J. C. McCracken）出任第一任院长。在莫约西的努力下，圣约翰大学医学院引进了一批优秀的专业教师。自此，圣约翰大学的医科教育上升到一个新的台阶。虽然此后因建立联合医学院而出现过一些波折，但良好的办学根基已经为圣约翰大学医学院的后续发展打下了良好基础。

1918年，原计划在上海设立医校的洛克菲勒基金会，在圣约翰募集2万美元的基础上，赠款8万美元以加强圣约翰理科各系的设备配置及维持实验室之用。圣约翰用此款在苏州河北岸建造了一栋三层楼的新科学馆，化学、物理、生物系各占一层，并添置了不少设备，医学预科的教学条件因此得到加强。

1920—1937年间，对圣约翰大学医学院来说，是一个稳步发展的阶段。这一时期，不仅医学院的毕业人数呈总体上升趋势，更重要的是报考医学院的人数和实际入学人数也保持不断上升。虽然此时的圣约翰大学并没有向国民政府立案，其毕业生在法律上不会得到政府认可，但其医科学生毕业后仍然很受用方欢迎，主要原因正在于圣约翰医学教育的高质量以及当时社会对医学人才的巨大需求，很多政府部门也招聘他们，毕业生的良好就业状况进一步提升了圣约翰医科的入读吸引力与地位。

1937年"七七事变"后不久，日军进攻上海。圣约翰大学同仁医院撤至大学校园中，后又迁至海格路（今华山路）英国女童公学。1937年12月初，经莫约西和倪葆春等人的交涉，学校租下毗邻圣约翰的兆丰公园对面的前国立中央研究院房屋，将其改建为同仁第二医院（又称"难民医院"），专门收治难民和伤员。医学院亦迁至此处，医学院与教学医院终于合为一处。在战时环境中，圣约翰大学医学院依旧坚持办学，并继续扩大招生，1942年的招生人数达到140名。

1952年7月，中央教育部高等学校院系调整方案下达至上海各高校。根据调整方案，圣约翰大学医学院将与震旦大学医学院、同德医学院合并成立上海第二医学院。

二、金陵大学医科

金陵大学的前身是1888年在南京成立的汇文书院（Nanking University,

1888—1910），书院设博物馆（文理科）、医学馆（医科）和神道馆（神学科）。金陵大学 1888 年成立时设立的医学馆，到 1907 年停办，1913 年重建医科，同年美国基督教会所办的东方医科大学并入，东方医科大学是美国教会在华创办的医科大学（1910 年基督教会感于医学对于扩大宗教事业的帮助，决定在中国建立一所医科大学，1911 年正式建立，命名为"中国东方医科大学"，设在南京，先后有史尔德、宝珍三等医学专家加入）。1917 年金陵大学再次停办医科，保留医预科和附属鼓楼医院。金陵大学理学院成立时，将 1917 年停办医科时保留的医学预科附设于动物学系，1933 年改称医学先修科。

三、北洋医学堂

北洋医学堂是中国政府最早自办的西医学堂，亦称"天津医学堂"。光绪十九年（1893 年）由清政府接办天津医学馆（1881 年由伦敦传教会 Maehenrie 医生所办）改建而成，附设于李鸿章创办的天津总医院内。主要培养海陆军外科医生。教习均由医学生出身、已充医官者担任。学生以 20 名为额，挑选极为严格。课程按西方医校标准，设置生理学等多门。重视"临症"，课堂学习半年，医学门径略能领悟后，即按日轮班，随医官往医院诊视。学习年限 4 年，学成后发给执照，准以医学谋生。1915 年改名为天津海军医学校。1930 年停办。这所西医学校是在晚清富国强兵的时代背景下建成的，是中国兴办高等医学教育的最早范例。该校的官办医校模式趋同于中国当时其他官办学校模式，对后来的中国医学教育及中国教育影响深远，其某种程度的行政化和校级领导有官员级别及待遇等特征，影响到后来中国的医学院校。

附属医学校于 1881 年 12 月 15 日开学，有学生 8 名。由驻在天津的英美海军中的外科医生担任教习，临床教学在总督医院进行。李鸿章从省军防经费中支拨该校的全部费用。第一班至 1885 年毕业时剩 6 名学生，都被授予九品文官，领五品或六品衔，两名高才生留校充任教师，其余派往陆军岗位或海军军舰，成为随军军医。第二班学生都是香港师范学校的毕业生，于 1883 年入学，1887 年毕业。第三班学生 12 名全为香港中心学校毕业生，但由于有的学生英文差而延长了学习年限，其中 2 名转入电报学堂。1888 年马根济医生去世，总督医院被伦敦传教会收购。

清光绪十九年（1893 年）十二月，李鸿章委派法国军医梅尼在原医学馆基础上创建北洋医学堂，并附设北洋医院（天津最早的公立医院），专门培养军医人才。地点在法租界海大道。这是一座旧式中国民房建筑，由天津招商局总办朱其诏捐赠。有房屋 180 余间，后又添建 78 间。学堂与医院皆为衙门式的古建筑，门楼恢宏、黑漆大门，各悬横匾一块，分别为"北洋医学堂"和"北洋医院"，均为李鸿章所题写。李鸿章为该学堂题写了一副对联："为良相，为良医，只此痌瘝片意；有治人，有治法，何妨中外一家。"意思是：对于国家的沉疴就如同医者对于病者痌瘝一样体贴关注，记挂在心；在治病救人还是治国安邦上不妨融合西方的医术与政令法规。

学校分三道院。前院略小，系平房，有行政科室，如院长室、学监室、总务室、财会室等。门楼有一宽大板凳，有一人由早到晚在此值班，很像是现在的传达室。中院较大，东有教学楼，上为课室，下为礼堂。宿舍楼在西南两侧。北楼上有图书馆、标本室和储藏室，下有 X 光室和健身房。后院较大，有学生厨房和网球、篮球场等。医院是旧时平房，有走廊相通，分三道院。前院为门诊部：设内、外、妇产、五官、药房等科室。中院与学校相通，有病房数间（约有床位五六十张）、手术室、高压消毒室、验光室和调剂、制剂室等。后院有化验所（巴斯德化验所，由法国教师卢梭望管理，不属医院）、动物室、解剖室、足球场、太平间和后门等。北洋医学堂属公立，学生免费入学。医学院落成后，委派英国爱丁堡医学院毕业的医学士、广东人曲桂庭为监督，复承直隶总督兼北洋大臣起奏清廷，钦赐曲桂庭"四品花翎"，官同知府。

学堂成立初期历届招生只限广东一省，录取入学的学员，有关生活食宿均由校方无偿提供。食是高级餐品，住宿是四人一室，分门别户各得其宜。另外每人月给纹银 15 两（约合大洋 22 元），待遇之高，优于全国其他医学堂。学子士人多争考该校。天津地方士人对只招广东一省学生群起抗议，争得比率名额，当地士子始得招考。

几年后，第一届优秀毕业生林联辉医生任督办（相当于校长），天津税务署欧士敦医官监督一般医学事宜。教学人员包括中外医生。1910 年，该校教学人员有 3 名中国医生和 2 名外国医生。此时，该学堂归海军部直辖，专门培养海军军医，更名为"北洋海军医学堂"。依照庚子条约，所聘外国教习均为法国人，这是因为学校位于法租界，为了免交房地产税，条件是必须聘法国教习任教，每班前两名可到法国波尔多大学医学院进修。这时，该校课程更齐全，附设海军医校医院，供学生实习用。后来，广东名士顾继之继任校长。六届招生之后，津生多于粤生，甚至几乎都是天津当地的生员。

民国初年，学校每两三年面向全国招生一次，每次最多 30 名。招生考试相当严格。校长先亲自英语面试，考生朗读当时的天津《华北日报》，并口头译成汉语。翌日发榜及格者方准参加笔试。笔试每次考一门，次日发榜，无名者不能参加下一场考试，以此类推。因此投考者虽逾千名，参加笔试者每次递减，最后从余下的200多人中录取30名。笔试有英文作文、中文作文、算术、理化等。录取的新生来自广东、浙江、江苏、福建、直隶（现河北）、天津等地。民国元年（1912年）10月，教育部颁布了《专门学校令》，北洋海军医学堂据此于1913年改名为直隶公立医学专门学校，经费由海军部补给，经亨咸任校长，继任者为张廷翰。1914年时新建楼房及解剖室。医院门诊每日400～500人次。挂号每次5分钱，药费低廉。医院没有正式护士，一切注射、换药等都由医生亲自动手。医院的男工友只做卫生和体力工作。住院费很低，家属陪伴，被褥饮食完全自理。

1915年9月，直隶公立医学专门学校迁址保定，直隶省利用停止招生的直隶高等师范学校部分经费和校舍，在保定重新建立了独立的直隶公立医学专门学校（今河北医科大学前身）。同年10月，在津的原校址收归海军部管辖，改为"海军军医学校"，仍以原校长总理校事，经费由海军部补给。校内设有预科及本科，修业年限：预科1年，本科4年。预科学习内容有：国文、外文、化学、物理学、解剖学、生理学、理化实习、体操。本科学习内容有：国文、外文、物理学（附桥医电学）、解剖学（系统解剖学、局部解剖学）、组织学、生理学、医化学（附毒药学）、药物药性学、外科学（小外科、割治手术、军阵外科）、药物标本实习、绷带学实习、医化学实习、组织学实习、解剖学实习、病理组织实习、内外科实习、药物方剂实习、胎生学、卫生学、细菌学、矫形学、细菌学实习、眼科学实习、海军卫生学、耳鼻咽喉科学、妇科学、产科学、儿科学、皮肤病学、花柳病学、精神病学、裁判医学、军阵法医学、救急外科、海上预防传染科、海军法规、体操等。试验（即考试）分学期试验、学年试验、毕业试验三种，采用笔答、口述、试验、实习四种方式进行，60分为及格。学科分数仅能及格，其操行列丁等以下者，不准升级或毕业。

1925年奉系军阀张作霖驻军北京时，于夏初派军医总监王宗承，偕同陈丽南来天津接收该校，当任校长张子庠负责办理接交事宜。该校自开办至1930年3月止，学生毕业凡16届，共219人。北洋医学堂不仅是天津，而且还是全国创办最早的公立医学院。该校毕业生在医学界多有建树。有任徐世昌大总统的医官屈大夫，有在海军部医政处当校级医官唐大夫，有在南京卫生部当司长的蔡鸿和在卫生部当科长的景绍薪，有留校任教又从医的教师，还有不少自己开业的地方名医，如中华医院创始人张忠信等。

该校因经费不足于1930年停办，附属医院维持到1933年停办。学校和医院先后拆除。

四、京师大学堂医科

1898年7月3日,清光绪帝正式下令,批准设立京师大学堂,京师大学堂在孙家鼐的主持下在北京创立,美国传教士丁韪良任西学总教习。京师大学堂是北京大学的前身。最初校址在北京市景山东街(原马神庙)、沙滩(故宫东北)和红楼(现北京五四大街29号)等处。

在孙氏筹办京师大学堂疏中,分为10科,第10科为医学科,但未实行。光绪二十九年(1903年)十二月初一谕"从前所建大学堂应切实举行",并派张百熙为管学大臣,在京师大学堂章程概略中,在大学院设医学实业馆(设置未定),大学专门分科课目中,医术列于第七,下分医学及药学两目。钦定章程颁行于光绪二十七年(1901年)十二月,但于二十九年(1903年)十一月即行废止。又于该年闰五月颁布《奏定学堂章程》,将大学分为8科,其中第4科为医科。分2门,一为医学,一为药学。大学分为本科及预科,医本科修业年限为3~4年,预科3年。以上拟议至光绪二十九年(1903年)始得实行。

1903年京师大学堂增设医学实业馆,招生数十人,教授中西医学,1905年改称京师专门医学堂,学校的章程主要仿效日本大学的学制,医预科3年,医科3~4年。1906年,医学馆加习2年,学制改为5年,所有加习课程,博采东西各国之长,并由政府的学部核定。

当时,学部尚讨论中西医分教肄业问题,根据御史徐定超奏,"中西医派确有不同,造士不能合并。……医者各专一门,已苦难于精到,必欲兼营开鹜,心力更有不遑"。学部也认为:"中西医术各有独到之处,奏定医科大学章程,于中西医学必令兼营,未尝偏废。惟中西医理博大精深,融会贯通,必俟诸已入分科大学之后;下此,则兼营并鹜,学者辄以为难,诚有如该御史所陈者。"1907年建议将医学馆改为专门医学堂,中西分科肄业。各以深造有得,切予实用者为宗旨。其应如何补习普通、编设课程、酌定年限,由学部遴员详议。但该馆于光绪三十三年(1907年)又决定停办,在校学生全部送日本学习。

五、苏州女子医学院

苏州女子医学院创建于1891年,是中国近代第一间女子医校。19世纪下半叶的中国社会,"男女授受不亲"的观念仍根深蒂固,为了便于为中国妇女提供医疗服务,外国在华教会着手培养中国的西医女性人才,早期在西医院中培养女医护人员,后来由在华西医校招收女生,如博济医院所办西医校招收女生，并开始在中国开办女子西医校，如苏州女子医学院、夏葛女医校等。1891年美国监理会在苏州设立女子医学院，1894年又创办招收男子的苏州医学院，苏州女子医学校并入该校。1909年学校因经费不足而停办。1914年美国女公会、浸洗会、监理会联合在上海创办女子医学院。以女公会的西门妇孺医院为实习医院，并将原在苏州的教具、图书和仪器迁至上海，合并于此校。

六、陆军军医学校

1902年，袁世凯督直兼北洋练兵处会办大臣，成立北洋六镇，同时创立北洋军医学校。委徐华清为总办，唐文源为监督，借用天津东门外南斜街浙江海运局暂为校址，陆续由德、日购买图书仪器。第一期40人，第二期20人，第三期50人。不久附设防疫局，1906年改归陆军部管辖，改名陆军军医学校，迁入天津河北黄纬路新建校舍，是年12月第一期学生毕业，适值彰德秋操，编成卫生队前往实地练习。不久，添招药科学生，1910年药科第一期毕业。

1912年，徐华清辞总办职，李学瀛继任校长，陆军部颁定军医教育纲领，确定教育方针。先前，各科学生以天津官医院为临床实习所；自教育纲领颁布后，该校设立附属医院，分设各科，不须再赴官医院实习。后李学瀛辞校长职，全绍清继任校长，医药学生招足7个班。

1917年绥远发生鼠疫，由全校长偕同教官、学生前往防治。1918年北京东城新建校舍落成，学校迁入新校舍，并先后开设防疫科、眼科、耳、咽喉科等专科，至此，前后毕业共3个班。

1922年全绍清辞校长职，戴棣龄继任，至1926年。后因政局屡变，先后由张用魁、张修爵、梁文忠等任校长职。1926年陈辉充任校长。1928年春，陈辉辞校长职，鲁景文继任。此时，将天津海军军医学校归并于该校，鲁景文辞校长职，校务没人负责。全校组织维持会，以教育长张仲山为临时主席，维持现状。同年8月国民政府派人接管。原定学生医科4个班，每班45人，药科3个班，每班15人，总额225人。然而从1921年至1928年8月因经费支绌，医、药各科逐年毕业而不能照原定额招生。军事委员会派人接收之际，仅有医科学生三、四年级各1个班，接收后即委维持主席张仲山为校长，重新组织，另定编制，扩充校务，学生定额为260人。医科学制改为5年（自第18期起），药科改为4年（自第14期起），招新生80名。其中医科60人、药科20人，又开办医、药两补习班，以资深造，计医科53人、药科17人。11月军事委员会取消，改组成立军政部，该校同时改称军政部陆军军医学校，不久，张仲山辞职，军政部派伍连德为军医司司长。郝子华为校长，不久，伍连德辞司长职，郝子华调任司长，1929年春，任命杨懋为校长。杨到任不久即又辞职，同年6月又任命前任校长戴棣龄为校长。此时适逢国内各派军队混战，军队占驻学校、医院，毁坏颇多，戴棣龄不久又辞职，校务由医科科长林鸿代理，1929年11月30日军政部公布《军医学校教育纲领》，对教官、教学内容、教育方法、教育目的做了规定。关于教官，要选各科功课有专长，能主任一门或兼授其他课程的教官。教学内容以国文为主，就学生程度参用东西各国文字。教学方法、各门功课均以理论与实验相辅教授，但须先授学说及实施法，然后实地练习，实验分试验室、实习病院实习及军营见习3种。教育目的，普通科教育之要旨在养成普通军医、司药专门人才，并授以专事卫生勤务必要之学术，本科教育在于教授较深军事卫生勤务必要之学术，并造就将来研究高等学术之基础。

1930年2月12日行政院公布《军医学校条例》，军政部委陈辉接收该校，隶属陆海空军总司令部军区监部。1931年11月陆海空军总司令部撤销，该校复隶军政部。1932年夏，陈辉任军政部军医司司长，于11月委严智钟接任校长。1933年初，热河战事吃紧，伤员急需医治，本校附属医院奉令改为临时重伤医院。

1933年5月长城抗战结束，军医学校奉令南迁到南京，以汉府街第三陆军医院及复成桥旧江苏工业专门学校为校址。

1934年夏，将医科、药科修业年限分别恢复为4年、3年，医科自第26期，药科自第19期起实施。是年12月对医校编制、行政系统、教育计划进行改革：附属医院被裁撤，临床实习被派往第一陆军医院及中央医院等处分组进行，同时在校中增辟各科系实验室，添购图书仪器，扩充设备。

1934年8月11日对1930年2月12日公布的《军医学校条例》又做了修改。指出军医学校掌管陆军军医、司药学员生教育并军队医药学术之调查研究及图书编辑事项。其军医、司药分为学生教育和学员教育，学生教育分为普通科和本科，学员教育为补习科。学生教育中的普通科和本科的教育目的，除在1929年11月公布的《军医学校教育纲领》中已明确外，关于补习科，在纲领中已做了规定，军政部又于1933年8月颁行的《军医学校军医补习班考选学员简章》中做了规定，补习科教育在于招收在职初级军医司药未经正式医药学校毕业者，补授普通医药学知识及初等军事卫生勤务必要之学术。补习班学额暂定41名，其分配情况为第二、第三、第四、第六、第九、第十、第七十九、第八十、第八十三、第八十七、第八十八、第八十九师每师考选2名，军政部各陆军医院每院考选1名，学制2年。

1934年12月1日该校改隶军事委员会军医设计监理委员会，校长严智钟辞职，由该会主任委员刘瑞恒兼任校长，以沈克非为教育长。

1935年8月军事委员会军医设计监理委员会与军政部军医司合并成立军医署，隶属军事委员会，刘瑞恒任署长，仍兼校长。同年校长一职由蒋介石兼任，教育长由刘瑞恒兼任。

1936年10月广东军医学校改归中央，称为军医学校广州分校，校长改为主任。

1937年4月教育长刘瑞恒去职，张建任教育长并将医科、药科修业期改为5年。

七、大同医学院

1892年，汉口仁济医院英国传教医生纪立生建议创办医科学校，1902年3月正式开学，由英国伦敦会承办，初名汉口伦敦会医科学校，亦称大同医科学校，校址在汉口仁济医院内。1909年，美国浸礼会加入联合办学，改称为大同医学院。1915年，浸礼会退出，由伦敦会、循道会合办。1902年，大同医科学校首届招生11名，学成毕业者9名。1905年有学生17名，1910年有27名，共毕业学生36人，1917年与山东齐鲁大学医学院合并时有学生36名，毕业生均分至各地教会医院工作。其中，叶克诚曾任武昌仁济医院院长；新中国成立后，鲁德馨曾任人民卫生出版社副总编辑，是医书编译专家。学院春季招生，学制为5～6年。初办时规定，4年系统教学后，进行2年病房临床实习；后改为5年系统教学，毕业考试及格后在指定医院实习1年，方可发给毕业文凭。课程与英国医校相同，设有物理学、化学、解剖学、组织学、生理学、病理学、病理组织学、药物学、治疗学、卫生学、法医学、中毒学、药理学、外科学、内科学、产科学、妇科学、小儿科学、耳鼻喉科学、皮肤花柳病学、诊所病房知识及有关技能。

八、震旦大学医学院

震旦大学，原名震旦学院，是天主教耶稣会在中国上海创办的著名教会大学，由中国神父马相伯于1903年2月27日创办，1928年改称震旦大学。震旦大学1913年正式设立医科。开始只有两位教授，两名学生。但医学院很快发展成为震旦大学最重要和最引人注目的学科。虽然总人数不多，但不少震旦医科学生先后赴法国、比利时、美国、加拿大等国或深造，或研究，或工作。到20世纪40年代，天主教会在中国办的医院和诊所中，75%～85%是震旦大学医学院的毕业生。1952年10月高校院系调整，震旦大学撤销，医学院和圣约翰大学医学院、同德医学院合于原址组建的上海第二医学院。

九、北京协和医学院

1904年，在施医院即双旗杆医院就职的英国医士科龄（Ihos. Cochrane），倡议在北京建立一所高等西医学院——北京协和医学堂，专门教授中国生徒，研究医理。北京协和医学堂的创建顺应了当时的社会需求，因此科龄医士设立医学堂的倡议一经提出，当即得到清政府的鼎力扶持，慈禧太后于光绪三十年五月二十六日（7月9日）得知此消息后，特别批准"赏给英国医士科龄所建医学堂一万两"，一些王公大臣也纷纷解囊相助，共募集到社会各界捐款1200两。科龄用所筹款项在北京东单牌楼北石牌坊右边建造了一座引人注目的西式教学大楼。1905年协和医学堂大楼落成。北京协和医学堂校舍是两层洋楼，设有化学实验室、外科治疗室、外科病房、内科、眼科。学生可在附属医院临床实习，自行为病人诊疗治病。清政府钦派大员出席了1906年2月13日协和医学堂开学典礼，各国驻华公使与会庆贺。

英国的伦敦会、美国的公理会和长老会建成这所学校。不久，美国的美以美会及英国的圣公会、伦敦会医学会也加入进来，形成英、美三个教会团体联办协和医学堂的局面，但伦敦会拥有学校的产权。清政府曾数次拨给经费。

协和医学堂学制5年，前2年进行医学基础教学，后3年进行内科、外科及其他科目的学习。从教学内容上看，比较重视实用医疗技术的教授与培训。学校办学为教会服务的倾向很明显，学生毕业后主要服务于教会办的医院与慈善机构。学校办了4期，培养了120名学生。

1915年7月，"协和医学堂"被美国洛克菲勒基金会接办，定名为"北京协和医学院"。中华医学基金会以20万美元从伦敦会购得协和医学堂的全部产业，又以12.5万美元购得东单三条胡同原豫王府的宅院，即开始扩建新校，至1921年完工，共耗资750万美元。新建14座主楼，除礼堂外，皆有走廊连接相通。建筑外部造型为宫殿式，雕梁画栋，琉璃瓦顶，内部则采用现代化装置。学校设有独立的动力系统，电力、水暖、冷冻、煤气、自来水等设施完整。学校还在外交部街及北极阁两处建有小楼30余座，供高位教职员居住。教员业务水平的高低直接关系到教学质量。中华医学基金会在为协和物色师资方面，坚持高标准的原则，即入选的教员必须是能够进行一流医学研究特别是中国特殊医学课题研究的科学家。按照这个标准，从接办到1921年期间，共聘请151名高级人员，其中包括预科教员15名，本科教员 57 名，护士 31 名，行政和技术人员 48 名。应聘的外籍教员共占 123 名，他们来自英、美、加拿大等国，大多有着教学、科研、临床和医学传教工作的丰富经验。在应聘的 28 名中国人中，25 人曾留学国外。1921 年 9 月，新落成的协和医学院举行了隆重的开学典礼。

协和医学院的办学方针和教学体制，是以美国的医学教育模式为范本的。它将当时美国最先进的约翰斯·霍普金斯医学院的教学计划和经验移植到中国来，按照医学高等教育的规律办学，形成了自己一整套有特色的教学制度和方法。为了培养高质量的医学人才，协和学制定为 8 年，其中包括 3 年预科，学习物理、化学、生物、数学、中文、英文及第二外语等。预科从 1917 年开办，招收 1 年级学生及 2 年级插班生，至 1925 年停办，协和医学院代表了当时中国西医教育的最高水平，对中国西医教育具有示范意义。

十、齐鲁大学医学院

齐鲁大学医学院又称齐鲁大学医科，其历史可追溯到 1883 年。

1864 年，北美长老会传教士狄考文博士（C. W. Mateer，1836—1908）偕夫人狄就烈（Julia Brown，1837—1898）在登州城内一所叫"观音堂"的破庙里办起免费义塾，称"蒙养学堂"。1882 年，纽约北美长老会总部批准其升格为大学建制，定名"文会馆"（Tengchow College），史称登州文会馆。

1883 年，北美长老会传教医生聂会东（James Boyd Neal，1855—1925）与妻子到达登州，准备在文会馆设医科，因设备和人员不足，未能如愿。于是便租赁了一所寺庙的几间房子，一部分用作教室，另一部分作为小型诊所，并招收了 5 名学生，随师学习西医知识，此为齐鲁大学医学院的发端。

1885 年，英国浸礼会宣教士武成献创办青州医学堂，另一位宣教士巴德顺在邹平所办的教会医院也设立医学堂，开始招收学生传授医学业务知识。

1892 年，聂会东夫妇调到济南，在东关华美街（今兴华街）与洪士提凡夫妇、安德逊女士一起在教会诊所工作，后将原诊所扩建，取名华美医院，并同时筹建医校。1891 年学校竣工，定名为华美医院医校，每年招收 5 名学生。到 1902 年，华美医院医校共有在校学生 4 个班，22 人，全是男生。

1902 年 6 月 13 日，北美长老会和英国浸礼会在青州开会，共同建立山东新教大学（Shantung Protestant University）。1903 年，济南聂会东、青州武成献和邹平巴德顺所办的医校合称为山东共合医道学堂（Shandung Union Medical College），聂会东任校长，学制 4 年，4 个年级的学生分别在济南、青州、邹平和沂州（今临沂）的教会医院学习和轮流实习。

1906 年，华美医院医校与青州医道学堂合并，改称济南共合医道学堂。

1907年，济南共合医道学堂在济南南新街购地建立新舍及医院，1911年医学大讲堂、诊病所、宿舍等建筑竣工。

1909年，山东新教大学更名为山东基督教共合大学（Shantung Christian University）。

1911年4月17日，济南共合医道学堂正式更名为山东基督教共合大学医科，聂会东任校长，有教师14人。齐鲁大学医学院将这一天作为建院日期。

1916年，北京中华医学基金会（The China Medical Board，文献中又称美国罗氏驻华医社）改组北京协和医校（The Union Medical College in Peking），将3个班的学生转入山东基督教共合大学医科，并"协款"5万美元用以改善校舍和设备，又许诺连续5年每年"协助"2万美元用以办学。1916与1917年之交，在中国博医会医学教育会的建议下，南京金陵大学医科和汉口大同医学校也并入山东基督教共合大学医科。

1917年9月，山东基督教共合大学各科迁至济南新址，齐鲁大学正式开学。此时医科学制为7年，共有教师14人，学生118人，另有医预科学生24人。

1920年设药学专修科，学制2年。1923年，接收华北协和女子医学院（North China Union Medical College for Women），自此开始男女同校。

1924年7月19日，经齐鲁大学申请，加拿大授予齐鲁大学执照，授权齐鲁大学按照自己理事会的规定"授予与中国法律相一致的文凭和学位"。根据此规定，齐鲁大学颁布学位授予条例，规定可以给医学院毕业生颁发医学学士学位，同时授予美国和加拿大认可的医学博士学位。

1925年，齐鲁大学医科正式更名为齐鲁大学医学院，但两个名字在部分文献中依旧混用。

1931年10月17日，国民政府教育部批准私立齐鲁大学注册立案，学历得到中国政府的承认。1934年设立公共卫生系。

抗日战争爆发后，1937年9月，齐鲁大学宣布停课，大部分师生及主要教育教学设备迁往四川成都，与华西协和大学、金陵大学、金陵女子文理学院、燕京大学等在华西坝办学。济南的齐鲁大学校园在太平洋战争爆发后被日军所占。五大学虽然都拥有自己的师资和课程，但共用教学实验室及设备，各学校间学分互认，共享师资和课程。抗战期间齐鲁大学医学院和理学院联合设立寄生虫研究所，培养硕士研究生。1945年10月1日，齐鲁大学在济南复校。

1951年1月，华东军政委员会教育部接管并出资补助齐鲁大学。1952

年，齐鲁大学医学院在院系调整中与山东医学院合并组建新山东医学院。

十一、奉天医科大学

奉天医科大学的前身是司督阁（Dugald Christie，1855—1936）于 1892 年在盛京（沈阳）施医院创建的西医学堂——"盛京医学堂"，首批招收了 8 名学员。1908 年，东三省总督徐世昌决定每年拨银 3000 两，支持筹建奉天医科大学。1909 年，司督阁又从英国募集 5000 英镑，补充建校资金。1912 年，奉天医科大学正式成立，学制 5 年，25 门课程，建校之初全是外籍教师。司督阁出任第一任校长，直至 1923 年因年事已高退休回国。这是东北第一所高等医科学校，为西方医学教育传入中国东北地区的开端。

1917 年根据教育部规定，单科不得称为大学，改称奉天医科专门学校，但课程不减，毕业生仍授予医学学士学位。学校后来曾屡次更名。1949 年该校及其附属医院并入中国医科大学。

十二、湘雅医学院

湘雅医学院创办于 1914 年，由湖南育群学会与美国耶鲁大学雅礼协会联合创建。1914 年 7 月 21 日，由湖南育群学会代表湖南省政府出面，与美国雅礼会合作，按照 1913 年 7 月双方兴办医学的"草约"，正式签订了合作创办医学教育的"十年协定"，在长沙创办一所新型的西式医科大学——湘雅医学专门学校，并推举颜福庆博士为第一任校长。这个《协定》上呈北洋政府国务院后得到批准。12 月 8 日在长沙市潮宗街举行了学校成立大会暨开学典礼。1915 年 2 月，湘雅医学会接收了西牌楼雅礼会医院，并将其迁入潮宗街公房医学校之东部，更名为湘雅医院；雅礼护病学校则更名为湘雅护士学校。与此同时，湘雅医学专门学校报呈北洋政府国务院及教育部立案，并争取国内外财政资助与地方合作。其时，颜福庆校长的哥哥颜惠庆，在北京先任北洋政府外交部长，后任内阁总理。通过颜惠庆从中斡旋，湘雅医学专门学校乃于 1915 年 9 月顺利地被北洋政府核准立案。1915 年，湖南育群学会呈请湖南省政府拨款，在长沙市北门外的麻园岭购地 3000 多方（合 9 英亩，54.9 市亩），即在现今湘雅医院东部筹备建筑及校舍。美国雅礼会亦通过募捐，在与校区毗邻的西部购地 1400 方建筑新医院——湘雅医院。10 月 8 日，新医院开工兴建，美国约翰·霍普金斯大学的威尔逊教授主持了奠基典礼。1924 年 7 月，湖南育群学会和美国雅礼会联合创办湘雅"十年协定"届满。经双方反复磋商，决定继续合作办学，并于 1925 年 5 月 8 日签订了续约十年的协定，并将湘雅医学专门学校更名为湘雅医科大学，为中国方面全权管理，学校董事会完全由湖南育群学会负责产生，湘雅医院仍然由湖南育群学会和美国雅礼会双方共同管理，并由双方派代表联合组成医院董事会。合办湘雅的续约，送北京国务院准予备案。湖南育群学会选举曹典球为湘雅医科大学校董事会董事长。湖南育群学会和美国雅礼会共同推选龙绂瑞为湘雅医院董事会董事长。大革命时期在声势浩大的排外浪潮中，外籍教师离湘，中方教师也相继离开了湘雅，湘雅停办。1929年，颜福庆主持了湖南育群学会的特别会议，重组了由25人组成的湘雅校董会；任命王子玕博士为湘雅医科大学校长，兼湘雅医院院长、湘雅护士学校校长；确立学制为7年。1931年，民国政府教育部核准湘雅医科大学校董事会立案；同年12月，学校更名为私立湘雅医学院。1940年6月1日，国民政府行政院召开第469次会议，讨论批准了湘雅医学院国立案；同年8月，正式将学校更名为国立湘雅医学院。自此，湘雅每年得到教育部拨给的教育经费20万元，从而缓解了经济困难。1945—1946年，湘雅人员分批回到长沙。1949年，中国人民解放军长沙市军事管制委员会文化接管部接管国立湘雅医学院。

十三、华西协合大学医科

华西协合大学于1905年由四川基督教浸礼会、公谊会、卫理公会、英美会联合创办于成都南门外，后圣公会加入合办。1914年增设医科，1915年添设宗教科，1919年复增牙科，自1933年后调整为文、理、医牙三学院。后重庆大学医学院调入该校，该校自是改为医科性质的高等学校，1953年10月6日更名为四川医学院。

第三节　西医中等教育及初级医疗卫生培训

从晚清到民国，中国中级医务人员学校，主要有护士学校和助产士学校两种。教会医院为了医疗上的需要，都设有护士学校，招收中国青年女子授以护理知识，同时担任病人的护理和各种诊断、化验等工作。中国青年男子则在教会医院内边服务边学习各种疾病的诊疗技术，充任教会医师的助手，称为技术员，随后逐步成为正式医生。北京协和医学堂，仿照美国制度，设高级护校，招收高中学历的青年女子，先进大学预科学习2年，随后编入护士学校，这是教会在我国最早举办的正式高级护理教育学校。

国民政府时期，1932年在南京中央医院内成立国立中央护士学校，此为中国政府自办的最早的一所国立护士学校。1929年，卫生部、教育部与北京合办国立第一助产学校，由杨崇瑞主持校务，该校与北平市卫生局合办保婴事务所，与燕京大学合办青河镇卫生实验区，并举办了助产士训练班。1933年在南京成立国立中央助产学校，这三所学校旋改隶教育部。为制定助产、护士等学校的学制与课程设置，卫生部与教育部于1929年成立助产、护士专业教育委员会。之后，各省市也陆续办起助产学校，包括河北、河南、江苏、浙江、江西、福建、广西、甘肃、四川、贵州、云南、湖南、山东、陕西及安徽15个省。其他公私立助产学校共约55所。截至1940年领有毕业证书的助产士有3977人，未领证书者尚有千余人，共计约5000人。

1932年公共卫生人员训练所开办妇婴卫生医师训练班，到1937年共办5个班，毕业人数约50人。各地方开办接生婆的短期训练班，教授消毒灭菌知识，又训练当地识字的女青年，授以6个月到1年的课程和实习，由其担任妇婴卫生员以及妇婴卫生工作。南京市的妇婴卫生工作，由南京市卫生事务所、中央助产学校、中央医院妇产科合作，办理产妇的产前产后的检查护理和接生。妇婴卫生人员人逐年增加。上海市的妇婴卫生工作，由市区所设的卫生所负责；北平市在1930年设立保婴事务所，负责对接生婆及助产士进行监察，检查孕妇、婴儿，研究与宣传教育，婴儿出生死亡统计，母职的训练；江苏省由省立助产学校主持省妇婴卫生事宜，1933—1934年间，各县设立平民产院，省会卫生事务所设置妇婴保健所；浙江省于1930年设立省立助产学校，由该校主持推广全省妇婴卫生工作；江西省于1929年设立省立助产学校，1934年南昌市卫生事务所举办妇婴卫生工作，全国经济委员会在江西设立农村服务区，10区中有4区开办妇婴卫生工作；陕西省原有西京助产学校，改为省立助产学校，实施一般妇婴卫生工作人员培训；甘肃省由全国经济委员会卫生实验处在兰州设立产院及助产学校，并办理妇婴卫生工作与人员培训；山东省在济南及龙山乡区，由齐鲁大学指导，办理妇婴卫生人员的训练。

1937年"七七"事变后，卫生署内撤。1938年卫生署部分人员与贵阳医学院合作，招收各地助产士及护士学校未毕业的学生，开办医事职业科，继续给予训练，协助战时儿童保育会、难童救济所、儿童保育院和慈幼院的医疗卫生工作。卫生署于1938年7月到达重庆。

抗战期间，卫生署在公路交通线上设立公共卫生站，每站设医师3人和护士5人，助产士1人，协助公路卫生站执行卫生工作。

1939年四川成立省卫生实验处。卫生署协助省卫生实验处，在成都、自贡、重庆三市设立保婴事务所。协助赈济委员会办理保育院，训练在贵阳的卫生署公共卫生人员和妇婴卫生人员，又与教育部医学教育委员会合办助产士及护士短期训练班。

蒙古卫生院、西康卫生院和西北卫生专员办事处所属的各医疗院队，也都负责妇婴卫生工作及人员的培训。

中央卫生实验处卫生教育系下设编译、绘画、模型、学校卫生四室，掌握各项卫生工作人员的培训、学童健康保护及学校卫生的实验与推行、医学教育的改进、中央卫生陈列馆的筹备、民众卫生教育方法的设计与推行。此外，与教育部合设的医学教育委员会，护士、助产士教育委员会、卫生教育设计委员会合作，开展有关改进医学教育和卫生教育事宜，推广学校卫生和促进医学教育、助产教育、护士教育、卫生教育，编辑卫生教材等工作；承担教师、行政人员、公共卫生人员的训练和进修；开设卫生医师、卫生工程师、卫生督察员、公共卫生护士、助产士、卫生化验员等训练班。据1948年调查，当时共有护士学校180处，助产学校78处。

1932年，中央卫生实验院还承担卫生技术人员进修教育的任务，设有防疫检验、寄生虫学、化学药物、妇婴卫生、卫生教育、卫生工程及环境卫生、生命统计、社会医学、工业卫生等9个系。当时除从事各种疾病、卫生问题的调查研究，各项卫生保健工作的实验示范外，同时负责各类专业人员的培训和进修。

第四节　中国近代西医教育初始阶段的若干特征

自1866年在广州的博济医院内开办了中国第一所西医校开始，中国医学教育进入了西式医校教育初始阶段。其间，呈现出办学主体的变迁、医学教育模式从传统向现代过渡的复杂流变、办学形式乃至医校名称从相对混杂到比较明晰等特征，此时各种不同的医学教育学派在自由地竞争，逐渐形成英、美、德、法、日的教育学派，本国自办的西医校也参照外国的教育学派办学。

一、办学主体及其变更

中国最早的西医校由外国基督教教会兴办，如博济医院内建成的中国近代第一所西医学府，即由美国医学传教士嘉约翰在教会支持下开办；还有美国女医传教士创办的广东女医学堂，亦在教会支持下开办。外国基督教教会在华创办的西医校，首开引进西方医校教育先河。这些基督教教会在华创办的早期西医校还有：杭州广济医学校、苏州医学校、上海圣约翰书院医学部等。近代医学科学教育兴起之初，教会医学院校在西医教育中作用最突出，影响最大。特别是一些外国的政府或财团站到这些由外国人及其代理人开办的医学校后面支持这些院校,所以经费充足,办学质量高,并有自己的办学特色。

外国人开办的西医校展现其医学教育成就后,中国人深切感受到兴办西医校的迫切需要,加之向西方国家学习以强国、强兵、强民而救亡图存的主张渐成风潮,中国政府开始筹划开办西医校,清代光绪二十四年(1898年),光绪皇帝下谕旨建医校:"又谕,孙家鼐奏,请设医学堂等语,医学一门,关系重大,亟应另设医学堂,考求中西医理,归大学堂兼辖,以期医学精进,即着孙家鼐详拟办法具奏。"官办或主要靠官方资金支撑的有代表性的西医院校有:天津医学堂(北洋医学堂)、京师专门医学堂(由同文馆医学实业馆改称)、浙江省立医药专门学校、中山大学医学院等。这些医学院校的建制受到当时政治建制的影响,校级领导有相应的政府官员级别及待遇,或直接由政府官员任职。

20 世纪 20 至 30 年代,国民政府实行将外国人办学权收归中国人、对教会办学校进行非宗教化改造的政策,如 1929 年 8 月 29 日教育部颁布的《私立学校规程》明确规定,学校如为外国人所设,必须由中国人任校长;如为宗教团体所设,不得以宗教科目为必修科,不得在课内宣传宗教。包括夏葛医学院在内的西方教会在华兴办医校的办学权,归入中国民间或中国政府,中国政府与民间成为中国西医校的两大办学主体,如光华医学院为民办,中山大学医学院为官办。但是,教会对其开办的一些西医校影响仍很大,教会资金或由教会协助引入的外国资金(如洛克菲勒基金会的资金)持续投入这些医校,如夏葛医学院和后来的岭南大学医学院。外国对中国医学教育的影响方式也做出调整。1914 年 12 月,洛克菲勒基金会成立了中华医学基金会,专门管理、资助中国的医学教育事务。如 1915 年,中华医学基金会与伦敦会协商后接办协和医学堂,提出以约翰·霍普金斯医学院为模式,将北京协和医学院办成高标准的学校。然而中国政府对中国西医校的影响控制愈渐增强,私立的岭南大学医学院和光华医学院,在资金、土地使用上得到政府支持,尤其是孙中山曾在其前身就读的岭南大学医学院,更得到国民政府大力支持。官办的中山大学医学院,得到政府的全力、全方位支持,政府甚至插手学院发展战略定位,充分凸显近代以来中国官办院校的特色,并形成传统,影响深远。

二、医学教育模式的形成与流变

近代中国,由于政权更迭频繁,社会处于激荡、剧变的时代,政府无力顾及医学教育,这反而给医学教育相对自由发展的空间,各流派自由地相竞争鸣，渐渐形成两大主要流派："德日派"和"英美派"。各院校中既有单设的专门医科院校，也有附设于综合性大学的医学院。

博济医院内建成的中国近代第一所西医学府、广东光华医学堂、广东公医学堂、广东女医学堂，都由有英美医学背景的美国医学传教士或中国人开办，因而它们的医学教育模式、学术特征、附属医院模式，皆为英美式。

创建博济医院前身——新豆栏医局的伯驾，曾就学于美国耶鲁大学；创办中国近代第一所西医学府的嘉约翰，毕业于美国费城杰弗逊医学院；创办广东光华医学堂的郑豪，毕业于美国三藩市内外科医学院；广东光华医学堂的另一创办者梁培基，毕业于英美医学背景的博济医学堂；对广东公医学堂创办与发展有重大影响的达保罗，是美国医学博士；广东女医学堂的创立者富马利，是美国医学博士；为初创时期的博济医院所办西医校做出重大贡献、中国到西方留学医科的第一人黄宽，毕业于英国爱丁堡大学医学院。这些中国近代西医的开拓者创建的西医校及其附属医院，从制度体制、管理规章条例到医疗、科研、教学的方式方法，再到医院医校的建设，乃至采用的教材，都有着英美医学特色。这些西医校及其附属医院，在学科学术上、人员的留学深造及培训进修上，都得到英美医学院校的支持。这使中山大学医科开始时基本为英美医学模式，中国西医缘起亦因而有着英美医学背景。中国西医界英美派由此开始形成，并且先于其他西医学派出现在中国。

同时，像德国医学等西方各国医学也渐被中国医界吸纳。1925年广东公立医科大学并入国立广东大学即后来的中山大学，成为大学医学院，医学风格发生变化。1926年对民国教育界有重大影响的国民党元老张静江提出"现在世界上医学最进步最发达的就是德国"，"主张全学德国"。1926年4月，同济大学学生转入本校医科，要求增聘德国教授，并于下学期将医科医院仿照德国学制。国民政府亦同意国立中山大学医科增聘德国教授。医科的"教师都是请德国的，学制仿德国的，各种制度设备、课程的编订和外国语，都是以德国的制度作标准"。德式医学教育模式成为中国西医教育一大模式。

中山大学医科在1927年聘请7位德国学者：生理学教授巴斯勒博士、病理学教授道尔曼斯博士、内科教授兼医生柏尔诺阿博士、妇科教授兼医生伏洛牟特博士、解剖学教授安得莱荪博士、细菌学教授古底克博士和外科教授乌里士博士。医科用德语讲课，采用德国教材，医院设备多从德国购买，附属医院查病房用德语，写病历、开处方用德文，整个中山大学医科几乎德国化。医学科教授12人，讲师4人。本国教授多数是留德的博士。学校从助教中挑选成绩优异者派往外国，尤其是派赴德国留学，学成回校工作。1927年起，医学院开始聘请德国教授兼任附属一院的各科主任，甚至护士也聘请过德国人担任，使医学院及附属医院形成深厚的德国医学传统。戴传贤和朱家骅任中山大学正、副校长时，医院大力提倡学习当时处于世界医学先进水平的德国医疗卫生制度。得到国民政府全力支持、全面关照的中山大学医学院，以德国医学为师，迎来大发展的黄金时期，医疗、教学、科研水平居于全国高等医科院校最前列，并与其他以德为师的中国医学院校一起带动中国医学界大力学习德国医学，中国西医界形成德国学派。

中国西医教育发端后，中国西医界除有英美医学体系与德国医学体系两大体系外，还有天津医学堂（北洋医学堂）的仿日制，震旦大学医学院的法国医学体系，学派纷呈。英美医学派与德国医学派，逐渐演进为欧美派与德日派。

三、医校名称的变易

中国近代早期的西医校，都是在特殊历史条件下诞生的。一方面，适逢中国由传统走向现代的激荡剧变年代，政治、文化、经济及社会各方面都在急剧变化中；另一方面，中国近代西医教育是在近代西方医学传入中国与中国医学从传统走向现代的历史条件下产生的新生事物，自身也经历了从简陋到成熟规范的发展变化，办学的主体及办学资金来源、教育模式、教学形式发生着急速变化，这些变化也体现在这些医校的校名变异上。中国近代早期的西医校，不少都有过不同校名重叠、校名多变的状况。

譬如，在不同的中国医学史专著及各种有关1866年在博济医院设立的医校的记述中，对嘉约翰于1866年在博济医院设立的医校的具体名称有异，有称博济医校、博济医学校、博济医学堂、南华医学校、南华医学堂、博济医院南华医学堂、博济医院医科班等。乃至同时期的人，甚至同一人都有同时使用以上对这所医校的不同名称。目前能找到的关于1866年创建的医校的最初记述，都是外国教会人士的英文记述，指称都用类似中文"学校"的"School"，后来使用类似中文"学院"的"College"。对博济医校的中文记述是在这所医校创建后一段时间才出现的。值得注意的是，直到清光绪二十年（1894年）发给医校毕业生的相当于毕业证的中文医照的发证者仍署博济医局（博济医院），医学校刊行的教材也署名"博济医局"。医校创建初期的各种名称，应是非法定名称，可见医校并无规范名称，各种名称杂陈。这影响到后来在记述建于1866年的医校的各种文献中，对这所医校有着各种指称。事实上，博济医校创建时的中国，习惯上多称学校为"学堂"，称医校也就多为"医学堂"。如在1881年建立了中国第一所官办医学校——北洋医学堂的李鸿章，在1894年呈光绪皇帝的奏章中写道："臣查西洋各国行军,以医官为最要,而救治伤科,直起沈痼,西医尤独擅专长,……非专门名家,历经考试,该国家未能给凭诊治。北洋创办海军之初,雇募洋医分派各舰,为费不赀,是兴建西医学堂,造就人才实为当务之急。"① 故而,中外人士以中文称呼医校时,称其医学堂较多,因医校在博济医院内开办,称该医校为博济医学堂的可能性也就较大。进入民国后,社会上逐渐把原称"学堂"的教育机构改称"学校",称1866年在博济医院设立的医校为"博济医校"也渐多。在现今中文的医史中,对这所医校使用较多的指称是"博济医校",但至今对这一医校仍有不同的指称。最近医学史界以"博济医院"指称设于这间医院内的医校渐多起来。由于现在所见的证照、教材等史料中只见署名"博济医局"和"博济医院",如我们现有掌握的医校发给毕业生的相当于毕业证的中文医照,医学校刊行的教材都署名"博济医局",医局与医院的词义相近,因而以"博济医院"指称设于这间医院内的医校有合理成分。但是,如果以一间医院指称一所医校会产生很大歧义与混乱。事实上,博济医院及其所办医校是两个性质不同的实体,各成系统,实际运作上是不能混杂的,其正式的中英文文件及内部的中英文年报、刊物及文字资料,述及学校时明确以学堂、学校、School、College来指称,从不与医院混称,述及医校有关事务,都明确指明是校务,从不与医务相混。故而,在本书中称博济医院设立的医校为博济医院所办医学校。

校名重叠也见于国立中山大学医学院的前身——广东公医学堂。国立中山大学医学院的源头,可追溯到1909年春创办于广州西关十三甫北约民居的广东公医学堂,1910年该校的毕业证即写明是"广东公医学堂卒业证书"。这所医校亦被称为广东公医医学专门学校,校名正式以"广东公医医学专门学校"取代"广东公医学堂"的时间似应在进入民国后。医校于1924年改称广东公立医科大学。1925年6月,广东公立医科大学学生向当时的广东国民政府请愿,要求将学校归并广东国民政府领导的广东大学。1925年7月,广东公立医科大学并入国立广东大学。1926年,广东大学改名为中山大学,后来改名为中山大学医学院。

1908年光华医社创办光华医学堂,1912年改名为光华医学专门学校,1928年光华医学专门学校改名为私立光华医科大学,1929年更名为私立广东光华医学院。

1899年,富马利在广州西关逢源西街尾的长老会一支会礼拜堂创办女子医学堂及附属赠医所。当时,富马利在博济医院所办西医校的余美德、施梅

---

① 李鸿章:《李文忠公全集·奏稿》,上海古籍出版社1996年版,第491—654页。

卿两位医生的协助下开办了女医学校，以富马利的赠医所为实习场地，开设于逢源中约，取名为"广东女医学堂"，同时亦称"广东女子医学校"。初称"女医学堂"较多，后称"女子医学校"较多。1900年，长老会一支会礼拜堂在西关多宝大街尾落成，便借用该堂首层作校舍，广东女子医学校正式挂牌。1902年，美国人士夏葛（E. A. K. Hackett）先生捐款兴建新校舍，女子西医学校以夏葛命名，称广东夏葛女医学校。1921年，改名为夏葛医科大学。1932年，定名为私立夏葛医学院。

四、各层次各类型的西医教育体系逐步形成

我国近代西医教育从鸦片战争前夜、中国即将跨入近代之时滥觞，经历了传统以师带徒到医校式教育的过程，西医校式教育亦从初级阶段发展到规范医校时期，规范的西医校逐渐向高等与中等两大基本方向分流。进入民国后，各种层次、各种类型和各种形式的西医教育方式重合的中国西医教育体系逐渐形成，一个现代西医教育体系初步成型。

当时国内许多水平一流的著名西医高等院校，如岭南大学医学院、上海震旦大学医学院、北洋医学院、北京协和医学院、齐鲁大学医学院和奉天医科大学等的发展轨迹，都印证了中国西医教育由以师带徒到医校式教育的模式转变，西医校从初级阶段发展到规范阶段，最后逐渐实现高等与中等医学教育分野的过程。

第六章　晚清至民国的卫生行政与管理体系及医学教育体制

鸦片战争后到民国期间，中国经过缓慢探索建立起中央与地方的近现代卫生行政与医学教育的体系及相应制度，虽不完备，但还是渐渐形成了一套参照西方国家的现代卫生行政与医学教育体制。

第一节　卫生行政机构

鸦片战争后，中国缓慢地建立起中央与地方的卫生行政机构及管理制度。当时的中国，中央没有独立的卫生行政机构，地方的卫生机构更不完备，但经过长期努力渐渐建成了近现代卫生行政体制。

一、国家卫生行政机构

光绪三十一年（1905年），清政府成立巡警部（徐世昌任部长），部内设警保司，下设卫生科。次年9月改为民政部，卫生科改隶民政部。光绪三十二年（1906年），民政部改为内务部，卫生科改为卫生司。

辛亥革命后，在中央政府内务部内设卫生司（林文庆任司长），掌管全国卫生行政事务。赵秉钧任北洋政府内务部长时，下设卫生司（伍晟任司长）。1913年卫生司改为内务部警政司卫生科。1916年仍恢复为卫生司（唐尧钦任司长，后由刘道任继任）。当时学校卫生属教育部管，工业卫生属工业部管，陆军军医及海军军医分别隶属军政部及海军部管。全国没有一个独立的卫生行政机构。卫生司有两个直辖的卫生机构：卫生试验所（担任药品的化验及标准化）、卫生展览馆（陈列卫生模型、图表等）。

1927年4月，国民政府在内政部设置卫生司，掌管全国卫生行政。1928年11月11日改设卫生部，任命薛笃弼为部长。部内设总务、医政、保健、防疫及统计五司，分管各项卫生事宜。另设中央卫生委员会，为设计审议机构，并公布《卫生部组织法》。1930年11月12日国民党召开四中全会第四次会议，何应钦提议将卫生部裁撤。1931年4月15日卫生部改为卫生署，隶属内政部，任命刘瑞恒为卫生署署长。卫生署组织缩小，内设总务、医政及保健三科。1936年卫生署直属行政院，组织仍旧。"七七事变"后，卫生署由南京迁往汉口，由颜福庆任署长，金宝善任副署长。1938年卫生署西迁重庆，又改隶内政部。1940年又直属行政院管辖，扩大组织，署内设医政、保健、防疫、总务四处。1941年颜福庆离职，金宝善继任署长，由中央医院院长沈克非兼任副署长。1947年5月1日，卫生署改组为卫生部，任命原农业部部长周贻春为卫生部长，金宝善改任卫生部次长，沈克非于1946年辞职。1948年春，金宝善辞去卫生部次长职，另任朱章赓、袁贻瑾为卫生部次长。抗战胜利后，卫生署于1948年冬迁回南京。1949年初，周贻春离职，任命金宝善为部长。时金宝善在联合国的儿童急救基金会任医务总顾问，金宝善退回任命，由次长朱章赓代理部长。中华人民共和国成立后，卫生署改为卫生部。

二、地方卫生机构

1900年，外国联军驻扎天津，设立都统衙门，附设卫生局，管辖地方卫生工作，是为保障军人和侨民的健康而创设的机构，后来由清政府收回自办，改称北洋局，成为中国地方卫生行政组织的开端。

在北京，清廷在京师设立内外城巡警两厅，厅下各设卫生处及官医院。外省省会的巡警机关也设卫生科，但是，这些由巡警机关附设的卫生单位，主要工作是清道和扫除垃圾。

上海市于1898年在公共租界内设立卫生处，由外国人掌管公共租界的公共卫生事务，主要为西方国家派遣来我国经营商业、设立教堂、开办医院以及学校和从事其他活动的侨民服务。这些机构并不是清政府的下属机构，清廷当然无权干涉。教会大学和教会医学校听命于各国的教会系统，卫生处对教会医学校的教学活动也不予过问。

城市政府机关自办的公共卫生机关，以北京市内左一区试办的公共卫生事务所为最早。该所创设于1925年，是京师视察厅的下属机构，由北京协和医学院卫生学科协助创设，其工作范围包括生命统计、传染病管理、妇婴卫生、学校卫生以及卫生教育、工厂卫生、疾病医疗、环境卫生稽查等项目。由当时内务部所属的中央防疫处处长方石珊兼任所长，由中央防疫处技师金宝善任课长，又有北京协和医学院教师胡鸿基、黄子方、杨崇瑞等兼任。一切卫生工作皆由协和医学院卫生学科外籍教授兰安生（John B. Grant）规划督导，所试办的各项卫生业务完全仿照美国卫生业务的规章。当时设立各项训练班，招收我国医务人员，在该所受训和任职。国民政府成立后，先后举办的中央及地方卫生机关的主要职员，几乎都由该所培养的人员担任，因此，当时北京的公共卫生事务所，既有当今的卫生教学实验区的性质，又有当今的卫生管理干部培训中心的职能。北洋政府期间，始终没有统一的医药管理制度，也没有完善的卫生行政系统，医学学术、医学教育、医师管理归教育部，公共卫生归内政部警察总署，公共防疫和海关检疫归外交部，中医归内政部，军医学校归军医司，各行其是，矛盾重重。其次，当时不存在西医管理问题。1915 年，我国两大医学团体——中华医学会、中华民国医药学会成立时，全国西医不过五六百人，其中受过正规教育的或许不超过 300 人，这些人都在军界、教会医院、教会医学院校中任职。

中国卫生行政，在 1928 年前没有完整的制度，各地没有健全的卫生专管机关。直至 1928 年 12 月 1 日，国民政府公布《卫生行政系统大纲》，规定省设卫生处，市、县设卫生局，至 1934 年 6 月，江西省设立全省卫生处，是当时国民政府设立的专管卫生机构之始。其后各省的卫生机构相继设立。因为当时国民政府尚未制定省卫生机关组织法规，所以各卫生行政机关之名称不同，如陕西设卫生处，云南、甘肃、青海、宁夏、湖南等省设卫生实验处，贵州设卫生委员会。至 1940 年 6 月 21 日，行政院公布《省卫生组织大纲》，规定省卫生处下设省立医院、卫生试验所、初级卫生人员训练所、卫生材料厂等，于是省卫生制度渐趋一致。至 1947 年底，计有江苏、浙江、安徽、江西、湖北、湖南、四川、西康、福建、台湾、广东、广西、云南、贵州、河北、山东、河南、山西、陕西、甘肃、青海、热河、察哈尔、绥远、宁夏、新疆等 26 省设立卫生处。省卫生处直属省政府，掌管全省医疗卫生事务。各省卫生处因事务繁简、财政状况各有不同，编制大小亦不一致。各机关之设置与否，视各省事实之需要及财政状况而定。截至 1947 年底止，各省省辖卫生机构共 214 个单位，其中包括省立医院 109 所，妇婴保健医院 7 所，结核病防治院 4 所，传染病院 6 所，卫生试验所 12 所，卫生材料厂 5 所，医疗防疫队 37 队，卫生人员训练所 5 所，地方病防治所 1 所，其他 29 所。

关于市一级的卫生机构设置，由于当时市有直辖市与省辖市之别，按国民政府市组织法规定，卫生局不在必设之列，所以各市卫生行政主管机关，有设卫生局者，有设卫生事务所者，有设卫生院者，亦有在市政府内设置卫生科者。广州市最早设立市卫生局（1921 年）。国民政府成立后，先后在南京、上海、北平、天津、广州、杭州、南昌等城市设立卫生局。抗战期间，后方各市卫生机构亦次第设置。市卫生局（所）直隶市政府，所辖附属机关有市立医院、妇婴保健、传染病院及卫生分所等。

据 1929 年颁布之县组织法规定，县卫生工作属公安局管理，必要时得设局专理卫生事项，但其时各县没有设立卫生局的。至1932年12月，第二次内政会议通过，始规定各县设立县卫生医疗机关，办理医疗救济及县卫生事业，由内政部通令各省民政厅，分令各县遵照筹办。江浙两省首先设置县立医院。1934年4月9日，卫生署召开卫生行政技术会议，通过《县卫生行政方案》，规定县设卫生院，区设卫生所，较大农村设卫生分所，每村设卫生员，使县卫生行政成为一个系统。1937年3月，卫生部复颁布《县级卫生行政实施办法纲要》，使各县推行卫生事业有所遵循。《纲要》规定县卫生院掌理全县卫生行政及技术工作，如医药管理、医疗工作、传染病管理、环境卫生、妇婴卫生、学校卫生、卫生教育、生命统计及一般卫生行政。至于县以下之卫生机关，区卫生分院、乡镇卫生分所、村卫生员，分别办理各该区域内一切卫生保健事项，如简易疾病之诊疗、传染病处理、种痘及预防注射、改良水井、处理垃圾、助产学校、出生及死亡报告等。由于卫生经费不足，以及卫生技术人员的缺乏，大多县卫生院并未按规定建制，下属机构更不完善。

第二节 医疗卫生管理制度

1922年5月，北洋政府曾颁布《医师（士）管理法令》，但终未实行。《医师（士）管理法令》分中西医两套，西医称医师，中医称医士。西医的《管理医师暂行规则》资格限定颇严。国内学成者，在非教育部立案之医校毕业者，留学归国者，则必须在国外经医师开业试验合格。登记费高达22元。此规则一公布，即遭到西医界的强烈反对。该年7月，科学名词审查会开会时，有吴济时、俞凤宾、余云岫等13人致电内政、教育两部，表示坚决反对。其理由是：一、内战方酣，宜暂缓；二、警方管理医生不妥。当时中医界也极力反对这项规则。北洋政府看各方反对，即将规则收回。

1925年，北洋政府又制定了一个医士管理规则，只适用于中医。规则要求较宽容，其中第三条规定："凡年在30岁以上具有下列资格者得呈检给医生执照：①在各省区曾经立案之公私立中国医药学校或传习所毕业领有证书或在本部（内政部）立案之医药会会员，有著作论文，经学会准许并有该学会之证明书者；②曾经各该地方警察厅考试及格领有证明文件者；⑧曾任公私立各机关医员及官、公私立医学校医科教员或官、公立医院医士3年以上，确有成绩及证明文件，并取具给照医士3人以上之保证者；④有医术知识在本规则施行前行医3年以上，有确实证明并取具给照医士5人以上之保证者。"以上规则反映了当时中医界的现状，因为当时人们的健康主要有赖于广大中医医生。照此办理，以中医为业者大体均不致失业，亦有益于国人的健康。特别是承认了未经教育部立案的中医药学校也有合法地位，这是比较务实的医疗卫生政策。然而这一规则发出时，北洋政府已朝不保夕，广东国民政府发动的北伐战争将要爆发，北洋政府已无力将此规则付诸实施。

这一时期，医学学术团体的建立对促进中国医学科学和医学教育事业的发展也起着非常积极的作用。这一时期建立的医学学术团体有：中华医学会（1915年2月）、中华民国医药学会（1915年8月）、中国药学会（1912年）、中华护理学会（1914年）、中华公共卫生教育联合会（1916年）、中国红十字会（1904年3月）、以及全国医师联合会（1929年）。随着西医药学术团体和教育机构的发展，医学期刊也纷纷出版，据不完全统计，自1912年至1937年出版的西医药刊物有130种之多，其中上海几乎占一半，杭州、广州、北京次之。医药学刊物的出版，促进了学术交流和教学、医疗水平的提高，推动了医学科学的发展。

第三节　医学教育体制

1912年，南京临时政府成立，教育部于10月公布《大学令》（壬子学制），1913年经修改称"壬子癸丑学制"，这个学制一直执行到1922年北洋政府公布《壬戌学制》为止。1922年学制规定大学包括4个层次：①大学：预科3年，本科3～4年，设文、理、法、商、医、农、工7科。②专门学院：预科一年，本科3～4年，设法、医、药、农、工、美、乐、船、外语10科。预科招生对象是10年制中学生（当时不分高中）或同等学历。本科毕业生授予学士学位，这是我国最早建立的学位制度。③专修科：分2个等级，一收高中毕业生（2年制），另一是招中学毕业生（3年制）。④大学院（即研究生院）：招收大学学院本科毕业生，年限不定。1912年5月，教育部颁发《审定教科书暂行章程》，章程规定，教科书出版前要送教育部审定。

1915年9月，北洋政府又公布高等文官考试命令，凡在国外高等学校修习各项专门学科3年以上毕业并获得文凭者，皆可参加考试。考试分为一、二、三、四等。报考医科的第二试为基础医学；第三试为临床医学。报考药科的第二试为物理、化学、调剂学、生药学、制药学等科目，第三试为各科实际操作。可见民国初年已制定国家考试规程。

1922年11月，北洋政府（徐世昌任大总统）公布新学制（壬戌学制）：大学分4个层次：①大学：可设多科或单科，取消大学预科，学制4～6年，规定医科至少5年。②专科学校：学制3年，如超过3年，待遇与大学同。

③大学、专科学校：可设立专修科，年限不定。④大学院：照旧，年限不定。1924年2月颁布《国立大学条例》，规定国立大学修业4～6年，选科制，考试及格者发给毕业证书，大学院毕业给予学位。

北洋政府期间颁布的学制、章程，主要是仿照日本的学制，同时加入了中国体制的内容，对医学教育规定了修业年限与必修科目。从此，我国的医学教育始纳入正式的教育系统。

南京临时政府教育部于1912年公布"大学令"，确立医学教育的学制及课程设置，规定医学51门，药学52门。并规定私立大学设置医科者，须开具临床实习用病院之平面图及临床实习用病人之定额，解剖用尸体之预定数目，呈请教育总长认可。教育部与卫生部为了提高医学教育水平，于1929年2月会同组织成立医学教育委员会和助产、护士等专业教育委员会，负责制定医学、助产、护士学校的课程，厘定学制，订立课程标准等。医学教育委员会的职责为：派员视察国内各学校；拟定医药专科以上学校毕业生统一考试办法；拟定医学院及医药专科学校课程标准；拟定医学院及医药专科学校设备标准。不过，教育部与卫生部虽共同拟定了医学教育的学制及课程标准，但当时各医学院校的课程仍不统一，更无统一编写的教科书。

学制与修业期限。按1930年的医学教育委员会决议，医学院为高中毕业后学习6年；医学专科学校为高中毕业后学习4年。当时专科学校有6所，修业年限也未能尽按定章办理。同济、北平、上海及中山4所国立大学，除中山大学医学院为5年制，其余皆为6年制。16所私立医校中，则有4、5、6年3种学制。4年制者为哈尔滨医专、满洲医科专门部；5年制者为上海女子、协和、辽宁、川至、圣约翰、齐鲁及华西7校。6年制者为东南、夏葛、光华、震旦、南通、湘雅及同德7校。陆军军医学校则为5年，云南军医学校正科4年、简科3年。但6年制的都包括选修科的课程在内，至于医学课程相差不大。关于学费，除陆军军医学校与云南军医学校系官费外，其余各校学费以省立各校为最低。教会学校本在早期免收学费，但到了20世纪以后，收费的标准渐涨，但对于少数学生仍给予资助。抗日战争时期，许多医学院内迁，一般国立医学院校多改为公费，战区学生可领到少量救济。但在当时，入读医学院还是比就读其他专业所需费用多。

第七章　中国近代西医事业的开拓者

在中国医学史进入近代前后,有一批西医事业的开拓者出现在中国近代西医发展之路的前端。他们出于不同的目的,为了追求各自的理想,客观上推动了西方医学传入中国,开启中国近代医学发展新路,协助创建近代中国医学制度,参与重组中国医学体系。他们筚路蓝缕之行迹,汇成中国近代西医的开端。

一、邓玉函

邓玉函(Johann Schreck,1576—1630),天主教耶稣会德国传教士。1576年生于德国康斯坦茨(今属瑞士),1618年4月16日,由里斯本启程赴东方。1619年7月22日抵达澳门。同行的传教士还有汤若望、罗雅谷、傅泛际。1621年到杭州传教。1623年到达北京。1630年病逝于北京,享年55岁。埋葬在北京滕公栅栏。邓玉函因病在澳门住了一年多。在此期间他曾行医,并曾解剖日本某神父的尸体,这是西方医学家在中国所做的最早的病理解剖。他对西方医学传入中国的贡献是译著《人身说概》,这是明末耶稣会士翻译的西方解剖学著作,亦称《泰西人身说概》。它与另一本由西方国家天主教传教士翻译并介绍到中国的专著《人身图说》是中国最早的两部西方解剖学译著。《人身说概》这部西方医学传入中国的开拓之作,经中国官员毕拱辰润色后问世。《明季西洋传入之医学》载述:"天启元年,抵澳门,曾在其地行医,为人治病,并行病理解剖,为西方医家在华第一次之解剖。嗣即履我腹地,初派至嘉定,研究华语,继至杭州,执行教务。时仁和太仆卿李之藻致仕在家,专心译著,玉函在其家译成《人身说概》二卷,书成未梓。崇祯七年甲戌(1634年),谒汤若望于京毂,言次以西士未译人身一事为憾,若望乃出西洋人身图一帙示之。以其形模精详,剖剧工绝,叹为中土未有。其后若望又以亡友邓玉函《人身说概》译稿交之,拱辰嫌其笔俚,因润色之。十六年,拱辰驰书蓟门,索著望译《人身全书》,云未就绪,属先梓其概,即玉函《人身说概》也,遂授梓人,书乃传世。"[①]

这部译著虽非出现在西方医学大规模传入中国的年代,但对西方医学在

---

① 范行准:《明季西洋传入之医学》,上海人民出版社2012年版,第11—16页。

近代中国的传播有重要影响。

二、罗雅谷

罗雅谷（Giacomo Rho，有一说为 Jacques Rho，1593—1638），天主教耶稣会传教士，生于意大利米兰。据《明季西洋传入之医学》记载：

> 本贵家子，幼年资禀椎鲁，不异恒儿，稍长攻神哲学。亦平庸。惟擅畴算，旋随兄若望入耶稣会，初学期满，即任算学教授，名始噪。万历四十六年四月，偕金尼阁等东迈，中途疫作，困留印度，卒神学业。天启二年抵澳门。七月荷兰人攻略澳门，乃助葡人守御，败之。天启四年，与高一志潜入山西，初传教于绛州，后寓河南之开封府。崇祯三年五月，因玉函之卒，历法未成，徐光启等乃于其年五月十六日奏请以汤若望与雅谷二人为继。雅谷遂由知府袁楷具文起送，资给前来。翌年三月二日到京，即赴鸿胪寺报名，习见朝仪，以备随时到局，与华民一体供事，时若望尚未诣京也。帝乃以其年七月初六日准雅谷觐见，即到局视事，屡厄于历官，幸帝明察获免。崇祯七年成历算书都一百三十七卷，进呈御览。崇祯十一年中疾猝卒，墓在阜成门外滕公栅栏。①

罗雅谷对西方医学传入中国的最大贡献是翻译了《人身图说》这部西方解剖学著，它与邓玉函翻译的《人身说概》为较全面介绍西方解剖学知识的读本，影响远及中国近代。

三、朱沛文

朱沛文（约1805—?），清末医家。字少廉，又字绍溪，广东南海人。他出身医生家庭，自幼随父学医，父亲去世后家境清寒，刻苦读书，后亦以医为业，曾广读古今中医书籍及当时翻译之西医书籍，并亲到西医院内观察尸体解剖。通过临证实践20余年，对中西医汇通提出见解，为我国近代中西医汇通派中有见解的代表人物之一。撰有《华洋脏象约纂》（1875年），认为中西医"各有是非，不能偏生；有宜从华者，有宜从洋者"，中医"精于穷理，而拙于格物"，但"信理太过，而或涉于虚"；西医"长于格物，而短于穷理"，但又"逐物太过，而或涉于固"。主张汇通中西以临床验证

---

① 范行准：《明季西洋传入之医学》，上海人民出版社2012年版，第11—16页。

为标准求同存异,"应通其可通,而并存其互异"。强调为医要了解人体脏腑,认为"医治人身之道,非可空谈名理,若不察脏腑官骸之体用,但举寒热虚实之概,谬与温凉补泻之方,而能愈人之疾者,鲜矣"。书中附西洋解剖图百余幅,并试图以西方解剖生理阐述和印证中医理论,认为以西方解剖生理验证《内经》等古典医理,可使经义更加彰著,并对前人如程式、王宏翰、王清任所记述脏腑之差错,有所纠正。对于古代医学著述及医家的认识,较为中肯,指出《内经》《难经》《伤寒论》等古典文献为中医之渊源,而对宋元以后诸家亦加以肯定。平时治学,强调读书与临证相结合,主张读书以"培其根底",临证以"增其阅历",提出学医要"溯医源、参证候、习方药、研脉法"。

四、伯驾

伯驾(Peter Parker,1804—1888)于1804年出生在美国麻萨诸塞州的法明罕(Framingham),原本有两个哥哥,不幸都在婴儿期夭折,所以只剩下两个姐姐和一个妹妹。他童年的生活很单纯,总是在农场、教室与礼拜堂三者之间打转。一家人在父母的操持下,过着敬虔、勤劳的生活。由于他是家中唯一的儿子,必须帮忙农场上的操作,所以对学校的功课较为疏忽,升学的年龄也稍受耽误。

他拖到23岁才升入阿美士德学院(Amherst College),当时是全校最年长的一个学生。在这所宗教气氛极为浓厚的学院中学习3年以后,他转入了学术水平较高的耶鲁学院(Yale College)。由于耶鲁学院承认他在阿美士德学院的全部学分,所以他只要再花一年时间即可获得学士学位。

也就是在这一年(1830年),他开始考虑献身于海外宣道的问题。第二年的4月间,有一位热心推动海外宣道的人士安路福(Rufus Anderson)来到耶鲁主持一连串的聚会,终于促成伯驾的最后决定。由于安路福隶属于全美最早的一个海外宣道团体"美部会"(American Board of Commissioners for Foreign Missions),因此伯驾也将申请书送到那里。

美部会接纳了他,同时建议他再回耶鲁去深造,接受神学与医学的训练。伯驾用3年时间完成4年的医学课程,于1834年3月通过考试,受美部会遣派,乘上一艘愿意免费带他到中国来的船。他于6月4日启程,历时4个月抵达澳门,10月6日到广州,后折返澳门,并于12月12日南下新加坡习华文。在新加坡期间,他开了一间诊所,专为华人治病,从1835年1月到8月治疗1000多例病人。

伯驾于1835年在广州创办的教会医院——眼科医局,这是近代中国影响重大的一所西医院。伯驾的专长本为眼科,所以一开始只看眼科的病,后来应病人的再三要求,也开始为他们看其他的病,从麻风病、象皮病到疝气、肿瘤,无所不诊,终于成为一个"全科大夫"。伯驾尤其在外科方面有建树,在中国近代医学史上留下几个重要的首创纪录:①割除乳癌(1836年);②割除膀胱结石(1844年);③使用乙醚麻醉(1847年)与氯仿麻醉(1848年)。

此外,伯驾也以割除肿瘤而著名,例如他的第446号病人就是一个严重的肿瘤患者,肿瘤从右太阳穴一直向下长到右颊,整个右眼几乎都被遮住了。1835年12月27日伯驾为这名在鸦片镇痛下的13岁小女孩施行手术,割除了这颗重达1.25磅的肿瘤,18天后,患者痊愈,从而挽救了她的性命。

伯驾在华大约20年的行医过程中,一共看过5.3万多个病人。这里面从两广总督耆英到浑身长疮的乞丐,从当地人到外地慕名而来的病人,无所不包。

伯驾一直视医疗为布道的方式之一,因此他虽然在医术上日益精进,但他信仰上帝之心并未稍减。在他的日记中,到处都是将某个病人"交在最大的医生(耶稣)手中",或为某个病人的痊愈而感谢上帝的记载。

为了使医疗宣教的价值更为人们所重视,伯驾在1838年会同裨治文(Elijah C. Bridgman)与郭雷枢(Thomas R. Colledge)二人发起组织"中国医学传道会"(Medical Missionary Society in China)。参加成立大会的有十多人,首次集会时渣甸为主席,1838年4月第二次大会改选郭雷枢为会长,不过郭雷枢不久就离华回英国去了,其会长之职至1839年乃止。副会长之职由旗昌洋行职员、历任英美驻广州领事、英美商人、伯驾等人担任。会员每年捐赠慈善款,支持博济医局。伯驾自1834年抵广州,至1857年返美国,历时23载,特别是他1841年漫游欧美争取捐助,为传道会做了大量工作。

"中国医药会"虽不如以后的"中国博医会"(China Medical Missionary Association)那样在统一医学译名、推广医学教育等方面卓然有成,却在联系早期的医疗宣教士方面发挥了很大的作用。下面一连串在中国教会史与医学史上都不可缺少的名字,都曾经是"中国医药会"的成员:雒魏林(William Lockhart)、合信(Benjamin Hobson)、麦嘉缔(D. B. McCartee)等。

1844年中国与美国在澳门的望厦缔结了两国间的第一个条约,伯驾担任美国公使顾盛(Caleb Cushing)的译员。这是他参与外交工作的开始。以后他还担任过美国使馆的代办与公使。

1857年伯驾夫妇回国定居,直到1888年逝世再也没有到中国来。

五、合 信

英国传教士医师合信（Benjamin Hobson，1816—1873）于 1816 年生在英国北安普敦郡的威弗德。合信是伦敦大学医学专业的学生，他获得学士学位后，还通过了伦敦皇家外科医师学会的考试。合信获准加入伦敦会后，受英伦布道团派遣，作为医学传教士被派往中国，到广东行医传教。1839 年 7 月 28 日合信和新婚妻子简·阿比（Jane Abbey）一起乘坐"伊来扎·斯图尔特"号起程，11 月 12 日途经安吉尔，12 月 18 日抵达澳门。不久以后他被医学传道会接纳。

他先在澳门协助洛克哈特（Dr. William Lockhart，1811—1896）工作，后主持澳门医院。1840 年，合信在澳门医院收授亚忠和亚宾 2 位生徒，授予医术和神学，在医院助理医务。1841 年 7 月至 1842 年 10 月，他的门诊病人达 5265 人次，住院病人达 433 人次。

1843 年上半年，合信前往香港管理医学传道会在那里开办的医院。该医院从 6 月 1 日开始接待病人。

1845 年，合信夫人的身体非常衰弱，于是合信陪她一起离开香港。12 月 22 日，当船停泊在邓杰内斯，家乡在望时，合信夫人去世，留下一子一女。在英国期间，合信同马礼逊博士的女儿结婚。

1847 年 3 月 11 日，他们夫妇二人同赫希伯尔格（Hirschberg）先生一起乘坐"休·沃克"号（Hugh Walker）前往中国。7 月 27 日到达香港后，合信继续负责医院事务。10 月，他和吉里斯皮先生去了一次广州。

1848 年 2 月，合信到广州定居并在那里开展工作。4 月，他开办了一家诊所。6 月在广州西郊金利埠购房，用以开办教会医院惠爱医馆，建成完备的医院。仅在 1850 年，他就诊治了 25497 人次，其中有很多病人是吸鸦片者，合信帮助他们戒烟。合信为人谦逊诚恳，待人和蔼可亲，"有古君子风"，而且医术高明，治病"无不应手奏效"，因此赢得了当地人的信赖，使惠爱医馆门庭若市，"合信氏之名遂遍粤东人士之口"。合信建成的惠爱医院声名远播。

1850 年，合信在广东南海人陈修堂协助下，于广州编译出版了《全体新论》（又名《解剖学和生理学大纲》），这是介绍到中国的一本比较系统的西方医学教科书。合信先在广州，后到上海与管茂才合作，翻译出版 5 本书，即《博物新编》（1855 年）、《西医略论》（1857 年）、《妇婴新说》（1858 年）、《内科新说》（1858 年）、《医学新语》（1858 年）。当时，这 5 本书被集成一函，题名《西医五种》，与《全体新论》合成一套比较完整的西医教科书，在中国早期西医传播中起了重大作用。清道光至咸丰年间，合信与嘉约翰（John Glasgow Kerr）先后在广州有系统地编著、翻译出版介绍西医药各科的专门著作20多种，这是中国近代最早出现的一批西医著作，对广州西医知识的普及产生了一定的影响，也为西方医学科学在近代中国传播做出了贡献。

1856年第二次鸦片战争爆发，10月广州爆发战事，他被离开当地，举家暂时避居香港。惠爱医院停业。1858年由黄宽接办复业。

应上海的传教士之请，合信于1857年2月来到上海。该年年底，他接手了仁济医院的工作。在此期间，他从事译述、合译有《西医略论》《妇婴新说》和《内科新说》三种。

《全体新论》（1851年）是一部解剖学概要。合信认为中医"不明脏腑血脉之奥"，于解剖学茫然无知，他认为这是中医的最大缺陷之一，因此他首先译介解剖学知识。本书先论骨骼，次述韧带、肌肉，再及大脑、神经系统和五官，然后论脏腑，对血液循环有重点介绍，最后论及泌尿器官等。全书简明扼要、图文并茂。西医解剖学虽早在明末清初就已经有耶稣会士译介，但译本流传极少，知者不多。《全体新论》刊行后，"远近翕然称之，购者不惮重价"。很快又出现多种翻刻本。

《西医略论》（1857年）详于外症，略于内症，共3卷，上卷总论病症，中卷分论各部病症，下卷专论方药。此书也配有详明的图解，极方便实用。

《妇婴新说》（1857年）介绍西医妇产科和儿科的理论与方法。

《内科新说》（1858年）以脏腑为纲，备论头痛、癫狂、心肺病、胃病、肝胆病症、肾病、小肠病腹痛、泻泄、大便秘结等病症。书分2卷，上卷论病症，下卷载方剂药品。

合信编译西医书，是采用由他口译，由中国人笔述的方法进行，他们对待译述十分认真，于身体、病症、方剂、药名等名目，大都用中医名称。合信说："余著书之意，欲使泰西医学流传中土，故于字句同异、药剂轻重斟酌详审，不肯苟且误人。"他在临床上还使用部分中药，虽然很有限，却反映他对中医有一定的理解和采纳，并不是完全摒弃。这些医书是近代介绍西医最早而且系统的著作，对西医在中国的传播起到了重大作用。

1858年底，合信因健康原因离开上海。1859年初，合信将长子留在当地洋行后，同其他家人一起乘邮轮经由香港返回英国，3月抵达目的地。回英国后，合信的健康状况令他无法再到中国来。他曾在克利夫顿住了一段时间，后在切尔滕纳姆生活了下来，于1873年在伦敦逝世。

合信于1859年退休回国为止，在华20年，为中国早期西医传播，推广西方医学科学，传播西方科学文化，做出了重要贡献。

六、嘉约翰

嘉约翰（John Glasgow Kerr，1824—1901），1824年11月30日出生于美国俄亥俄州邓肯维尔，从小勤奋好学，16岁考入大学，23岁毕业于费城杰弗逊医学院，当了7年的医生，并加入教会。

1854年5月15日，嘉约翰带着新婚妻子抵达广州。他的妻子金斯伯因半年的船上颠簸，加上不适应广州的炎热，一年后因病去世。新婚燕尔，妻子亡故，又初到一个完全陌生的国度，使嘉约翰非常哀伤。然而，个人的不幸，所遇的困难都没让嘉约翰放下自己的使命。他料理完妻子的后事，又忍着哀痛忘我地投入到行医传教中去。

1855年，伯驾回美国休养，5月5日嘉约翰受聘接替伯驾，接掌广州眼科医局。

第二次鸦片战争于1856年爆发，眼科医局在战争中被焚毁，夷为平地。在中国与西方列强激烈对抗的时局，身为西方人士的嘉约翰难在中国立足，更别说行医了。妻子去世后，生活无人照顾，加上行医传教生活非常忙碌，嘉约翰身体状况每况愈下，只能于次年返美，入费城杰斐逊医学院进修。在此期间，他未放下在中国从事的事业，在紧张的学习之余四处为重建广州眼科医局筹款，购置了一批医疗器械。

1858年年底，第二次鸦片战争的硝烟尚未散尽，嘉约翰偕新夫人再临广州城，再续他在中国近半世纪的行医授业、传教生涯。

他因陋就简地在南郊增沙街租下一间店铺，修葺粉刷一下，改做医院用房，此即博济医院的雏形。1859年1月中旬，医院正式开业，命名为博济医局，他用在美国募集的经费购置了一批医疗器械。医院开办之初，正值鸦片战争战火方熄，中国刚刚经历一场西方列强的侵略，当地从官方到民间对嘉约翰办医院并不欢迎，战前他主管的医院就是被仇恨侵略的当地民众烧毁的。所以说，他当时办医院的客观条件很差。医院能生存下来，首先是靠嘉约翰具有传教士执着的宗教传道救世精神。许多穷人因没钱治病，或是"病急乱投医"的人壮着胆子来试诊，治好了病，名声也传播开来，连富贵人家也上门求医。医院由艰难维持到发展扩大。

博济医院在1859年5月重新开业后的数十年间，不断地改进和发展，在广州一带业已产生相当大的影响。他医务工作格外繁重，除此之外，还要研究教学、编写教科书、设计和筹划医院将来的发展等。嘉约翰想使这所广州最早的西医院，成为广州乃至中国教会医院之模范。

嘉约翰认识到必须培养中国人自己的医生。开始，嘉约翰只是由医院招收少数学徒，采用以师带徒这种易为当地人接受的传统授教方式，让他们边学习，边协助医生工作。医院也曾接收具有一定西医知识的开业医生进行培训。到1866年，博济医院迁到新址后，嘉约翰在医院里附设一所学校，这是当时中国唯一的西医学校，也是今天中山大学医科教育的发端。

这所医校成为近代中国最早的医科学校，较大规模地培养医生，嘉约翰亲自授课，为中国西医教育体系奠基。到1870年，学校的一些学生可以在医院独立施行外科手术，嘉约翰说他们"很快就熟练了手术方面的有关方法，他们可以不需要外国医生就能单独为病人解除痛苦。许多医学校的学生已经取得了当地民众的信任"。1879年，随着医学教育的发展，医校从博济医院中分离出来，再后来正式更名为"南华医学堂"，在中国系统地传播西方现代医学知识，培养出大批医学工作者。这些医学工作者成为开拓中国西医事业的人才。其中很多人有高超医疗技能。他们毕业后多在华南地区活动，直接从事医疗事业或者是在其他医校担任老师，对当地西医传播有很大影响。医学校里还教授一些中医知识。学校最初招收的都是男学生，1879年开始招收女生，这是中国最早招收女学生的医学校，对于妇女冲破中国传统桎梏的束缚起到了积极作用。这所学校培育了这一时代杰出的人物，如戊戌变法中殉志的六君子之一康广仁、民主革命领袖孙中山，还有其他民主革命者，更有中国第一批受西式教育的知识精英。到1894年前后，经南华医学堂培养的医生达200名左右，绝大多数毕业生后来都能开业行医。

孙中山也曾于1886年在嘉约翰开办的医校学医，并利用嘉约翰治校的宽松自由环境，吸收西方先进文化，开展最初的革命活动。

嘉约翰在医务、医学方面的工作成绩颇为突出。他在博济医院先后服务了近半个世纪。在他主持博济医院期间，门诊病人达74万人次，曾为4.9万多例患者动过外科手术，翻译了34部西医药著作，还培养了150多名西医人才。

他曾任新教全国性医界团体"中华博医会"首任会长，并创办颇有影响的西医学术刊物《中国博医会报》（中国第一种英文医学杂志，1887年在上海发行）。1865年，嘉约翰和他人一起编辑出版了《广州新报》周刊，分为中文版、日文版、英文版三种形式。这是我国最早的西医期刊，也是我国最早的中、英、日三文期刊，主要内容是介绍西方医学医药知识，并附带刊登一些当时的国内外新闻。1880年，嘉约翰在广州创办《西医新报》，这是一份中文医学杂志，也是我国最早的正规西医期刊。该报在广州街头公开发售，最高发行量曾达到400份。

1898年，嘉约翰于广州市珠江南岸、白鹅潭畔创建中国第一家精神病专科医院，初名"惠爱医院"，设30～40张病床，次年正式收治住院病人。嘉约翰辞去博济医院职务，偕夫人搬进"惠爱医院"。他亲自为病人治疗，使不少精神病人治愈出院。传统中国社会，从社会安全与稳定着眼，对精神病人基本上以禁锢方式处置，责任由家庭或宗族承担。精神癫狂者常被家人锁进幽暗房间，经年不见阳光。在清代，家人如不经报官私自打开疯人的锁铐，将会受到严厉处罚。嘉约翰兴办精神病医院，不仅给中国带来治疗这种疾病的新方式，还展示了西方重视个人权利、重视个体的观念，将来自西方的人道主义精神、人本主义思想、人权理念引入中国。

光绪二十五年（1899年），嘉约翰退休，由该院美籍医生关约翰（John M. Swan）接任院长。

嘉约翰在中国从事和传播西医学近半个世纪，为在中国的行医传教事业鞠躬尽瘁。1901年8月10日，因患痢疾在广州去世，葬于当地。

七、黄宽

黄宽（1829—1878），字绰卿，号杰臣，广东省香山县（今中山市）东岸乡人，其长辈多务农，年幼时父母双亡，依靠祖母抚养长大，初进乡村学塾读书，有"神童"之称，后因家境贫困停学。1841年，他来到澳门，在美国教师布朗（Brown）主持下的马礼逊（Marrison）学校学习。1847年与容闳、黄胜一起，跟随布朗夫妇到美国，入读麻省曼松（Manson）学校，获文学学士学位。1850年赴英国，进爱丁堡大学专攻医科，获医学学士学位。毕业后攻读病理学与解剖学研究生，获医学博士学位。他是中国近代最早赴西方学医的人。1857年，他以伦敦会传教医生的身份返国，在香港伦敦会医院任职。1858年，他回到广州，先在广州府学东街开办一所医药局，为病人治病，随后又接办英国人合信医生在广州金利埠创设的惠爱医局。因黄宽是提供西医服务的中国医生，加上技术好，远近求医者甚多。在他经营医院的头4个月里就有求诊者3300人。同时，黄宽还带有4名生徒在医院接受培训，中国人教授中国学生学习西医由此开始。西医传播不再为外国传教医生独揽。博济医局新开张后，应嘉约翰之邀，黄宽又在博济医院兼职。

黄宽医术精深，尤为擅长外科，诊断精细，手术水平很高。1860年，他曾施行胚胎截除术（碎胎术），为国内首创。广东地区患膀胱结石病人多，嘉约翰时以做截石术闻名，但在他之前，黄宽早已割治过33人。据统计，他做过3000多例膀胱结石手术。除了行医外，黄宽还积极致力于培养西医人才。后来，他因与医馆管理层意见不合，加上对某教徒的做法不满，于

1866年辞去惠爱医馆之职，私人开业。1862年，他被李鸿章聘为首批医官，任职仅半年即辞职，回广州自办诊所。1863年他被聘为中国海关医务处首批医官。1866年博济医院附设医校，他被聘为教员，担任解剖学、生理学、化学和外科、内科的教学。1867年，他曾被委任代理主管博济医院。在此期间，努力整顿医院，还完成多例高难度手术，受到很高赞誉。

黄宽不但医术高明，而且医德高尚，为人治病热情细致，深受中外患者信任。他患有多年足疾，有时甚至不能走路，仍经常带病为人治病。1878年10月，当他颈项患疽时，驻华英国领事夫人难产，急求他出诊，家人虽再三劝阻，黄宽坚持出诊，并说："吾疽纵剧，只损一命，妇人难产，必失二命，讵能以爱惜一命而弃二命于不顾耶？"于是他不顾个人安危，径自前往。领事夫人产后平安，他归家后却因疽剧发而故，时年仅49岁。当时前来参加葬礼的中外人士无不为黄宽之死感到哀伤。

黄宽一生忙于临床医疗工作，除医院工作报告和海关医务年刊外，未留下其他著述。他的同学容闳在所著《西学东渐记》一书中评述称："以黄宽之才之学，遂成为好望角以东最负盛名之良外科。继复寓粤，事业益盛，声誉益隆。旅粤西人欢迎黄宽，较之欢迎欧美人士有加，积资益富。"

八、关 韬

关韬（1818—1874），西方外国人士多称其为关亚杜或关亚土（Kuan A-To），其实应为关亚韬，在名前加上"亚"字，是广州人对一般人的称呼。关韬出生于广东十三行商业、画家的世家，19世纪十三行的文化氛围对他一生有重大的影响。在18、19世纪，中国的瓷器和茶叶在欧美各国极受欢迎。在瓷器和茶叶的包装上，绘有图案或风俗画，为迎合西洋人的爱好，行商要画工将西洋画法移入画中，于是诞生了广州外销画。关韬的叔父关乔昌（啉呱）就是一位名扬海外的外销画家，在十三行建立画室，和来自欧美的外国人有着广泛的接触，会说"广东英语"，闻知伯驾招收学生，便让侄子关韬前往学习西方医学。关乔昌对关韬很关心，特别绘了一幅油画《彼得伯驾医生及其助手像》，其中助手就是关韬。伯驾还请关乔昌帮助制作教学挂图，又请他为100多名有肿瘤突出于体表的患者的患病部位进行详细描摹，每张图都有伯驾的详细说明，于是这一幅幅挂图就成为了生动的病历资料。1841年伯驾携带这些医学图画回美国陈列展览，事后即分赠给大学或医院。至今仍有110幅图保存下来，其中大部分（86幅）保留在伯驾的母校——美国耶鲁大学医学图书馆（Yale Medical Library），23幅在伦敦盖氏医院的戈登博物馆（Gordon Museum at Guy's Hospital），1幅在波士顿的康特威图书馆

(Countway Library)。其中有 30 多幅是肿瘤患者的画像，看了那些奇形怪状、丑恶狰狞的肿瘤之后，让人看到伯驾医术的高明，也为中国近代西方医学传入中国留下了历史实证。

关韬在当时的中国真是卓立独行者。他既没有按家传从商或学画，对当时中国知识界热衷的科举之业也不感兴趣，却偏偏对当时为中国人轻视、歧视，而且脏、苦、累的西方医学很感兴趣。他聪颖好学，吃苦耐劳，在伯驾教导下，能独立施行常见眼病的手术、腹腔穿刺抽液、拔牙、治疗骨折及脱臼等，不负叔父的期望。他技术娴熟、精细，每每收到优良疗效，得到中外人士信服、赞誉。医科是一门跨文理的学科，涉及自然科学与社会科学许多科目，西医在当时尤其与西方文化紧密相连，而且支撑西方医学的知识体系与观念系统，迥异于中国传统四书五经、八股文章、诗词曲赋。学过医的人都知道，学医苦，单说学制就比其他学科长，人家西洋人在西医的祖地学西医，也得熬数载寒窗，关韬居然在不长的时间内以学徒之身将西医技能学到手，就更难能可贵了。关韬医技高超，由于他是中国本土培养的第一位西医医生，增强了西医疗治水平的说服力，更有利于西方医学在中国的传播。

关韬品学兼优，深得伯驾器重，伯驾休假回国，他曾代为主持眼科医局。咸丰六年（1856 年）第二次鸦片战争时，他到福建为清军服务，获赏五品顶戴军衔，是中国第一位西式军医。战争结束后回广州挂牌行医，他良好的医德和精湛的医术很受中国人和外国侨民的欢迎。1866 年博济医院广州仁济大街的新院落成后，特请伯驾的传人、中国医生关韬出任医院助理，医院引以为荣。嘉约翰在其院务报告中说："余得关医生为助手，实属幸运。因彼在眼科医院有悠久历史，凡与该院有来往者，莫不知之，以其君子之态度，而具有高明之手术，殊令人钦佩也。"

关韬除了在医院行医外，还在博济医院所办医校授课，负责指导实习课及临床各科，走上讲台传授西方科学文化知识与科学技能。

关韬在这所医院工作近 20 年之久。他于 1874 年 6 月逝世，当时被"教会医事学会"称为一个悲伤的事件。在学会第 36 届年会上，郑重地宣布了对他的评价，并在《中国邮政》上刊出。由此可见他的影响。

九、马根济

英国伦敦会医学传教士马根济（John Kenneth Mackenzie，1850—1888），1850 年 8 月 25 日生于苏格兰雅茅斯，1888 年感恩节凌晨卒于天津。马根济出生于一个虔诚的苏格兰基督教家庭，于 1874 年在英国布雷斯顿医学院完成了学业，并于爱丁堡医学院取得了皇家外科医学院医师和皇家内科医学院医师资格。这时，通过返英传教士的介绍，马根济得知在中国患眼病的人很多，为了使自己获得这方面的知识，马根济又进入英国伦敦皇家眼科医院学习。马根济于1875年4月10日由英国启程，同年6月8日抵达中国汉口。马根济和夫人在汉口生活了3年半，后来因妻子无法适应湖北炎热的气候，马根济夫妇经上海乘船北上，在1879年3月中旬到达天津。马根济来天津以前，西医在天津尚未得到社会各阶层的认可。

第二次鸦片战争后，英法联军进占天津。1861年，英国驻屯军在紫竹林开设军医诊所，有平房数间，除给外国驻军和洋人看病外，也接诊中国人。1868年，诊所被转交给英国基督教会，改名"基督教伦敦会施诊所"。这是天津最早的西医院，后来由马根济医生主持。

据说李鸿章的妻子身患重病，多方求医都不见好转。最后，1879年4月，李鸿章函致美国副领事毕德格，让其代请在北京的美以美会女医生郝维德为妻子治病，效果良好，李鸿章继续聘请外国医生。当时马根济和女医生郝维德到李府出诊，经他们精心治疗，李鸿章夫人痊愈。从此，西医得到了李鸿章的信任。1880年李鸿章广集资金，在法租界紫竹林一带的海大道兴建了一座庙宇式建筑，将当时的施诊所扩建成"基督教伦敦会医院"。医院成立之初设有为天津当时权贵其家属服务的头等病房和设在大地下室可容纳30多张病床的三等半费病房，此外，医院还设有挂号房、司账房、割症房、养病房、脉发药房等。清光绪十四年（1888年）二月，马根济去世。

据文史资料记载，中国最早的公立医学堂是北洋医学堂，也叫天津军医学堂，其前身是1881年直隶总督李鸿章在北洋施医局创办的医学馆。该馆聘马根济为医师，招收学生分甲、乙两种。甲种学制4年，乙种学制3年，这是中国官办西医教育之始。医学馆的英文名为"总督医院"，附属医学校于1881年12月15日开学，有学生8名。由驻天津的英美海军中的外科医生担任教习，临床教学在总督医院进行。李鸿章从省军防经费中支拨该校的全部费用。第一班至1885年毕业时剩6名学生，都被授予九品文官，领五品或六品衔，两名高才生留校充任教师，其余派往陆军岗位或海军军舰，成为随军军医。第二班学生都是香港师范学校的毕业生，于1883年入学，1887年毕业。第三班学生12名全为香港中心学校毕业生，但由于有的学生英文差而延长了学习年限，其中2名转入电报学堂。1888年马根济医生去世，总督医院被伦敦传教会收购。

十、德贞

德贞（John Dudgeon，1837—1901），英国苏格兰格拉斯哥人，1862年

获英国格拉斯哥大学外科学硕士,后获爱丁堡大学医学博士学位。1863年受伦敦会派遣来华行医传教。1865年,德贞在北京创办当地第一所近代化医院——双旗杆医院,即今天协和医院的前身。

德贞医生,在北京三十余年,以其精湛的医术和优良医德,为当地人服务,包括为清朝亲王大臣及各国驻京使节服务,得到很高评价,并与他们深交,对其以后在中国开展医学事业大有益处。德贞进入宫廷为恭亲王看病,与李鸿章交友,长期担当曾纪泽的家庭医生。刑部尚书谭廷襄的七子在玩洋铳时,不小心"洞穿腹膈,气已濒绝",经德贞手术抢救,不到十日便"肌理如初"。谭廷襄一改以往对洋人的敌对态度,登门赠送"西来和缓"颂匾。荣禄腰部长了一个瘿瘤,"患处腐溃方圆七八寸,洞出三十余孔",德贞为荣禄做了两次手术,割去已呈紫色的腐肉,"患处日见起色,疮口之见收缩,七十日而平复大愈",荣禄夸德贞"其术之精,其技之绝"。并亲自撰文表示"益信其术之精,其技之绝矣","精深绝妙,竟克臻此,夫乃叹人之少所见者"。

1884年,德贞给同文馆学生讲课的解剖学教材《全体通考》由同文馆印刷出版,他将书稿递送给荣禄,请其做序。这部16册的专著,附有将近400幅精美的人体解剖图,以显微镜观察、化学原理和计量学方法,揭开身体秘密,由人的头部毛发深入到人体内部的骨质组织微观成分,从血液循环到神经分布,都有精细的描述和解释。德贞在书中又加入大量注解,对照中医的人体结构知识和传统术言,创造了人体部位和器官的现代名称,并指出中西医学关于身体知识的不同解释。在这一部巨著里,尽管德贞在表述上已尽可能靠近中国人传统习惯,并对照中医的术语,但非专业人士还是不能读懂其内容,荣禄自然不懂,仍欣然提笔向读者推荐该书,认为作者"用意良深,益人匪浅"。德贞的这部出色著述,得到清廷权贵的力荐,对推动西方医学传入中国很有益处。他的主要医学著述还有《脱影奇观》(英文)、《施医信录》(中文)、《关于欧洲与中国的医学、临床治疗与养生笔记》(英文)、《西医举隅》(中文)、《西医骨骼部位腌腑血脉全图》(中文)、《中国的疾病》(英文)、《全体通考(体骨考略)》(中文)、《中国治疗术》(英文)等,推动西方医学传入中国。

十一、赖马西

赖马西(Mary West Niles,1854—1933),于1854年1月20日出生在美国威斯康星州,她的父亲是当地一位家庭传教士先驱。小赖马西5岁时,外祖父去世,全家迁回纽约的科宁,父亲当了长老会的牧师。1875年,她21

岁时，从艾尔米拉学院毕业。此后3年，她在纽约的公立学校教书，同时也从事传教工作。1878年，她开始在与纽约妇儿诊所有联系的妇女医学院学习，并于1882年从该学院毕业，获得医学博士学位；同期获得艾尔米拉学院的文学硕士学位，1917年又获得法学博士的荣誉学位。

1882年8月，她被长老会海外传教会任命为派往广州的传教医师，斯图本的长老会对她进行财政支持。

1882年10月19日，她抵达广州，到创建于1866年的近代中国第一间西医院——博济医院工作。在真光书院开始学习中文，开始了在中国行医传教的历程。1883年，在医院院长嘉约翰赴香港的短暂期间，由赖马西、老谭约瑟医生和韦尔斯（Wales）医生共同管理博济医院。赖马西分管医院的女病区。在当时的中国社会，妇女受传统礼教束缚，避讳与非亲友的男性交往接触，因此女性"病人们喜欢跟她们同性别的医生，好处是比较容易使之了解自己的病情。中国上流社会的妇女宁可忍受疾病带来的大量痛苦，而不愿接受现代医学诊断和治疗疾病所需的一切。大多数家庭中女性成员的深深的无知——羞怯和与世隔绝，为这位女医生在中国开启一个无限宽阔的领域"。在当时深受传统束缚的中国社会，女医生极为稀缺，从现有资料可知，赖马西是近代广州一带最早出现、受过高等医科训练的女医师，她作为一名女医生起到了男医生所不能起的作用。她到中国后，首先在当时中国医学领域中最缺人才的妇产科施展才华。

就在这一年，由博济医院人员使用器械接生的病例有4起，其中3例就由赖马西施行。其中最成功的一例，产妇开始阵痛仅24小时，孩子即得救。

赖马西除了负责医治医院里的妇女患者，还在广州十三行一座属于长老会的房子里开办了一间诊所，主要诊治妇产科病患。从1885年2月到10月，这间诊所每星期开诊5个下午，但是10月份以后，每星期只开诊3个下午。一个房间专门用作礼拜堂或候诊室。赖马西原以为会有更多的妇女利用这个机会来找女医生看病，不过这间诊所没让她达到所期望的成果，十三行诊所的就诊人数，在诊所存在的三年半时间里一直不多。1888年6月，诊所关闭。不过，她被邀出诊倒是不少，这还是由于当时受着传统礼教束缚的中国妇女不愿在外抛头露面的缘故，对找洋医生诊治还是很迟疑，常常不能及时请洋医生看病。有一名待诊的妇女，赖马西到她身边的时候，她已经死了4个小时。还有一次，赖马西赶了60多千米的路，其中有一段路是坐轿子，但当她赶到时病人已经死了。赖马西看到当地不少患者因缺乏医学科学常识而延误了治疗，非常难过，尽可能通过自己的努力救治病人，并在救治过程中，让医学常识在当地人中特别是妇女中间传播开去。

当时的广州,鸦片战争带来的动荡还在延续,社会并不安定,时有大大小小的动乱与战事,城郊及乡村一带更常有匪盗出没,一个年轻女医生远途出诊相当危险。而且,由于西方列强从鸦片战争开始到当时一直在侵略中国,广州更是一直处于中西交战的前沿并蒙受一次次灾难,当地不少人对西方人士切齿痛恨,因此赖马西不分昼夜远途出诊尤其凶险。然而,赖马西没有因环境危险不出诊,无论阴晴风雨,只要有病人需要出诊,她就出门去。她的工作极端繁重,医院本身人手就不足,女医生更稀有,她只能不舍昼夜地工作。

这时,赖马西已是中国妇产科权威,以她卓越的学术成就,重大的医疗服务成果,以及杰出的献身精神,在中国医学界有举足轻重的影响。她更言传身教,将自己所学及经验传授给中国人,尽最大努力为中国培养出医学专业技能高,有使命感、责任心的医护人员。当然,赖马西这样做也是为了找帮手帮她处理医治、出诊事务,管理事务、后勤,甚至夜里开门都要自己来的困局。她充满赞赏地提到的那位吴夫人,就是博济医科学校的毕业生,这更让赖马西决心培养更多正式学校毕业的高级医疗与护理人才,她尤其着力于对女医护人员的培养。赖马西在嘉约翰开办的、附设于博济医院的近代中国第一间西医校——博济医院所办西医校主讲《妇科学》和《产科学》,并常年带领女学生进行医学临床实践,积极推广新法接生。这为培养中国女性医疗护理人才,推动中国妇产科的发展,做出了历史贡献。

赖马西在医院工作到1897年再次返美国休假,这也许跟她筹办盲童学校有关,她在美国逗留两年,这段时间由富马利代管女病区。赖马西于1899年回中国后,辞去博济医院的工作。

赖马西离开博济医院是为了进入一个更重要的领域。1889年,人们从垃圾堆里捡到一个流浪儿,送到医院来医治。当救人者发现这女孩双眼失明,几乎没有治愈的希望时,想把孩子送回垃圾堆去,但是赖马西医生说:"你把她留在我这里吧"。于是盲童学校就这样开办了。

赖马西回到广州后,很快就雇请了一位丹麦女士奈普鲁(Nyrup)来照料这些失明女孩。一位在巴陵会育婴堂受教育的盲教师被请来教授凸字盲文、音乐、编织等科目。起初赖马西在广州河南租了一幢房子做学校,后来迁校到澳门。4年后,奈普鲁因健康原因不得不回美国,盲人学校也就回迁广州。真光书院腾出该校一座楼房的4楼让她们暂住,直到毗邻的由巴勒特(Butler)小姐捐建的能够容纳30名学生的新房子建成使用为止。赖马西和来探访她的老父亲在1896年从医院迁出来,搬进盲人学校的新楼,以便更好地管理盲人学校。赖马西不在的时候,巴勒特就负责管理学校。1899年她回中国后，就终止了与医院的关系，以便投入全部时间适应学校发展日益增长的需要。这间学校称为明心书院。

1912年，警长送来73名盲人歌女，同时每月也送来她们的费用。当时广州的盲人歌女大都非常悲惨，以卖唱艰难为生，不少人堕入色情行业甚至卖淫，被黑道控制，饱受欺压剥削，也受尽社会冷眼欺侮，到年老无依无靠，晚景极为凄惨。她们的悲惨遭遇，坚定了赖马西无论多么艰难都要把盲人学校办下去的决心。她开办的盲人学校，大量接收盲人歌女、被遗弃或流浪的失明女孩，让她们学到文化和能在社会有尊严地生存的技能。

赖马西原来所学的专业是妇科和产科，原准备终身从事妇女儿童的医疗工作，因此她在盲人教育方面完全没有经验。但她非常刻苦耐心地自学有关知识，以便能够教育及帮助这些无助的失明女孩。赖马西为编创汉字盲文，自己先学会盲文，然后将盲文译成汉字。虽然在赖马西编创汉字盲文前，已有汉语盲文，但从现有资料中没发现赖马西编创的汉字盲文是受其影响创制的。

明心书院是中国最早创建的盲人学校之一。它经过书院创建者与继任负责人的精心完善，成为中国盲人学校的范式之一，亦是在中国社会开展盲人福利事业活动的一次成功示范。明心书院历经困苦，经历停办、迁址、更名以及种种困难，续办至今。

1928年7月，赖马西返回美国退休。1933年1月14日，她在美国加利福尼亚州洛杉矶帕萨迪纳市过世。

十二、富马利

富马利（Mary Hannah Fulton，1854—1927），美国基督教会女医生，1874年毕业于密歇根州Hillsdale学院，1878年在该学院取得理学硕士学位，1884年获宾夕法尼亚大学女子医学院博士学位。

1884年，富马利受基督教美国长老会差遣，前往中国行医传教，在下半年到达广州。她的兄嫂富利敦牧师夫妇，作为传教士已经在这里生活了4年。富马利一到广州，就被邀请到博济医院去参与一些重要的外科手术。

来华传教士医师一般都得先学习中文，熟悉习环境后再开展工作，她却在中国不到一年时间就陪着她的兄嫂和侄女前往广西桂平行医传教。一到当地，就立即自己动手建起简陋甚至有些原始的医疗设施，开展医疗工作。

中法战争开始后，富马利辗转回到广州，于1887年在广州四牌楼和同德街开办了两间诊所。1891年，她又在赖马西医生帮助下，在花地再开了一间诊所。当富马利医生下乡的时候，就由赖马西医生负责管理诊所。富马利医生在 1897 年接管医院女病区的工作之后，一直在那里工作到 1900 年才辞去职务。

富马利任教的博济医院所办西医校是中国首招女生的医校。1899 年，医校女生增至 5 人。就在这一年，嘉约翰医生在广州芳村着手创办精神病院，医校里的男生都跟随他去了芳村。富马利担起教授 5 个女生的担子，她带着她们在西关存善大街施医赠药，有空就为她们讲授医学课程。一间女子医校在此滥觞。随着富马利接触到更多的本地妇女，她们"病死事小，看了男医生失节事大"的传统观念既让她深感无奈，又使她越来越感觉到应该有一所妇女医院，也坚定了她办好女医学堂，为更多的中国妇女治病解危的决心。1899 年，富马利在广州西关逢源西街尾的长老会一支会礼拜堂创办女子医学堂及附属赠医所。当时，富马利在博济医院所办西医校的余美德、施梅卿两位医生的协助下开办了女医学校，以富马利的赠医所为实习场地，开设于逢源中约。其学生不到 10 名，取名"广东女医学堂"。1899 年 12 月 12 日，女医学堂的赠医所接诊了首例病人，此日亦被看作医院的首创日。

1900 年，中国北方爆发义和团运动，岭南虽因中国东南地方大员实行东南互保之策而稍安，但难免被动乱波及，富马利师生几人到澳门避乱，这时身体柔弱的富马利正受到哮喘困扰，但并未停止教学。师生在乱世中相互扶助，"广东女医学堂"的落实计划也渐渐清晰。

局势稍定，富马利率学生回到广州。她从病人那里总共筹得 2500 元的款项，在广州城西买了一块地皮，第一座建筑物于 1900 年建成，是一座教堂，有一些房间作诊所之用。这座建筑完工之后不久，富利敦回美国时，设法从布鲁克林的拉斐特教堂筹到 3000 元钱寄来，用于建造一座新的大楼。

医院定名柔济妇孺医院，是广东女医学堂的附属医院。初名"道济"，取其"传道，以医济世"之意。后因"道济"二字与"刀仔（小刀）"一词在粤语发音上比较接近，为避讳，院方接受清政府驻美公使梁诚先生的提议，将医院更名为"柔济"。这名字让当地人听起来更柔和亲切，亦与医院早期专门诊治妇孺患者的属性相吻合。1901 年建成第一座医院院舍，有病床 12 张，收治留医病人。

到 1901 年，医校有 40 名学生、2 位外国教师和 8 位中国教师。

1902 年，富利敦在美国向印第安纳州的夏葛（E. A. K. Hackett）先生募得捐款 4000 元，在女医校建新校舍，同时一座染坊于 1902 年被购入作为学生宿舍。为纪念捐款者，"广州女子医学堂"改名为"夏葛女子医学校"。也在这一年，端拿（Charles Turner）夫人捐赠了 3000 元，被用来收购了兵营，并在这里开办了护士学校，定名"端拿护士学校"。后来，柔济医院改名为夏葛医学院附属柔济医院。

夏葛医学院、端拿护士学校和柔济医院的两校一院的完整医科体系成型，组成中国第一个教学、医疗、科研一体化的女子医学机构，人员 8～9 人，床位 30 张，富马利任校院总监，统管两校一院并出任学院院长及教授。从现有的史料来看，广东女子医学堂并非是中国第一间女子医校，但从夏葛女子医学校的学制、办学规模、教学方式及完整配套的设施与实习基地上来看，它是中国有史以来第一所女子高等西医学府。

经过富马利的艰苦经营，护士学校于 1904 年正式建成，招收了首名学生李凤珍。端拿护士学校学制初定 2 年，从 1915 年起改为 3 年。

富马利继续在国内外募捐，兴建医院校舍，至 1905 年，已有医校校舍两座，医院病房有马利伯坚纪念堂和麦伟林堂两座。

柔济医院创院之初亦兼具慈善机构性质，主要服务贫穷的女病患，妇产科一直是其强项。1909 年，该院就开展了钳助产术、毁胎术、臀位牵引助产术、子宫破裂修补术等。1914 年，富马利、夏马大和中国女医生罗秀云一起，为 1 名患者切除 47 千克盆腔肿物，标本被送往南京展览，引起轰动。

1912 年 5 月 15 日，孙中山亲临夏葛医学院的学生毕业典礼，并视察柔济医院。

富马利担任校长直至 1915 年。这一年，已过五旬的她离开广州，旅居上海，应中国传教医师协会之请，全职翻译医学书籍。现在尚不清楚富马利离开夏葛女医的原因，一般推测，她也许只是想要休息，培养助产士的女医学堂诞生后，在她精心经营下发展起来，她也可以放心离开。她一手创建的夏葛医学院、附设医院和护士学校的两校一院体系及相应的教育模式与管理制度延续下来。

其时，学院的教员里，有 8 名美国医学博士、1 名哲学博士，教学阵容十分强大。夏马大任校院总监兼医院主管，伦嘉列任医校校长，护校仍由李喜怜任校长。

1917 年，富马利离开中国，回到美国，1927 年 1 月 7 日因病辞世。

十三、关约翰

关约翰在广东乃至中国近代医学史上，是一个极重要，又是一个极富争议的人物。博济医院走在当时中国现代化医院最前列，博济医院所办西医校走在当时中国现代医科高校最前列，他起了关键作用。但是，也由于他的缘故，医校停办，医院生存艰难，使广东的医疗与医学教育现代化进程遭受大挫折。

关约翰（John M. Swan，1860—1919），1860年9月11日出生于俄亥俄州的格拉斯哥。他克服出身贫寒及其他困难造成的许多障碍，成为一名医学传教士，并被长老会派往中国。

1885年秋，年轻的关约翰偕同新婚妻子乘船到广州，住在近代中国第一间西医院博济医院里，并在医院工作；也在近代中国第一间西医校博济医院所办西医校内工作。本来照规矩，长老会的每个传教士都要花3年的时间学习中文。这项规定对于传教医生来说，执行起来要比牧师和其他工作人员更困难，关约翰发觉自己也不能例外。第一年的时候，他的语言学习没怎么被打断；但是到第二年，他的医疗工作大增，开始严重妨碍他的语言学习。随着关约翰医生跟病人讨论病情的能力加强，他发现找他看病的人越来越多。从中也可以看出，他的医疗业务水平的确很高。他在第三年已全身心投入到医疗工作上。

1887年，他在医院被任命为嘉约翰医生的助手，逐渐崭露头角，受到重用。1898年，博济医院成为近代综合医院，创建博济医院所办西医校的嘉约翰的医院职责被解除。

当时关约翰比较年轻，更精通新的杀菌理论，而嘉约翰工作方式则比较老式，在手术室里也是采用相对旧式的方法。关约翰的知识结构与专业技能要比嘉约翰更先进。要把博济医院与博济医院所办西医校的发展向前推进一步，建成现代化的医院和办成现代化的高等医学院校，还得要靠更年轻、有更现代的知识结构与专业技能的关约翰来管理。这可能是医院的上一级主管起用关约翰取代嘉约翰的原因。1899年，嘉约翰医生辞去医院和医学会的职务，博济医院和博济医学堂正式交由关约翰主持。他除离职度假外，担任医院院长职务直到1914年。

随着关约翰医生在医院决策上的分量增加，可以看出在医院的日常工作、制度建设和设备改善上出现了一些明显变化，医院着眼于更好地适应西医治疗，特别是外科治疗的需要，遵循卫生灭菌的方针。一间从屋顶隔着玻璃照明的手术室建成。手术室的四壁和天花板都刷上油漆，以便经常清洗。实施手术的医生和助手的双手都要彻底洗干净，并在防腐溶液中浸泡；使用的器械也经过仔细消毒。这些做法并不是他来医院后的创举，不过的确是他对这些做法予以重新强调。

当时，医院里受过现代护校训练的护士、中国助手都很少，而且没有受过完整的训练。病人由他们的家庭成员和仆人陪伴到医院来，还带着自己的铺盖和炊具。食物、衣物、额外的卧具和炊具就放在各人的病床下。住院期间，病人的饮食、护理、甚至常常连服药的管理，都由他们未经训练的家人负责。这样，在公共病房，甚至在有些人住得起的私人病房，不可能保持秩序、安静和清洁。这一状况是住院治疗初创时期不可避免的遗留问题，之后关约翰改进了这方面的问题。

关约翰还在学校强调细菌在传染疾病中的作用及严格的消毒和卫生的必要性，亲自动手改善医院环境。关约翰对医院的日常管理一直没有中断，还对将近3万人次求医者即时给予回应，11座楼房及相连房屋的维护、修葺和清洁，以及大量补给物资的供应，全都在极其节约地进行，并且接受主管医生的监督。这显示了关约翰在管理上的非凡魄力及精力。到1907年，关约翰已经全面负责医院的管理工作。

关约翰的性格相当复杂，他崇尚效率至上的信念。他监管了他那个时期的大量建筑，完成得又好又节约。他是一位非常认真、能力很强的内科医生，也是一位技能高超的外科医生。他还能鼓舞病人的信心，赢得病人的尊敬。他和夫人曾护理病人度过危险的伤寒病难关，有着忘我的工作热情。

但是，就在他卓有成就之时，他的性格缺陷也暴露出来。连赞赏他的人赞赏之余也认为："总之，关约翰医生就是能量。许多时候他的急躁和粗暴给了中国人一个错误的印象。他极富同情心，工作仔细，精益求精。除了在当时广州唯一的医院里的专业职责之外，他还要为两间医院和一所医学院募捐。他虽然活动很多，但总是能抽出时间亲切接待乡间来的医生同行们；我们这些在乡村开分院的医生都非常感激他的指点、他的同情和鼓励的话语。由于跟他的家庭一起生活，我知道他是一个一丝不苟的宗教徒。大清早就做礼拜，一手拿着咖啡杯，一手拿着圣经，就这样开始一个繁忙的日子。住院的病人听了他令人欢快的话语，常常也开怀一笑。很明显，关约翰医生除了医院的工作之外，别无所求。"①

关约翰长期艰苦卓绝的工作，使博济医院及其附设医校在19世纪90年代后期和20世纪初的中外声誉隆著。

"关约翰医生对乡村分院，不管属于什么教会和教派，都非常关注。他帮新的医生买药，多年来帮他们从医院的仓库挑选药物、包装……阳江、连州、逕口，可能还有梧州和江门的医院，就是这样建立起来的。"② 在关约翰关照下，广东至桂东的医院网络初步建立起来。他为岭南医疗卫生发展做出了重要贡献。

"他在医学上有极高地位。除了到城乡各地出诊，或者为了非常成功地

---

① 〔美〕嘉惠霖·琼斯，《博济医院百年》，沈正邦译，广东人民出版社2009年版，第201页。
② 〔美〕嘉惠霖·琼斯，《博济医院百年》，第201页。

募集捐款之外，他很少离开医院。"①

关约翰忠实地恪尽医生及医院院长的职守。"关约翰医生为1911年革命中负伤的士兵医治，他命令在医院服务的所有医生留下来，因为如果有伤员到的话，必须立即手术。我当时是关约翰医生的助手，也是唯一的女医生；我们非常忙，能够听到广州城里战斗的枪声。他走到我身边说：'林医生，不用怕，如果战斗打到这边来的话，我带你到美国军舰上去。'……关约翰医生亲自巡夜，发现有人疼痛就给他药物，使之解痛并入睡。"②

关约翰在医院的所有日子里，一直不倦地开展华人医生和护士的教育工作。他到医院前，这里已有一所学校，但在他眼中，它还不是现代化医科高校，因为这里缺乏足够的人员和足够的设备，而且学生在学医前没有接受过合适的教育。他决心对医校实施现代化改革。

医院在关约翰领导下成为一所现代化医疗机构。其进步特别表现在设施设备及其管理的改善上。1901年安装了电灯，极大便利了工作。1903年开凿1口新水井，为医院用水提供充足水源。到1908年，更连接上城市的新供水系统。1903年建立了一个存放所有东西的储藏室，发放东西要凭医生签字的指令。实行这一制度在相当程度上节约了日常开支，使医院的被服和一般物资在储存和管理上便利了许多。1903年购买了第一台性能可靠的消毒器；1905年，首次要求住私家病房的病人吃医院厨房的伙食，伙食费是每天1角5分。1901年建造了一座3层的新楼，供医院助手使用。1909年在医院的江滨花园建造了一座3室的平房，作为护士长英格斯（Ings）夫人的住所。1909年之前没有蒸汽锅炉，这一年有中国朋友捐赠了一台，以满足杀菌和厨房的需要，同时大量供应一般用途的热水，不过锅炉多年没有安装。1914年安装了现代化的管道系统，手术室装备了全套消毒设施，建造了8间新浴室。1910年，医生住宅经改建，分成3个独立单元。医院设备之所以能得到扩充和改善，都是由于有中国人的特别捐赠。医学院的院址和用于创办医学院的1.8万元专项捐款，几乎全都是来自中国人的捐赠。

医院还实现管理制度与工作规范的现代化。当一个医生除了自己的专业职责之外还要管相当多的其他事情，如要料理本该交给医院伙食管理员的事务，甚至房屋的建筑和维修也要由自己担任建筑师和承建商，那就再也没有什么时间能顾及别的事情。关约翰通过一系列管理改革，使医院管理变得现代化、专业化。

---

① 〔美〕嘉惠霖·琼斯，《博济医院百年》，第202页。
② 〔美〕嘉惠霖·琼斯，《博济医院百年》，第202页。

为了控制流向医院门诊的人流，1901年增加星期三为门诊日。

关约翰夫人接管了前面提到的一直处于不合格状态的医院厨房，有一位郭太太协助她。1908年的医院报告热情赞扬了她们的工作。病人每人每天付1角5分钱，就可以得到改进了的服务和丰富的伙食。供应的食物合乎卫生，还供应额外的中午餐。这个部门的所有费用，包括食物补给和厨房设备等，都来自病人缴纳的食宿费；而在12月31日，这个部门的现金余额有1345.31元。这是高效能管理与监督的成果。同年，威尔森（A. G. Wilson）先生被任命为业务经理，使医生可以从设备和财政的琐事中解脱出来。

一个使医疗工作专业化的固定方案付诸实行。1906年，通过对医院制度的进一步修订，医院内医疗工作的调度不再由全体医务人员决定，而是交还给管理委员会。医院制度的现代化深层改革最后完成。第二年，达保罗医生和博伊德医生被他们的教会从医院撤出，关约翰成了唯一的外国医生，掌管医院事务。

在关约翰的带领下，医院的医疗成果累累，这些成果在当时中国大都具开创性。他在力所能及的范围内，为当地人除病去疾、救死扶伤，使广东医疗卫生水平提高到新的高度。

医院当时承担着粤汉铁路员工的医疗服务。在1905年，建设虽然停顿了一段时间，但在1908年还是分设出一个专门的铁路事故病区。医院的医生还每周两次到广州武备学堂提供医疗服务，直到1905年该校聘请了日本医生为止。

在关约翰的领导下，博济医院所办西医校建成为现代化正规高等医科院校，建有独立校舍。新校舍于1902年建成，为广州当时的新式楼宇。1904年9月，博济医学堂改称南华医学堂，正式在博济医院挂牌。南华医学堂是中国近代最早开办的一所西医高等院校，光绪三十三年（1907年）有外籍教师7人，中国教师6人，在校肄业学生达50人。

在关约翰掌管博济医院的时代，医院常被称为"关约翰医生的医院"，这个时期有利关约翰施展自己的理念，实施对医院与医校的一系列关键性改革，对医院与医校能达到现代化的发展水平有决定性意义。但这也造成关约翰大权独揽，导致他在管理上专断独行，最后铸成医院与医校的悲剧结局。

博济医院后来陷入困境，也许与嘉约翰和关约翰两人无法合作，医院欠缺像嘉约翰那样能起润滑调作用的人有关。

首先，嘉约翰和关约翰对中国人态度上分歧很大，两人对"擅自占地者"权利问题有不同意见，这是他们之间的分歧之一。这实质是对中国老百姓的态度问题，关约翰不认可嘉约翰对中国下层民众的同情与怀柔的态度，而是抱着高高在上的态度。两人已经无法一起工作。与医院内外中外各界关系良好的嘉约翰医生，于1899年辞去医院的职务，让关约翰继续管理。关约翰无疑具有把博济医院与博济医院所办西医校建成现代化的医院与医校的学识结构与专业水平。然而，要管理好一家医院与一所高校，管理者毕竟不能仅靠技术水平与业务水平，还得有领导协调水平、待人接物的能力，在当时历史背景独特的中国，还得有与中国各界搞好关系的能耐，有了解并顺应中国变化大势的能力，而这些关约翰是欠缺的。

关约翰热切希望能更直接地宣讲福音，更有效地对病人施加只有一个传教医师才能施加的影响。宗教虔诚是他事业取得重大成就的动力，他是真心诚意为了帮助病人解除病痛而向病患者宣教。但是，一旦他将自己的信仰强行推行给中国人时，性质就变了，这是他最后失败的原因。"每个星期天晚上7点到9点，关约翰医生夫妇都会邀请朋友们聚集到医院的会议室，请传教师来宣讲福音。……关约翰医生亲自巡夜，发现有人疼痛就给他药物，使之解痛并入睡。但是在病人入睡之前，他教他们怎样祈祷。"作为一个医务工作者，利用病人最痛苦、最虚弱、最需要帮助之时，让患者接受一种信仰，是有悖医德的，后来也激起医院外人士与医院内部分医务工作者及博济医院所办医校学生的不满，酿成事变，导致医校停办，医院运转困难。

关约翰是一位耐心细致的好医生。他一身兼任内外科医生、院长、业务经理、出纳员和苦力领班。他富有为医学传教事业献身的精神。但是他不善于分权给他人，而是坚持事必躬亲，监督一切。他的同事们，都是一些非常能干的人，对他的专权都有不满，觉得工作没法做下去。外国员工们感到跟关约翰合作非常困难，以致所有人都辞了职，从医院到学院竟没有一个人留下来。中国医护人员更受不了他。随着员工一个个离开，管理委员会开始认识到，医院医校要生存下去就不能再由他唱独角戏。但为时已晚，医校停办，医院最终也难免停办，已成定局。

1907年，达保罗医生和博伊德医生退出，而在1909年长老会又撤消了对关约翰的财政支持。

关约翰的晚年正逢中国发生翻天覆地转变的大时代，中华民族正为争取民族平等奋起斗争，中国的民族主义激情澎湃而起，在外国人一统天下的西医领域，中国人也开始争取应有的权利。这也影响到博济医院及其医校。关约翰对此表现出唯我独尊并轻视中国人的优越感、绝不退让的偏执，使得他与中国人的摩擦激化成不可调和的对抗。

关约翰的失败，首先从医校开始。1909年春，由于当时博济医院所办西医校的学生反对学堂不合理的措施，举行罢课。学堂的负责人关约翰专横地镇压学潮，开除学生冯膺汉、徐甘澍、方有遵等人。学生坚持不复课。他就极不负责任地将学校停办。博济医院可说是中国现代化医学教育之母，从这个中国西医的殿堂走出中国最早接受现代化系统训练的医生，西方先进的科学文化最先于此系统地传入中国，现在它的医学院却不得不关闭了。

关约翰最后在博济医院成了孤家寡人。1914年1月，关约翰向医学会递交了辞呈，辞职被接受，5月离开了医院。不过他并没有离开广州，而是在城东郊区开设了一间私人医院，在那里行医到1919年。这一年他去到美国的时候被一辆汽车撞倒而去世。

关约翰在中国事业的成败，不仅是他个人的成败及一间医院和一间医校的成败，更是广东医疗卫生事业和医学教育事业现代化进程遭遇的重大挫折与大灾难。医校停办，医院发展倒退，进而使广东的医疗事业与医学教育事业大倒退进入历史"黑暗"时期，恰又遇上社会动荡时期，在多年后广东的医疗及医学教育才得以恢复正常水平。这是广东医学教育事业的重大损失。

博济医院所办西医校停办后，医校未毕业的在校学生面临失学，他们便组织起来，奔走吁请广州绅商和各界人士相助创办了广东公医学堂，让面临失学的学生复学。延至20世纪30年代中期，博济医院所办西医校才以岭南大学医学院名义复办。

博济医院被关约翰折腾得奄奄一息，错过了发展的最佳时机。到医院缓过气来时，美国及世界经济危机爆发，教会无力向医院投入资金，广州又处于当时中国的革命中心，思潮激荡、社会动荡、政情变幻，沙基惨案、省港大罢工及各种动乱战事接连而起，医院一度停业，这一中国近代西医的开山之作遭逢厄运。

十四、文恒理

文恒理（Henry William Boone，1839—1925），美国人，1839年6月7日生于巴达维亚（今印度尼西亚雅加达）。

他幼年时随父亲文惠廉居住上海，后来回到美国学习，毕业于纽约内外科学院。咸丰十一年（1861年），他到上海开业行医，同治二年（1863年）起，负责上海欧美人士的医务，每周两个下午，兼理美国圣公会设在县城内诊疗所的医疗工作。起初，来所诊的病患不多，但在他救活一名被人弃置街头待毙的霍乱病人后，求医者络绎不绝，门庭若市。翌年，他罹患霍乱，健康欠佳，返美休养，后来在旧金山市立医院任职，但仍期望能回中国工作。

光绪六年（1880年），美国圣公会任命他为驻华教会医生，负责开办医院、医学院。他于同年七月二十六日（8月31日），抵达上海，开始了对中国近代医学发展影响深远的事业。

当时，同仁医局因拆迁房屋，陷于困境，只有临时用房两间，病床两张，并且没有专职医生。经他努力筹建，光绪六年十月二十三日（12月14日）同仁医院成立，他任院长。在他主持下，医院声名广传。医院规模逐步发展，不断购地建屋，扩充病房。光绪三十年，医院已有 X 光机、检验室和其他医疗设备以及属当时全国最完备之列的手术室，成为中国很有影响的一所教会医院。

他热衷于医学教育。光绪六年，圣约翰书院开设医学院，起初用华语训练医疗助手，光绪二十二年起改用英文训练正式医生。他任教务长兼教授，并带教学生。同仁医院还自光绪八年起在院内设立护校，训练中国护士。

文恒理热情为中国普通百姓提供医疗服务。光绪六年八月起，他在圣约翰书院（圣约翰大学前身）门口设一诊疗站，为了方便附近居民看病，每周两天为病人诊治。一到春秋时节，他就携带大量药品乘船下乡，定期到上海附近村镇进行巡回诊视服务，每次巡回 5~6 天，医治人数达数百人。

他非常关心医学界的学术活动。光绪十二年（1886 年），倡议成立"中华博医学会"（中华医学会前身），发行《中华博医杂志》（今《中华医学杂志》前身），并成立医学图书馆和医学博物馆（医学博物馆附设于同仁医院内）。光绪十三年八月，中华博医学会推选他为中国地区代表，出席在华盛顿召开的国际医学会议。是年，他当选为上海博医学会副主席。

宣统二年（1910 年），他因病久治不愈，离职回美国休养。

十五、金韵梅

金韵梅（1864—1934），近代女医家。中国最早出国留学的女性之一。浙江宁波人。出生于牧师家庭，2 岁时父母染疫而亡，为美国长老会马考提博士（D. B. Mecartee）收为养女。1881—1885 年赴美入纽约女子医学校学习。毕业后供职费城、华盛顿及纽约，曾任纽约疗养院住院医师数月及蒙非南（Mount Vernon）的中国人救济院医师。金韵梅长于微体摄影术，于 1887 年在纽约报发表过一篇论文。1888 年随荷兰复兴会妇女部回厦门行医，1889 年赴日本，曾在南监会供职。1905 年往成都居住两年。1907 年被政府任命为北洋女医院院长，获得了北洋巨头袁世凯资助的 2 万两银子，她用于在天津开设一所护士学校，金韵梅担任此职达 8 年。1915 年曾因公赴美，回国后定居北京。

十六、达保罗

美国医学博士达保罗（Paul J. Todd，1874—1939），于 1902 年来到中国

广州。到广州后,他先在近代中国第一间西医院——博济医院当医生。当时,曾任广州博济医院院长,也是博济医院附设学堂创立者的嘉约翰医生(John G. Kerr)于 1900 年退休。广州医药传道会任命该院外科医生关约翰(John M. Swan)继任院长。关约翰虽是位出色医生,对将医校建成当时中国一流的医科高校颇有贡献,但行事专断偏执,漠视当时中国正在高涨的民族爱国意识、民主思潮和变革运动,导致医院内风潮迭起,中外医生纷纷离开,另谋发展。

达保罗性情温和,与中国医生的关系良好,与关约翰配合也算默契。对当时巨变时代中各种倾向的学生,都悉心施教,又尽力关照。1905 年,关约翰和家人回美国度假,直到 1906 年秋天。达保罗任博济医院代理院长。

随着中国政治形势激进变化,更加上西方各国在 20 世纪 30 年代前后遭受经济危机,博济医院及博济医院所办西医校受巨大冲击,难以为继,博济医院及博济医院所办西医校都曾停办。达保罗以其机敏灵变,应对时代巨变。

在 1909 年博济学堂的"罢课"事件上,达保罗与他的同胞同事关约翰有截然相反的态度。他与潘佩如、钟宰荃、赵秀石、江孔殷等人,及广州西医名医 40 余人(大部分为博济医院毕业生),在 1909 年创建了广东公医专门学校,简称"公医",即"公众医学"的意思,属私立学校。

1910 年春,公医筹募到一笔巨款后,便购置长堤天海楼,兴建医院,将公医医学专门学校迁移到天海楼右邻新租赁的属基督教自理会的房屋,并推举潘佩如为学校监督兼代校长,正式聘达保罗任附设医院院长。达保罗正式任职时间为 1910 年 10 月至 1925 年 6 月。他在公医艰难的初创时期任职多年,与其他公医创立者一道,筚路蓝缕,殚精竭虑,奠定后来公医成为中国最著名医学院校之一的基业。他在医院初创期经费欠缺、设备不足的条件下,支撑和维持医院运作,并为日后的大发展打下了坚实基础。包括达保罗在内的有英美医学背景的公医初创者,开创了医校医院的英美医学流派之风。

1912 年,达保罗离开博济医院,自办诊所,并继续主持公医附属医院。达保罗的妻子是英国人,名为薛氏(译音),人称达师奶(广府话达夫人的意思),是名护士,任公医附属护校校长,并兼任中华护士学会主任。

1926 年,私立"公医"出现财政困难并拖欠员工薪酬。学校申请美国石油财团洛克菲勒基金资助。在大革命浪潮中,特别在 1925 年 6 月 23 日广州沙基惨案后,广州学界反英美情绪高涨。公医学生反对洛克菲勒基金资助学校,并游行示威,刊登报纸,要求政府接管公医。学潮的矛头不可避免涉及身处公医管理层的达保罗身上。1926年6月29日,经临时代理大元帅胡汉民批准,政府接管公医,并入政府所办广东大学,成为广东大学医科。位于长堤的私立公医医院(旧院)停办。同年,为纪念孙中山,广东大学改名为国立中山大学,广东大学医科改名为中山大学医科,后改称为中山大学医学院,地址仍在东山百子岗。附设第一、第二医院中,附属第一医院为新建。达保罗也辞职离开了倾注他不少心血的、在风风雨雨中诞生成长的学校和医院。他主创的医院至今仍是广东规模最大,同时也是华南最大规模、国内综合实力最强的医院之一。其后,虽然包括达保罗在内的有英美医学背景的公医创始人从管理层退场,德国医学人士登场,但英美医风仍作为院校文化底蕴的一部分保留了下来。

达保罗离开公医后,凭借在广州著名医院行医与管理多年的经验和在公医建立的威信与人脉关系,自己开设诊所,挂牌行医。他约于1928年在惠福西路开设达保罗医院,该院附设在博济医院所办西医校毕业的谢爱琼创办的妇孺医院内。1931年7月,达保罗医院迁至官禄路。

1929—1930年,达保罗重回博济医院工作并任院长。1930年,美国长老会因美国经济危机,将博济医院移交岭南大学。

1937年,抗日战争爆发。抗战期间,达保罗亲率医护人员赴上海前线救治伤兵。1938年,广州沦陷,达保罗继续经营医院。达保罗夫妇认为自己是美国外籍人士,属中立医务人员,因而留守医院,照常开业,各医生护士等均照旧留院工作。当时因达保罗医院属外国人医院,没有日军骚扰,又不受轰炸,住院亦较安全,故能维持,但正值战乱,医院业务明显下滑。

1939年,年过六旬的达保罗在战乱中因病去世。

十七、梁培基

梁培基(1875—1947),于1875年生于广州河南的一个木船作坊主家庭,取名梁斌,字慎余,籍贯广东顺德,为一代名医、著名制药商。他发起创办光华医社、光华医学堂。他曾冒极大风险出头为广州起义牺牲的革命党人收葬。他行医济世,倾财助人,有福利家之风。他发明了治疗当时流行于华南的疟疾的药物——"梁培基发冷丸",开广州制药业中西药结合之先河。他创办疗养院,还开办其他企业,成为民族工业巨子与文教卫生事业家。

梁斌对造船了无兴趣,也没走传统科举的路。梁父失望之余,把他安排到友人所开的商店当学徒,但梁斌仍无兴趣,不久便辞退回家。恰在这时,梁父一位好友给梁斌出主意,何不到外国教会开办的博济医院学医,早对西学有兴趣的梁斌立刻心动,决心进校入读。但母亲何氏却死活不放儿子去,她深信当时民间的传说：那些"红毛绿眼鬼"会勾魂摄魄的邪术，唯恐刚20岁的宝贝儿子被害，轻则迷失本性，忘了祖宗家人，丢了人伦，重则魂都没了。可梁斌铁了心要走西学的路，好在父亲开明，允许他挑一条适合自己发展的路。梁母见丈夫已答应，虽一百个不愿意，也只能勉强答允，但一定要儿子改名"培基"，取培本固基之意，警戒别忘了根本，还有以名保身的意思。1894年，梁斌改名梁培基进入外国教会开办的博济医学堂就读。

梁培基从医校毕业后，因学业优秀留校任助理教师，不久兼任刚成立的广东夏葛女子医科学校药物学教师；同时自办诊所，成为一位现代职业医生。

梁培基所在的年代，正值华南地区疟疾连年流行，当地人闻之色变，广东民间称疟疾为"发冷"，梁培基运用自身的学识与才能，创制出一种治疗疟疾的药物，命名为"梁培基发冷丸"投放市场，并运用广告等现代营销手段推销。成为巨富，但他始终没有放下医生这行当，坚守治病救人的天职。

梁培基在环境幽雅的广州二沙岛，仿照日本"旅馆医院"的模式，创办广东首家"旅馆医院"——珠江颐养院。开发广东从化温泉，为日后的疗养场所提供了基础。

1907年11月29日，一艘由英国商人经营，往返于广州、香港之间的佛山号轮船，发生一宗华人乘客被收票的英属印度警察奴路夏踢死的命案，人证物证俱全，最后却以洋医德温朴的诊断——死者在香港上船时已患症病危为理据，让凶手逍遥法外，激起中国人的强烈公愤。该年12月15日，广东医、学、商、绅等各界人士，如天津卫生局医官暨云南陆军医院总办陈子光、博济医院所办西医校助理教师梁培基、广州陆军医学堂教务长郑豪、民政部总医官游星伯、山东陆军军医谭斌宜等数十人在广州天平街刘子威牙医馆集会，决定自办医校，挽回医权，维护中华民族尊严，向各界募捐，当即成立光华医社。梁培基被推举为光华医社董会董兼校董会副主席。

正当中国民族工业不断上升，文教卫生事业不断发展，中国社会逐渐走向现代化之时，也是梁培基的事业蒸蒸日上之时，中日战争爆发，中国的现代化进程被打断，中国的民族工业与文教卫生事业崩溃，梁培基的事业也毁于一旦。1941年冬，避居香港的梁培基被迫又回到早已沦陷的广州。抗战结束后的1947年，梁培基在故乡顺德安然辞世，享年72岁。

十八、嘉惠霖

嘉惠霖（William Warder Cadbury，1877—1959），于1877年出生于美国宾夕法尼亚州费城的一个教友派基督徒家庭。1898年毕业于哈弗福德学院，获学士学位，次年获该学院硕士学位。1902年获宾夕法尼亚大学医学博士学位。1936年获哈弗福德学院理科荣誉博士学位。1909年，嘉惠霖来到广州，并与博济医院结下近半世纪之缘，直至1949年他72岁时才离开这里。他在几乎整整40年中，行医授学于广州，多次出任广州博济医院院长，担任过博济医院南华医学堂和岭南大学医学院教授，著述丰富，成为民国时期的西医内科学知名教授和在华著名外国医生，对华南乃至中国的医疗卫生事业、医学教育，有重大贡献。

嘉惠霖出身名门望族，英国著名的Cadbury（现译名"吉百利"）巧克力公司，当年是嘉惠霖家族经营的生意。嘉惠霖当时在美国的生活非常优裕，家族的社会地位也高，而且他学成于名校，单凭所学医学专业，在美国等西方发达国家，过上中等以上水平的生活完全没问题。然而，他抛却优裕的生活及家族生意，到中国服务于博济医院。

当时中国相信西医的病人少，医疗条件差。外国医疗人员生活水平远不如在自己国内。在广州的年青外国医生，多以志愿者身份在当时中国最早的西医院广州博济医院工作，一般以1～2年为限，期满回国。嘉惠霖却在博济医院一直干下来，直到古稀之年退休。

在医院里，他服务的对象除在粤外国人，主要是中国人，包括大量当地普通百姓。他所在医院及学院，虽有教会的资助，但资金有限，相对他在美国的生活水平相差很远。医院及学院的教会内部，有着非常复杂的人事、财务、派系的纠葛矛盾，使嘉惠霖的工作受到不少掣肘。与他同来广州的同学以及和他并肩工作过的同事，纷纷离开，到别处发展。但他仍坚持留在广州，实现自己的理想。

博济医院附设的南华医学堂，由博济医院院长关约翰主持。他对提高医院与医校的专业水平，实行规范管理，有卓越贡献。但是，他一反前任嘉约翰处事温和民主，同情中国人民命运，尊重当地传统习俗的作风，处事独断独行，与中国医生及外国医生的关系都十分紧张，最后矛盾激发，导致外国教师集体辞职、学生罢课。也由于当时中国正处大变革大转折的时代，各种思潮激荡，社会风潮此起彼伏，民族意识高涨，这些必然会影响到学校中来。学校当局及其后面的教会不能正确应对，倔强的关约翰更对这时代的变化表现出敌意。医学堂的学生反对学堂的某些不合理措施，实行罢课。关约翰采取高压手段，开除学生冯膺汉、徐甘澍、方有遵等人，学生坚持不复课，他就将学堂停办。于是，这间中国近代第一家西医学府中止办学。院长关约翰被广州医药传道会董事局免职。1926年因响应省港大罢工，博济医院歇业，后因经费问题至1928年仍未能重新开业。其时美国正值经济大萧条时期，教会无法支持属下医院。长老会商请岭南大学董事会接收博济医院与广州夏葛医学院（中国第一所女子医学院）。博济医院的资产和地皮只能用于医疗事业，这是博济医院提出的唯一条件。1930年，岭南大学董事会派一直在博济医院从事医疗工作的嘉惠霖，主持博济医院工作。

嘉惠霖受命于医院艰难之际。他一上任就力求搞好院内外各方关系，协调各方的利益与要求。嘉惠霖与一般传教医生不同，他只是基督教徒并非宗教神职人员，不易引起宗教色彩较淡的中国人的敏感和警惕，加上他性格温和，处理问题调和折中，在正处于历史大转折、各种政治风潮与文化风潮风起云涌的中国，在他主持下的医院才能够生存和发展。在博济医院因关约翰的失当及其他内外矛盾而行进艰难的岁月里，他备尝艰苦，奋力经营，竭尽所能恢复并维持这家对近代中国西医起源发展影响深远的医院。嘉惠霖是继伯驾、嘉约翰之后，对博济医院的发展起过重大作用的人。

在医院管理上，嘉惠霖显示出不同凡响的管理水平。他初到中国时，就显现出为人厚道笃实、与人为善的品格，因而受人欢迎。他虽没有表现出特别强的活动力，然而他务实平和，作风民主，他管理下的博济医院运转顺畅，各人安心尽职。他更不断引进外国医院的医疗管理常规和制度，完善管理。他特别注意吸取关约翰管理失败的教训，无论是外国还是中国的医护人员都能团结好，设法平衡两方的利益，使他们凝聚成合力。凭着好人缘、高超的医疗水平而具有很高威信，使他总能在博济医院管理混乱的时刻，被推举出来，协调各方关系，排除困难，消弭矛盾，解决纷争，稳住局面。所以，他在博济医院的几个重要的历史关头，都被推举出任博济医院院长。根据孙逸仙纪念医院的院史可知，岭南大学董事会刚接收博济医院时、抗日战争中广州市沦陷后至太平洋战争前、抗日战争胜利后的1946—1948年，均由嘉惠霖出任博济医院院长。他每次都能使医院在激烈动荡与急剧转折中生存下来，并有新发展。这也有利他依托博济医院全面开拓在中国的医学卫生事业。当危机或转折结束，完成使命后，他就平静地重返他的医生和教师的岗位，没有任何恋战、计较、讨价还价的情绪。

嘉惠霖在中国还进行了一项意义深远的工作，就是总结博济医院的百年历史。他与其内侄女琼斯合作，用英文撰写了著名的 At The Point of a Lancet——100 Years of Canton Hospital, 1835—1935（《柳叶刀尖——博济医院百年，1835—1935》），中译本书名为《博济医院百年史》。《博济医院百年史》远不只是一部普通的医院沿革史。书中从1835年美国传教士医师伯驾建立近代中国第一间西医院，嘉约翰于1866年在博济医院内开办近代中国第一间西医学校说起，叙述医院与医校的发展经过，再说到医院与医校的停办，并介绍对医院与医校有过重大贡献或产生过重大影响的人物。在一定程度上展现了与医院及医校的变迁重合的近代中国西医发展史,揭示了中国近代西医及西医教育起源到发展定型的全过程。至今,此书仍然是研究中国西医发展史的重要文献。所以,某种意义上来说,一部博济医院百年史,也是中国西医与西医教育在异常艰难条件与极其复杂的背景下发端成长的历史。

正当博济医院与岭南大学医学院的发展处于又一个鼎盛期,呈现快速上升的势头时,也是嘉惠霖本人的事业全面展开之时,抗日战争爆发,医院与医学院遭逢厄运。

抗日战争爆发后,日本军机持续轰炸扫射广州,城中已战火纷飞,日军向广州进逼。在这样凶险的环境下,嘉惠霖作为一个外国人,完全可以一走了之。1938年广州沦陷后,嘉惠霖的行动受日军制约,但仍坚持为中国人做些力所能及的事,当时教会为战火中流离失所的居民建起临时难民营,嘉惠霖出任博济医院院长广州康乐村难民营主席,负责收容流离失所的难民。太平洋战争爆发后,嘉惠霖被关进位于广州河南宝岗的外国人集中营,只许嘉惠霖原来的司机定期带去生活用品,其余人等一律不准接近。嘉惠霖与中国人民一道经受战争带来的磨难。后来,美国与日本交换战俘,嘉惠霖以"美国战俘"身份被遣回美国。

抗战胜利后,嘉惠霖立即返回他视为第二故乡的中国,再任岭南大学医学院教授。历经劫难的博济医院,再一次迎来劫后复办,嘉惠霖又一次被推举出来担任博济医院院长。年迈的他,于1946—1948年,领导劫后的博济医院从恢复到再发展,这是他最后一次出任博济医院院长。

1949年,嘉惠霖偕夫人从他40年前第一次踏足的广州出发,告别中国,经香港乘飞机返回美国。在嘉惠霖回到美国故乡10年后的1959年,以82岁高龄逝世。

十九、郑豪

郑豪(1878—1942)于1878年出生在广东香山县(现中山市)乌石村,父母是贫苦农民,生活贫困。郑豪有一个叔叔名叫郑电生,从小就跟随担任清朝领事馆秘书的父亲到了檀香山。郑电生担保了郑豪的堂弟郑旭到檀香山工作。郑豪也希望一同前往,但是,他没钱买船票,也没有护照。小郑豪偷偷溜进即将开往美国的海洋号蒸汽船,途中被发现,他被扔到抵达的第一站——火奴鲁鲁。

郑豪只能在当地打工谋生,工作之余,在夜校进修。

1900年6月30日,夏威夷成为美国的领土。同年7月,郑豪离开希炉,赴旧金山学医。在离开希炉之前的7月2日，聘任史密斯律师，授权郑旭、郑仲为法律代理人，照看他在希炉的产业。

1903年，孙中山路经美国夏威夷，停留期间，他重整了1894年在夏威夷创办的兴中会，以"驱除鞑虏，恢复中华，创立民国，平均地权"为纲领，成立了中华革命军。孙中山的同乡、当时25岁的在美国求学的郑豪，正在希炉休寒假，他结识了孙中山，并与堂弟郑旭以及其他15人，成为孙中山倡导的"三民主义"的坚定追随者，秘密加入中华革命军，成为这个革命团体的始创成员。

1904年，也是郑豪在夏威夷秘密参加中华革命军的第二年，他从美国三藩市内外科医学院毕业，是该校首位华人毕业生，并在加州考取行医执照。据1904年8月8日美国加州旧金山记事报的报道，他作为美西第一大城市的第一位华人西医，接受报纸记者采访时明确表示：自己不会在美国行医，要回到自己出生的地方，为自己的同胞服务，去医治他们的疾病，传授先进的文化，提高他们的精神品质。1905年，他归国践行自己终其一生不倦的理想追求，就是科学救国。作为首个千辛万苦去美国艰辛求学，靠打工供读并考取当地西医牌照的华人，郑豪本可以过着当地华人少有的优裕生活，然而他却毅然决然地回到辛亥革命前夜的祖国。除了追求科学救国的理想，也许是由于他参加了孙中山领导的中华革命军，负有革命使命而归国。

郑豪博士1905年从美国学成回国后，落脚在中国民主革命的策源地广州，并在广东陆军军医学堂任总教习职务，开始以西医教育实现他"科学救国"之梦。

1907年冬，"佛山轮命案"犹如一条导火索，引发当地民众长期饱受外强欺辱而积聚的民族激愤。广州医药界和商业各界一批爱国人士行动起来，"佛山轮命案"也把郑豪和民间的爱国医药工商界名士联系在一起，为夺回医权而积极倡办医社。

1907年年底，医学界陈子光、梁培基、郑豪、左吉帆、刘子威、陈则参、叶芳圃、王泽民、池耀庭、伍汉持、苏道明、刘禄衡、高约翰、黄尊廷等；工商界人士沈子钧、邓亮之、游星伯、冯伯高、金小溪、罗炳常、邓肇初、梁恪臣、左斗山、梁庭萱、梁晓初、谭彬宜等人，为了在医权上维护民族尊严的共同宗旨，在广州天平街刘子威牙医馆集合，共同商议用民间的资源和力量创办西医学校的大计。他们要做的事情，是在中国历史上独具开创性的事业——中国老百姓自办西医教育和西医医院。

光华医社，很快就有435人参加。众人捐钱垫款，定购位于广州五仙门内关步前麦氏的7间大屋为办校建院之地。

1908年年初，广东光华医社章程面世。它的首条即昭示光华医社的宗旨是由"人民组织，办理医院以救济民疾，办理医校以培育医材"，定名为广东光华医社。大家推荐梁培基为医社的社长；同时公推郑豪博士担任光华医社主办的西医学校首任校长。郑豪欣然接受医社的推举，义务任职21年间，主持校政，培育医材，却从未支取薪酬，直到1929年因患肝病才卸任。

1908年春，广东光华医学堂创立，中国第一间"民办自教"的西医学校开学。它从创办的那天起，就完全按照西医教学模式进行，学制4年，不同的是由中国教员采用中文课本授课。课本由热心人士翻译后自行编印。光华医社成立后，因当时经费有限，虽已由郑博士为校长，并由一批热心医学人士义务担任教授，但仍是缺人。郑校长以身兼广东陆军医学堂总教习职，为求专责管理起见，经董事会商得陈衍芬医生同意，毅然辞去香港那打素医院及何妙龄医院两院主任医生之职，返穗主持医学校教务兼任医院院长。

光华医学校1912年更名私立广东光华医学专门学校。1921年，在广州大东门外和尚岗扩建新校和医院，同年学制改为5年。1928年曾改名为私立广东光华医科大学。1929年，南京国民政府正式核准该校立案命名为私立广东光华医学院，学制6年。

郑豪并没有把医校建造成不问世事社情的象牙塔，而是让学人在此呼吸时代风气，成为有社会责任感、爱国的英才。1912年2月，孙中山辞去临时大总统职，5月回到他最先发动革命的广州，以光华医社的倡办人为主组成的拥戴孙中山民主主义革命立场的广东医学共进会，组织队伍迎接孙中山。

正在光华医学院日臻完善，医学教育、医疗卫生、医学科研工作蒸蒸日上之际，中日战争全面爆发。光华医学院停办。

在民族大灾难中，郑豪一家也与中国广大人民一道在战乱中辗转流离，艰辛备尝。郑豪一家最后流离转徙到广西。1942年，郑豪因缺乏医药病逝于广西贵县，享年65年。

二十、伍连德

伍连德（1879—1960），近代公共卫生学家、医史学家。字星联，祖籍广东新宁（今台山），生于马来西亚之槟榔屿。1886年就读于槟城大英义塾，1895及1896年两次考取英国皇家奖学金，1896年赴英就学于剑桥大学意曼纽学院（Emmanuel College），后入圣玛丽医院实习，1905年毕业，获剑桥大学医学博士。此前曾先后获得剑桥大学文学学士、硕士，医学硕士等学位并多次获得奖学金。1905年，伍连德返马来西亚，除开业行医外，积极参加华侨社会活动。他发动禁止鸦片的活动，为当地华人争取权益。

1905 年 7 月，他与祖籍也是广东新宁（今台山）的当地望族闺秀黄淑琼结婚，夫人受过良好西式教育与中式教育，贤惠貌美，成为伍连德日后成功的贤内助。

1907 年伍连德受袁世凯邀请，1908 年回国，不久被清廷任命为天津陆军医学堂副监督。1910 年中国东北鼠疫流行，并呈蔓延之势，严重威胁着当时东北民众及中国人民的生命安全，情势非常危急，而且在这疫症流行的背后，有列强对东北主权的窥视，伍连德受命于危急之际，被任命为北满防疫处总医官，并主持了该年在奉天举行的世界鼠疫会议。他具有卓越的医术和高度的责任感，在扑灭鼠疫中发挥了很大的作用。1902 年改任东三省防疫总处总医官，隶属外交部。1918 年设中央防疫处，伍连德任处长，1920 年东北流行第二次鼠疫，东北防疫处起了很大作用。1926 年由于形势需要，东北防疫处医官林家瑞等人提出，设哈尔滨医学专门学校；聘请医学博士伍连德任校长。他为中国各地的防疫抗疫做出了卓越贡献。

伍连德为 1915 年创立中华医学会的发起人之一，连任该会第二、三届会长，曾先后多次出席国际医学会议，在国际上颇有影响。在国内创建医院多处，又注重医学史研究，是 20 世纪 30 年代中华医史学会创始人之一，中华人民共和国成立后仍为中华医史学会名誉会员。主要著作有《中国医史》(*History of Chinese Medicine*)、《鼠疫斗士：一个中国现代医生的自传》(*Plague Fighter: i: he Au-tobiography of a Modern Chinese Pbyscicine*)、《论肺型鼠疫》、《鼠疫概论》等。前三种用英文撰写，其中第一种系与王吉民合作，以资料丰富著称，近年在海外仍有重印，此外还发表各种论文数百篇。伍氏主要从事公共卫生，对近代医学教育、医药管理、中西医问题等也多次撰文论述。

1931 年"九一八"事变，伍连德赴英国。1937 年退休赴马来西亚定居。此后仍开业谋生，其间多次游历欧、美、日本。1960 年月 1 月 21 日于槟榔屿逝世。

二十一、王吉民

王吉民（1889—1972），近现代医史学家。又名嘉祥，号芸心，广东东莞人。7 岁到香港圣保罗书院读书。1899 年进入皇仁书院求学。1904 年毕业后，进香港西医大学堂习医，1910 年毕业。旋即担任外商轮船公司船医，随船到过美国及墨西哥一些海港。1911 年上海鼠疫流行，王吉民受聘为上海中国防疫医院院长。辛亥革命时，任中国红十字会第一救护队队长。1914 年再往香港任船医。1915 至 1931 年任沪杭甬铁路管理局主任总医师和浙江邮政管理局局医。

早在20世纪20年代，王吉民在行医之余，开始钻研医学史，曾陆续撰写医史论文。当他和伍连德读到美国医史学家写作出版的 History of Medicine 一书后，发现在谈及中国医学的不到一页之内容中，竟有不少谬误，深感遗憾。因此，王吉民和伍连德合作，花了十余年时间，用英语写成《中国医史》一书于1932年出版。这部《中国医史》是研究中国医学发展，特别是近代西医发展的重要典籍。1935年，王吉民与伍连德、李涛等发起在中华医学会组织"医史委员会"。1937年，王吉民受聘到上海协助筹建中华医学会新会址，抗日战争期间，任上海人华医学会副会长、中文版《中华医学杂志》副总编辑、医学名词审查委员会委员、《中华医界指南》编辑及中华基督教医事委员会干事。王吉民于1937年倡议筹设中国医史博物馆，1938年7月在上海创立中华医学会医史博物馆，王吉民任馆长。1959年，医史博物馆由中华医学会分出，划归上海中医学院，王吉民仍任馆长，直至1966年医史博物馆暂时闭馆为止。王吉民性格耿直，寡于言谈，致力于医学史研究达五十年，用中、英文撰写的医史论文与文章100余篇。医史专著除上述《中国医史》外，还有《中国历代医学之发明》等。此外，曾主编《中华医学杂志医史专号》《中华医学杂志三十周年纪念号》《中华医史学会五周纪念特刊》《中文医史论文索引》《中国医学外文著述书目》以及《中国医史外文文献索引》等，直至病逝前仍一直进行着收集、整理医史资料的工作。

二十二、石美玉

石美玉（1872—1954），湖北黄梅人，生于江西九江。石美玉幼年随美籍传教士赴美读书，光绪二十二年（1896年）毕业于密歇根大学医学院，成为一位西医女大夫。光绪二十六年回国，在九江创办但福医院及护士学校。民国四年（1915年），与伍连德、颜福庆等筹组中华医学会，一度任副会长。民国九年，与美国传教士胡遵理来上海，成立上海伯特利传道会，创办伯特利医院及护士学校，任院长及校长。翌年，中华医学会上海支会成立，被选为副会长。民国十一年，石美玉购买制造局路639号内的民房及邻近39亩荒地，扩建医院，附设护士学校。"八一三"事变后，石美玉随伯特利传道会取道香港，转赴美国。抗日战争胜利后，伯特利医院业务逐步恢复，石美玉在美国为医院筹集经费，由石成志任代院长。1951年5月，石美玉写信要求人民政府接办医院。1954年12月3日，石美玉病逝于美国加利福尼亚州巴沙得纳，终年82岁。

二十三、傅兰雅

傅兰雅（John Fryer，1839—1928），英国人。1839年8月6日生于英国

肯特郡海斯城。于清咸丰十一年（1861年）大学毕业后到香港，就任圣保罗书院院长。两年后受聘任北京同文馆英语教习，清同治四年（1865年）转任上海英华学堂校长。同治七年（1868年），他受雇任上海江南制造局翻译馆译员，在此后28年中，翻译科学技术书籍。他单独翻译或与人合译西方书籍129部，绝大多数为科学技术书籍。傅兰雅主要是口译各书。在其译著中，医药学译著主要有《法律医学》《西药大成》《西药大成药品中西名目表》《西药大成补编》《儒门医学》《孩童卫生论》《幼童卫生论》《初学卫生论》《居宅卫生论》《化学卫生论》《延年益寿论》和《治心免疫法》等，以前两本最有影响。这些医学译著对近代西方医学传入中国有着很大作用。当时，介绍到中国的西医学著述较多，而介绍到中国的西方卫生类书籍较少，傅兰雅翻译的一系列卫生学书籍，正好补充了卫生类书籍的不足。

1896年6月，傅兰雅从上海动身离开中国。他去了美国担任加利福尼亚大学东方文学语言教授，后加入美国籍。1928年7月2日以89岁高龄逝世于美国加利福尼亚州奥克兰城。

二十四、黄雯

黄雯（1895—1963），字兴文，广东新安（今宝安）人，出生在一个香港买办家庭，曾留学英国。生于中国大转折时代的黄雯，因其独特出身与禀赋才具，在医学界成就了一番事业。

他早年赴英国留学，先后就读于剑桥大学、英国御医学院。1931年返国，曾任香港东华医院院长。1933年任上海女子医学院教授、上海粤民医院院长。后来，他返粤创办私立岭南大学孙逸仙博士纪念医学院即岭南大学医学院。他与英国红十字会组成"万国医务团"，在广州先烈路开设华英医院，又在当地沙面肇和路开办"万国诊所"，如同一个卫生界的"产业集团"。他的医学水平颇高，内、外、妇、儿各科都干得不错，收入丰厚。他还是很有声望的名流，却在20世纪30年代后期忽然走上政治舞台，由大买办何东爵士引荐给孙中山之子孙科，在孙科的支持下步入仕途，并在1938年任广东省卫生处处长。

黄雯有显赫家世、英美学术背景，与英国医学界渊源深厚，又有一般知识分子中不多见的社会活动能力、政治领导力，以及深广的人脉和官场上的能耐。他凭其禀赋才华，为20世纪三四十年代中后期广东及省会广州的医疗卫生事业发展做出了很大贡献。他同时对医疗卫生事业理论多有研究。他译有《中西医生书刊》多册，并创办英文杂志《世界论坛》《中国报》等。他还针对社会医疗卫生的实际情况，做了实际致用的研究。

在黄雯成就的事业中，最有光彩的一笔是创办私立岭南大学孙逸仙博士纪念医学院。

岭南大学医学院的前身之一为 1866 年在博济医院内开办的西医校，这是美国传教士嘉约翰（John Glasgow Kerr）医学博士创办的中国近代第一所西医学校。1886 年秋，孙中山以"逸仙"之名入读博济医院内医校近一年，并从事革命活动。

岭南大学于 1901—1912 年曾办医学预科，但作为一所综合大学，虽文理工各科齐全，却独缺医科，所以也很想筹建医科。1930 年，岭南大学与博济医院商议联办医学院。同年 6 月 2 日，医学传道会举行年会，决议将博济医院转交岭南大学，这一决议为岭南大学所接受。移交手续于 1930 年 7 月 23 日正式举行，博济医院的全部财产和所有权由广州医学传道会移交岭南大学校董事会，医院归属"岭南大学医学院（筹）"。国民政府的最高领导都对这所医学院的建立予以关注。国民政府批给建筑及开办经费国币 50 万元，另每年补助经费 10 万元。

岭南大学医学院另一前身为夏葛医学院，由美国基督教长老会的女传教士医师富马利（Mary Hannah Fulton）博士创立。1934 年岭南大学董事会提出，孙逸仙博士与博济医院有密切关系，以其生前对博济医院的关怀，有必要纪念其功绩，提议在博济医院基础上成立孙逸仙博士纪念医学院。于是，孙逸仙博士纪念医学院筹备委员会成立，推举孙科、孔祥熙、何东、黄雯、黄启明、金湘帆、林逸民、钟荣光为委员，由孙科任主席；再设立计划委员会，以刘瑞恒、赵士卿、伍连德、林可胜、黄雯、王怀乐、陈元觉、马士敦、胡美为委员。黄雯开始进行筹建医学院工作。岭南大学孙逸仙博士纪念医学院建院工作如火如荼进行。医学院对旧病房实行大改造，在医院后座新建一座四层楼建筑。同年 6 月，博济医院在原址扩建的一座占地面积 854 平方米、混凝土构造的 4 层大楼落成启用。

1935 年 11 月 2 日，在博济医院建院 100 周年之际，举行了博济医院成立 100 周年暨孙中山开始学医并从事革命运动 50 周年纪念活动，由孙科主持，为"孙逸仙博士开始学医及革命运动策源地"纪念碑揭幕和"医学院大楼"奠基举行仪式。中央及地方政府政要、社会名流、医界权威，云集珠江边上出席庆典，是为一时之盛事。中华医学会以博济医院为中国西医学术发源地，于 11 月 2—8 日在博济医院举行第三届全国代表大会，表示庆贺。黄雯被任命为医学院负责人。他为岭南大学医学院的建立奔走协调，竭尽所能，以自己在医界的威望与专业能力，以及纵横捭阖的政治才具，促成岭南大学医学院在高起点上开办。他对医学院架构、制度、学科、管理方式、附属机构进行精心设置和布局,使学院及其附属机构与当时国际先进医学院体制接轨。他选贤任能,为学院及附属医院配置合适人才,延续了英美医学流派之风。在学院与医院的建设发展上,他显现了不凡专业领导水平与深远前瞻眼光,他创办的岭南医学院,对广东乃至中国医疗卫生事业及医学院校的建制有深远影响。

1936年7月1日,夏葛医学院正式将行政和设备移交岭南大学,改称夏葛医学中心,并迁址于广州长堤博济医院内。

同年9月,博济医院正式易名为"私立岭南大学附属孙逸仙博士纪念医学院",又称岭南大学医学院。黄雯参与或主持了医学院的建章立制、机构设置等工作。

正当岭南大学医学院及附属医院,在黄雯领导下呈大发展势头之时,1937年抗日战争爆发,医学院与医院发展的大好局面骤然中止。

在抗战期间,医学院正常的教学秩序遭到极大干扰,教学工作不能照常进行。但是医学院仍在艰苦的环境中采取多种方法坚持教学。1937年卢沟桥事变发生时,正值医学院暑假期间,为培养救护人才以应对战争时局需要,黄雯领导的医学院随即召集全体学生返回学院,教授战时救护技能,以备非常时期之需。同年秋天奉教育部明令,医学院六年级暨五年级全数男生,参加前方救护工作。学生踊跃加入中国青年救护团第一队。黄雯任中国青年救护团医药组组长,大力筹划救护行动,开会动员并为队员送行。

在黄雯协调下,孙逸仙博士纪念医学院师生开赴前线,北上参加救护,历时6月,期满后全体学生返回学院上课或实习,再求深造成全才,以效劳国家。黄雯对师生上前线参加抗战的协调推动,体现了他要培养对国家民族有用人才的办学宗旨以及国家危难之际医学生要走出象牙塔救国救民的理念。1938学年开课时,正值日本战机轰炸广州,医学院随即筑造防御工事,使全体学生得以继续照常上课,让学生救国不忘读书,为抗战学本领。

广州在日本战机轰炸下,城市笼罩在硝烟中,市民伤亡惨重,因而医学院附属的博济医院与夏葛医院,救护受伤者颇多。其时,博济医院也一片狼藉、满目疮痍,但博济医院全体职工坚守岗位,四处辗转,为民众服务,为伤病员服务。黄雯领导医院与医学院的师生员工,坚守在抗战前线,与人民一道进行艰苦奋战。1938年5月28日至6月30日,治疗被炸伤者293人,伤者留医日数1577日,施手术数88次,X线检查53人次,注射治疗466次,入院122人,出院76人,死亡24人。其中6月6日救治受伤者多达156人。

1938年10月中旬,日军迫近广州,局势危急,学校被迫暂时停课,疏散师生。在广州告急、各医学院仓促迁离之时，黄雯也被推上广东卫生部门领导岗位。广州沦陷前夕，他着手指挥协调掌管的相关机构、院校撤退，显现了出色才能。10月17日，依照与美国基金会所订合约，将岭南大学医学院、博济医院财产交还美国基金会保管。岭南大学医学院在他精心安排下撤出广州。18日岭南大学医学院行政人员退出广州，前往香港。最后，绝大部分教职员也到香港。10月21日，广州沦陷。11月4日医学院正式在香港复课。一、二、三年级在香港大学校舍上课，四年级从12月起随香港大学医科四年级学生到玛丽医院上课。由于抗战期间国内迫切需要医务人员，因此，把五、六年级学生留在内地上课实习，参与实际救护及医药卫生各种工作，其中一部分在曲江上课实习，一部分在上海医学院借读实习。1941年12月8日，香港沦陷。医学院内迁广东韶关，在韶关复课。黄雯在历尽艰险领导岭南大学医学院转移到相对安全的后方后，就把院长职位让出来，自己来到抗战前线。医学院在香港沦陷时物质及各种资源损失惨重，到韶关后，图书、仪器全无，一、二、三年级无法开课，学生暂时到国立中正医学院借读，四、五、六年级分散到粤北各医院实习或上课。1942年恢复招考一年级新生，1943年建成了校舍，添置了设备，已借读了2年的学生才返校上课。

广州沦陷后，为了保护长堤本院，维持运转，医院悬挂美国国旗，由嘉惠霖医生主持，部分职工留守；另一部分职工由黄雯院长带领退至曲江，组织后方医院，黄雯兼任医院院长。从医学院建院至抗日战争的最艰难时刻，黄雯一直兼任博济医院院长职，既保护了中国近代以来的医学及教育成果，又能为国难中的民众服务，为抗战服务。

在抗日战争爆发后国家艰难的1938年底，黄雯受命于危难，就任广东省卫生处长。他领导广东医界参加抗战，与粤港人士共同发起组织广州万国红十字会，被推举为会长。1940年，他在仁化县设立军医院，有600多张床位供伤员之用；在粤北各县设立13间荣军招待所，在战争医疗工作中展现不凡的组织才能与领导水平。

抗日战争末期，以李汉魂为省主席的广东省政府辗转迁徙至广东江西边界的平远县大柘圩。黄雯作为一省政府卫生管理部门的首长，完全可以身居后方指挥医疗卫生界为抗战服务。但他选择亲上前线，率先垂范引领师生，投入抗战救国前线。1945年，他组织随军医疗队配合前线突击队作战。

黄雯正在奋战之时，日本宣告投降，抗日战争胜利。广东省政府正式回迁广州。这时蒋介石指派罗卓英接任李汉魂之职。但卫生处原任黄雯职务没有变动，并兼任广州市卫生局局长。

后来由朱润深接任广东省卫生处处长职务，黄雯只有退守广州卫生局长之职以及他的万国诊所。

1946年,黄雯参与创建的岭南大学医学院历尽磨难后回迁广州。

1949年,黄雯离开广州回香港开设医疗诊所。1963年,黄雯在香港去世。

第八章 结　　语

　　西方医学传入近代中国这一历史时期，虽然在漫漫人类医学史及漫长久远的中国医学史上只是短暂的一段，但对中国医学的发展走向与中国医疗卫生事业的影响极为深远。西方医学将先进的西医医疗技术、医疗设备及硬件设施、医学教育系统、医学管理系统、医学理论、公共卫生体系、医学研究方法及其与医学相关的各种思想理念，包括人文方面的思想理念引入中国，打破了当时中国医学的既有格局，深刻地改造了中国医学，重组了中国的医疗卫生及其教育体系，还建立了近现代医药企业体系，使中国医学与世界医学接轨。近代西方医学对近代中国的影响甚至超出了医学范畴。

　　近代西医是西方先进文化最早输入中国的一部分。近代西方医学及西医教育，对一些近代中国知识分子有启蒙作用。包含有科学文化、工业化经济、现代意识形态的现代文明，以医科为先导传入近代中国，促使中华文明重新强盛并从传统走向现代。

第一节　近代西医对中国医学的特殊意义

　　西方医学传入近代中国，客观上对中国医学的发展有积极影响。西医和西医教育系统的传入，将当时先进的医学理论、医学技术以及医学教育思想和方法引入中国，对中国近现代医学及其教育体制的确立，具有重大促进作用。

一、成就中国近代医学疗治模式及医学教育模式的诞生

　　近代西方，经济、文化、科学飞跃发展，包括医学科学在内的西方科学技术日新月异，医疗卫生及其教育事业的繁荣发展。反观当时的中国，经济、文化和科技体系已远落后西方，被轻视的医术就更加滞后。近代西方医学传入中国，有着完全不同于近代以前西方医学传入中国的意义。古代中国，经济文化科学都走在世界前列，西方医学传入中国，有着中西医学文化交流的性质，对中国医学影响甚少，近代西方先进医学科学传入中国，则几乎是单向输入，并造就中国近代科学医学疗治模式及医学科学教育模式的诞

生,建构近代科学的医疗体系、公共卫生制度和公共福利方式,如伯驾、嘉约翰、赖马西和富马利等人建立的医院、妇幼病院、精神病院、疗养院、药房、医校、聋哑儿童学校,他们及关韬、黄宽、达保罗、关约翰、郑豪、梁培基、嘉惠霖和黄雯等人制定与实践防疫、处理精神病、收养教育残疾人、免费收治无力付费的病患者、疗养及各种公共卫生福利事业的方法与制度,为社会的医疗卫生、教育福利带来全新的改变。这种改变在中国历史上前所未有,为中国近现代医疗救治、公共卫生、社会救助事业之肇始。

二、将先进医学科学引入中国

在鸦片战争后的短短几十年间,西医大规模传入中国,并占据中国医学界的主导位置,中国医学史也从此翻开崭新一页。西方医学科学传入近代中国,先进的医学科学技术、医学科学理论、医学文化引入中国,使中国医学由传统走上现代化、科学化的道路,为中国近现代医学科学和医学教育体系的建立奠定基础。由中山大学医科为开端的近代西医及其教育的出现,使中国医学开始发生由传统走向现代的根本改变。

中国近代西医的开拓者们,将当时世界先进的医学科学理论、医学科学研究方法、有关医疗方法与技术的交流进修制度引入中国。他们运用先进的医学科学理论、医学科学研究方法,对中国人进行生理体质研究调查,对中国卫生状况进行研究考察,进行流行病学、传染病学方面的研究和调查,包括对中国的一些常见病、多发病、地方病的调查研究,例如对鼠疫等传染病的调查,进而进行防控研究。他们在引入先进医学科学与在中国实地研究相结合的过程中,逐步建立了中国医学科学学科。他们把西方的医学文化、医学伦理引进中国,丰富了中国医学。

中国在近代最早建立的西药房和西药厂由外商控制,后来中国人也开设了西药房和现代制药厂,慢慢形成中国的近现代医药企业体系。

三、近代西方医学对中华传统医学的影响

近代西方医学传入中国,对中国的传统医学产生独特的影响。传统中医在西方医学科学的冲击下,传统理论与近代西方科学观念的巨大差异日渐显著,一些接受西方科学教育的知识分子亦指摘中医,民国政府成立后曾数次制定了不利于中医的政策,中医存继成了问题。中医界有人开始融通中西医的尝试,如进行了"中西医汇通"和"中医科学化"等方面的探索。

(一)中西医汇通

中医界部分人士在接触了解西方医学之后,感到中医学需要吸取西医学

的部分内容，他们试图把中医学术与西医学术加以汇通，出现了中西医汇通派。明末清初，中医界已有一些医家开始接受西医学说，王宏翰被认为是近代第一位接受西医学说的医家。他是天主教徒，经常和传教士一起研讨西学。清代医家汪昂、赵学敏、王清任、王学权、陈定泰等人，都曾积极学习、吸取西医知识。王学权（1728—1810）在他所著的《重庆堂随笔》（1880年）中，肯定了西医的解剖学。陈定泰的《医谈真传》（1844年），罗定昌的《脏腑图说症治合壁》（又名《中西医粹》，1882年）均采用西洋人所绘脏腑图。

晚清中西汇通派，最主要的代表人物有唐宗海（1862—1918）与朱沛文。唐宗海著《中西汇通·医经精义》（1892年），说"中西各有所长，亦各有所短"，主张"不存疆域异同之见，但求折衷归于一是"。但是唐氏又认为中医早已越过了解剖阶段，而进入了更高的"气化"阶段，谓西医"剖割只能验死尸之形，安能见生人之气化哉"，又说西医"不懂诊法，不信脉法，西医近出，似精实粗"，可见他的态度是以重中轻西的态度来吸取西医之长的。朱沛文在《华洋藏腑图像合纂》（1892年），汇集《内经》《难经》《医林改错》等书中有关人体脏腑图像，与西方解剖生理知识及图谱相互参照进行论述，认为医治人身之道，"若不察脏腑官骸体用，但举寒热虚实之概，谬以温凉补泻之方而能愈人之疾者鲜矣"。他认为中医与西医之间，虽有可通之点，但也存在不同之处，主张通其可通，存其互异，这种科学态度是很值得重视的。

有的中医学者，看到西医确有所长，主张在保存中医国粹的基础上，学习西医的优点。如1909年何廉臣在《新医宗必读·例言》中写道："近代医学，皆崇实验，而实验之法，以泰西最精。本编所论之医学，多属中西并参，惟其中所折衷者，仍以中医学为归宿，以冀保存国粹。"1895年，叶子雨撰《难经正义》时，在生理学方面，也采用西说，如《珍本医书集成提要》说："叶氏，咸、同时人，时西医学已流入我国，是书诠释内景，杂采西说，亦前此注本所未有者也。"西医传入中国，对晚清中医界确有影响。

晚清不少中医界人士，取西医教育之长，兴办了一批中医学校。1885年创办的瑞安利济医学堂，是我国近代最早的中医学校之一。利济医学堂和利济医院同时创办于光绪十一年（1885），校址设在浙江瑞安县城东杨衙里。学堂是由名中医陈虬为首创办。陈虬自任院长兼主讲习，教员皆聘自浙南各地的优秀医家。办校初，学校设立"习医章程"，规定学徒入学年龄为14岁，学习年限为6年，学成要经过严格考试才批试医，并给试医图章，学徒皆住校膳宿。教学内容分普通课与中医专业课，普通课如国文、历史、音韵等多门。专业课主要学习医学经典如《内经》《伤寒论》等著作和各家典籍。学校自编的教材有《利济教经》《教经问答》《利济无经》《中星图略》《医历表》《医历答问》《利济文课》《卫生经》《蛰庐诊录》《新字瓯文七音释》等多种。学校给学生拟定了一个"医藏书表",把医书分为必读、必阅、必备三类。列有必读书21种、必阅书50种、必备书32种。"必读书当循序渐进,必阅之书,当择善自从。名家则观其独到之处,专家则求观其独异处",并把刚传入我国的新医书分作"三学""七类"介绍给学生阅读。三学是全体学(解剖学)、心灵学、卫生学,共列书目48种174卷,开始中西医结合的尝试。学堂有严格的考试制度,每季度考一次,根据考试成绩分班,以便次递转课,这对发现人才、早出人才提供了先进的制度。在校学生依成绩高下分3班。教学密切联系临床实际,组织学生临床实习,要求认病和辩证。对疗效检查也很严格,医稿要记录此方服后应有何效,视其验否,以考察学生的功夫深浅,教师则可据此了解学生水平,以考核其才能。据载,培养的学生达300余人,不少学生如陈葆善、蒋瑞麒、胡鑫、陈侠、张烈、林獬、池志徵、季腾、刘玉如、郑缉甫、郑叔伦等,后皆有所造诣,颇有医名。

学校还编辑出版学堂报《利济学堂报》,学报介绍了中西医学术,提倡学术争鸣,交流学术思想,提高教学质量。利济学堂还设有图书馆、生药局和鲜药圃,既便于病人服药,又利于学生实习。引导学生重视实际知识,反对死读书本。利济学堂办了十几年就关闭。但是,利济学堂的办学思想、新的教学方法,开启了从晚清到民初的学术风气,在中医教育史上做出了一定的业绩,开民国时代中医学校的先河。

1901年开办的江西中医学堂,又是一中西医两系统并存的典型。校长陈日新,原为清廷刑部主事。值南昌水灾,病死者达6万～7万人,急需培养医生。按1898年7月清廷命,设立医学堂,归京师大学堂兼辖。陈日新官薪每月30两,由大学堂寄付,学生考试成绩和升降均呈送清太医院总教习评阅决定。学制3年。高中程度或有科名者入学属中西医并存。学校章程规定:"医书有二:中学、西学。中医失传者,以西学还之,中学之未备者,以西学补之,务在中学驭西学,不以西学驭中学",这符合当时清政府提倡的"中学为体,西学为用"的方针。初时有教习,陈日清与文彤2人,另有住堂医士常川等3人,施诊带教,同时分兼挂号、药房、财房会计共5人。当时,有正取生4名,备取生若干名。年龄在15～25岁。中医课有:《医宗金鉴》《内经》《难经》《伤寒论》《金匮》《中脏病源》《脉经》《本草》等。西医课有:化学、解剖、光学、声学、气学、热学、药理。最后,专科可以选课学习。重视临诊实习，学习望、问、闻、切医诊方法及身体检查。医疗器械备有九针、注射器、听筒、刀镊和炼药。设有附属医院，医士住堂施诊，随到随治。学生早晨读经，上午临诊，12时提高答疑、灯后提问答疑，其他时间限点读书自学数十页。每月考试1次，每7日做病例分析，过百字，教习评改后，方得请假出门。经费来源为官办民助。学校于1905年停办，只有一班毕业生。通过该校的办学过程，可了解当时中西医结合的半官方医学教育情况。由上面的叙述可见，晚清中医教育虽以师带徒为主要形式，但某些有识之士开始兴办中医学校，出现了两种医学和两种教育体系并存的局面。

进入民国后，中医生存空间更被激烈挤压，政府曾采取不利于中医的种种政策，在中国传统医学的严峻生存形势下，一些中医看到西医校显示出传授医学上的优越性，也开始学习西医创办学校，以求中医在新的传承方式中更好地生存发展。由于北洋政府未将中医学校列入教育系统，所以早期的中医学校多为民间私立。它们移植了某些西医医校的教育方式，编写教材和教学大纲，增加西医学及自然科学的课程。如1915年创建的上海中医专门学校，1917年创办的浙江中医专门学校、兰溪中医专门学校，1918年创办的上海神州医药专门学校，1924年创办的广东中医药专门学校等。

（二）"中医改良"与"中医科学化"

辛亥革命后，西化风气大盛。在这时代背景下，中医传统理论与近代西方科学观念的巨大差异日渐显著，一些受西方科学的学人亦指摘中医。一些中医学者在维护中医的同时，也提出革新中医理论的主张，试图使之能与"科学"相容。其中，提出"中医改良"的代表性人物有恽铁樵（1878—1935），主张"中医科学化"的代表性人物有陆渊雷（1894—1955）。

恽铁樵提出"中医改良"，他认为客观对待中西医差异，中医不应故步自封，认为"中医不改良，亦终无自存之希望"。改良的途径之一是吸收西医长处，"中医有演进之价值，必须吸取西医之长，与之合化产生新中医，是今后中医必循之轨道"。但强调改良不能偏离中医道路，"万不可舍本逐末，以科学化为时髦，而专求形似，忘其本来"。

陆渊雷主张"中医科学化"，认为"国医有实效，而科学是实理。天下无不合理之实效，而国医之理论乃不合实理"。"今用科学以研求其实效，解释其已知者，进而发明其未知者，然后不信国医者可以信，不知国医者可以知。"他的主要思想是认为中医确有疗效，但理论不合科学，故此要科学化，亦即要用近代西方科学的知识来解释中医疗效的原理，用科学实验来验证中药的效用。

第二节　近代西医是西方先进文化最早输入中国的一部分

近代以来，西方基督教文明凭着政治、经济、军事、文化和科学的飞跃发展，向世界强势外延，在发展相对滞后的东方文明区域更呈急速扩张之势，其登陆中华神州后，与曾璀璨辉煌但当时正消沉的古老中华文明猛碰激撞，中西文化激撞迸发漫天星火，映现中国数千年未有之变局，给国人带来文化上的失落迷惘，使其感受到文明的痛楚与虚弱，却又激发中华古文明的涅槃重构。近代西医是西方先进文化最早输入中国的一部分。包含科学文化、工业化经济、现代意识形态的现代文明，以医学科学为先导传入近代中国，打破了专制制度在科学文化上的闭锁局面，促使中华文明为重新强盛崛起而从传统走向现代。

译述、编撰的西医书籍、文稿是最早出现在中国的科学文献，对中国人学习当时先进的西方科学文化有很大作用。伯驾、嘉约翰、赖马西、富马利、关韬、黄宽、达保罗、嘉惠霖、郑豪和梁培基等中国医学科学的开创者与奠基人，通过他们的著述、翻译、办刊、讲授，将先进的西方科学传授给中国人。

中国近代西医的开拓者，在行医施治与传授医术的过程中，将与西方医学哲学、医学文化紧密相连的科学文化和科学思想，如人道主义、人本观念、对人终极关怀的基督教理念、尊重妇女的意识、照顾弱势群体的思想以及各种人文主义思想理论引进中国，对中国人的思想走出封闭迈向世界有重大意义。如嘉约翰开办的精神病医院、赖马西开办的盲童学校，就传达出现代医学与福利领域对特殊病残群体的人道主义关怀与医德伦理。富马利创办的女子医院也体现了对当时中国地位较低的妇女的关怀。

近代中国最早建立的西医院和西医学校，是当时中国人在国内接触到西方物质文明和精神文明的地方。中国近代第一间西医院的创立者伯驾，除把代表当时先进科学技术的医疗器械带进中国，并展现在中国人面前，还通过手术、药物治疗展现当时先进的科学水平。他创立的西医院，更是最早引进近代中国的科学实体。嘉约翰建立的中国近代第一间西医校，是中国近代最早的科学教育实体。这一科学教育实体及其教育方式，最先在中国人面前展示科学教育管理模式及科学教育方法。通过西医院和西医学校，现代的科学管理方式也呈现在中国人面前。

近代西医是最早输入中国的西方文明及先进文化的一部分。医学科学通过医疗救治与医学教育，使中国切身感受到现代科学对人的实际功用，让国人逐渐接受西方先进的科学文化，并使之成为中国摆脱积弱、走向富强的工具。近代西方引入中国的科学文化文献及资料、医疗卫生机构、科学文化教育实体，让当时中国人睁眼看世界，了解当时中国在科学文化、政治经济制度上落后于西方的现状，进而改造国家。

第三节 近代西方医学对中国知识分子产生的影响

一些对中国近代史有过重大影响的名人，受过西医高等教育，然后转向其他领域发展并取得重大成就。康有为的弟弟、维新变法中坚、戊戌六君子之一的康广仁，孙中山，孙中山的同学、革命党人郑士良都曾就读博济医院所办医校。国学大师、大教育家陈垣曾先后就读博济医院所办医校与光华医学堂。严复、鲁迅和郭沫若都曾在国外学医。近代西方医学导引中国一些知识分子从传统走向现代。

一、近代西方医学对中国人思想方面的影响

近代中国创建的西医院和西医学校是当时中国人在国内接触到西方物质文明和精神文明的地方。那时的极少数国人正是通过这种场所，了解到当时落后的中国文明与先进的西方文明之间的差距，了解到当时西方先进的政治、经济制度，了解到西方先进的思想文化。当时那些通过西医院和西医学校这种特定渠道看世界的国人中，有的后来就成为开创新时代的先进分子。孙中山在1886—1887年以孙逸仙之名在博济医院所办医校学医，之后转学到香港继续学医。孙中山就是在学医期间产生了民主革命思想，结识了陈少白等后来成为革命党人的同志，开始走上民主革命道路。孙中山自述"予自乙酉中法战败之年，始决倾覆清廷，创建民国之志，由是以学堂为鼓吹之地，以医术为入世之媒"，西医学校成了进行中国民主革命活动的最初场所。

鸦片战争后，国门大开，西方的政治、经济、文化全面涌入中国。各类西方教育开始不受限制地进入中国。但是，由于西医教育在鸦片战争前已打下较厚的基础，办学最具规模，对国人的吸引力也就最大。当时许多志向高远的中国青年选择学医道路，其中不乏具有各种才具的英才。他们在接受医学高等教育之后或在接受的过程中，在当时特有的形势下，走上适合各自发展的道路。康广仁追随兄长康有为走上为中国救亡图存而进行变法之路；孙中山走上推翻清王朝，在中国建立民主共和制度的革命道路；陈垣后来成为国学大师。

二、医科教育有利于培养各类型的人才

西医医科教育的一些特性，有利于各种不同气质、不同特长的青年学子选择适合自己发展的道路。

西医教育是最早出现在中国的西式科学教育模式，它综合代表了西方近代科学文明的水平。西医教育的学习方式和考试模式，以培养适合工业文明时代的医学科学人才为目的，完全不同于八股文式的学习方式和考试模式。它培养出来的学人，最先从士大夫群中分离出来，成为最早接受过近代科学文化教育的群体。这一中国现代知识分子群，成为中国走向现代化的不可或缺的力量。

西医科学不同于其他学科，它以人为服务对象，包含自然科学与社会科学两大范畴，是一门人文与自然、文理交叉的综合性学科。医学科学几乎涵盖了自然科学的众多学科，如物理、化学、生理、生物、微生物、细胞、病毒等学科。西方医学治疗手段借用了所有近现代科技成果，这需要运用医疗手段者掌握涉及机械、电学、光学、放射学、粒子物理等学科的各种医疗专用仪器和工具。也因为医学以人为服务对象，它必然要研究人的心理、思想，探讨家庭社会对人的影响，分析个体与社会之间的关系。这就使学习西医者，也要涉猎大部分的社会人文学科，如哲学、心理学、精神病学、社会学、历史学、法学等。这就使得中国早期学习西医者是那一时代掌握现代知识最全面的人，这对他们以后向其他学科领域发展显然是有利的。这也可能是近代一些学习西医者，最后能在不同领域取得杰出成就的一个重要原因。

中国古典传统教育强调对整体原理概念的把握，所学的基本是伦理化的理论学说，其内容多是些千百年不易的原理，这些原理可做多种模糊的演绎，但演绎方式又显得僵化呆滞，学习方式和研究方法基本是述而不作和替圣人立言式，不提倡创新，更视标新立异为异端。西医教育典型地代表了西方科学教育的模式：原理概念清晰严密，学问知识可以量化、细化；知识体系是科学化的，既可条分缕析，又处于一个具有严密关系的整体中；对知识的传授和表述都要求清晰准确，绝不允许模棱两可。西方医学在那时已同整个西方科学一样在突飞猛进地发展，以创新发明为荣，旧的学术理论体系不断被突破。当时中国学习西医的学人，在学医过程中思想必然受到冲击和改造。中国有着新思维方式和新视野的文化新人以西医学人之貌出现。这在孙中山对革命思想的阐述、康广仁在维新变法运动中对变法对策与前景有别于他那一派人的见地，都可发现西医训练的深刻印迹。

西医教育还有一个特点是要解剖尸体。中国人崇拜祖先、鬼神，认为人

自身和人生充满神秘感，他们一旦解剖尸体，神秘的人体及其生命与思想功能全成为可清楚认知的对象，生命、人生、社会的神秘感荡然无存。这对他们的思想方法和认知模式，乃至世界观和人生观都会带来根本解放与全新改变。这个新的知识分子群体，必然会对自身所处的生活方式、文化氛围、社会环境、政治制度和国家体制重新审视，对不合理之处提出革新的要求。

由于西医的诞生地在西方，最初在中国传授西医是要依靠西方民族语言进行，所以西医学科教育还要修语言课。接受过医学教育的学人一般都掌握多种语言，这使得他们具有译介西方各方面的理论知识进入中国的条件。康广仁就可能参与了编纂各国变法变革资料的工作，这些变法变革资料成为维新派理论与行动的参考，并影响了上达光绪皇帝，下至知识分子等社会各界人士。孙中山也向中国人介绍了各国革命经验与理论。学贯中西的陈垣，光华医社的创建者之一梁培基，都因其外语能力大助事业的成功。

由于上面已阐述的传统儒家思想文化的影响，特别是中国传统社会尊奉"劳心者治人，劳力者治于人"的观念，中国传统知识分子处理实务的能力较低，实践能力和动手能力亦差。医科教育具有很强的实践性、实用性，注重对医务工作者操作能力的培养和训练。这对于中国知识分子冲破中旧有的思维定式、处事方式和行为模式，产生适应新时代需要的新人起了重要作用。于是，一个新型知识分子群的雏形就在中国近代史出现。

西医教育模式训练出来的知识分子，敢于盘根究底、求真辨假、创新立异，旧的思想观念、正统的伦理道德、传统的国家制度束缚不住他们解放了的心智、禀质。他们对于过时的伦理道德、衰落的传统文化、腐败没落的国家制度敢怀疑、敢非议、敢改良、敢革新。他们与只受过传统古典教育的士大夫知识分子有着天壤之别。西医科学的启蒙之风孕育了第一批具有现代思想意识的新人。

三、医学科学带来思想观念的更新有利于孕育时代英杰

两千多年来，中国思想文化领域一直受儒家学思想文化统治。在中央集权制社会正在蓬勃发展的时期，儒家思想文化维护、推动传统社会稳定发展，使光辉灿烂的中华文明得以绵延不断。儒家思想文化所倡导的三纲五常、忠孝节义，强调社会稳定的主张，为传统社会的统治者所接受，作为社会、政治、伦理道德及人的行为的规范。传统社会统治者更用儒家学说培养治国治民的人才。在一定的历史时期，儒家学说及其培育出来的人，对维系传统社会的政治稳定、经济发展、生活和谐、文明延续有其积极作用。但是儒家思想文化亦有保守的一面：忽视行动、实践、创新的因素。随着中央集

权制社会发展到尽头并走向衰落，与之相适应的正统儒家思想文化中原存在的不健康因素愈益发展。有宋一代程朱理学盛行，并在思想文化领域占了主导地位。宋代朱熹"存天理、灭人欲"、明代王阳明"心即理"的主张盛行一时，强调人的自省、内修，忽视人的行动和实践能力，谈心性成风。儒家思想文化衍生出禁锢人们思想，窒息社会、思想文化生机的成分。

明清社会统治者为了利用儒家思想文化规范人们的思想行为，培养管理国家、社会的人才，采取八股取士制度。这一中国独有的制度，初建时有其先进性，有利于维护传统社会管治的稳定，利于中华传统文化、中华悠久文明长久不断地延续发展。然而，这种制度又有窒息思想生机、导人轻视实务的一面，特别是八股文僵死的训练和考试模式更损害人的心智。知识分子只有掌握八股文，才有希望出人头地，飞黄腾达。这样一种思想文化、学习方式以及选拔人才制度，目的都只是为了培养传统社会的管理人才。通过这种机制培育出来的人，无论其政治取向和道德品质如何，在现代社会，难有经世致用的才学。天下承平之日，或社会尚可正常运行之时，这些人还能为统治集团服务。到了鸦片战争后，面对西方现代文明他们就无能为力。

中国当时学习西医的学人，接触到完全不同于传统的思想文化和精神伦理道德的知识以及全新的教育模式和训练方式。这些学人大多是极易接受新事物的青年，其中不乏英才。这时，有别于中国传统士子的适应新时代的现代化之才就产生了。他们中有的在学医过程中通过学习西方的医学伦理、医德、哲学、社会学等科目，接触到民主、自由、平等思想，看到什么是人权观念，了解到对女性的性别歧视的不合理。这些被当时的传统认为大逆不道的思想观念，引起他们思想上的强烈震荡。其中有的人，因而对那些落后的传统产生怀疑、批判，思想观念发生了剧变，成为传统专制社会的叛逆者。有的成为康广仁这样改革者，有的成为孙中山这样的革命家，有的成为陈垣这样的国学大师。这些学医的学人不少成了时代先进分子，并簇拥着他们中的杰出代表登上历史舞台。

参考文献

专 著

[1] 李经纬，程之范. 中国医学百科全书——医学史［M］. 上海：上海科学技术出版社，1987.

[2] 朱潮. 中外医学教育史［M］. 上海：上海医科大学出版社，1988.

[3] 嘉惠霖·琼斯. 博济医院百年［M］. 沈正邦，译. 广州：广东人民出版社，2009.

[4] 曹思彬，林维熊，张至. 广州近百年教育史料［M］. 广州：广东人民出版社，1983.

[5] 中国人民政治协商会广东省广州市委员会文史资料研究会. 广州文史资料（第28辑）［M］. 广州：广东人民出版社，1982.

[6] 广东省地方史志办. 广东省志·卫生志［M］. 广州：广东人民出版社，2003.

[7] 广州市政协和文史资料委员会主编. 广州文史资料存稿选编（10）［M］. 北京：中国文史出版社，2008.

[8] 郑浩华. 郑豪，光华百年史料集［M］. 广州：中山大学出版社，2008.

[9] 甄志亚. 中国医学史［M］. 北京：人民卫生出版社，1991.

[10] 李志刚. 基督教早期在华传教史［M］. 台北：台湾商务印书馆，1985.

[11] 吴义雄. 在宗教与世俗之间——基督教新教传教士在华南沿海的早期活动研究［M］. 广州：广东教育出版社，2000.

[12] 郝平. 无奈的结局——司徒雷登与中国［M］. 北京：北京大学出版社，2002.

[13] 黄菊艳. 近代广东教育与岭南大学（广东档案馆图片）［M］. 香港：商务印书馆，1995.

[14] 政协北京市委员会文史资料研究委员会. 话说老协和（附录）［M］. 北京：中国文史出版社，1987.

[15] 阮仁泽，高振农主编. 上海宗教史［M］. 上海：上海人民出版社，1992.

[16] 广州市地方志编纂委员会. 广州市志（十九卷：人物志）[M]. 广州：广州出版社，1996.

[17] 石川光昭. 医学史话[M]. 沐绍良，译. 上海：商务印书馆，1937.

[18] 毛守白. 中国人体寄生虫文献提要[M]. 北京：人民卫生出版社，1990.

[19] 赵春晨，雷雨田，何大进. 基督教与近代岭南文化[M]. 上海：上海人民出版社，2002.

[20] 李瑞明，岭南大学[M]. 香港：岭南（大学）筹募发展委员会，1997.

[21] 董佛颐. 广州城坊志[M]. 广州：广东人民出版社，1994.

[22] 王吉民，伍连德. 中国医史[M]. 上海：上海辞书出版社，1931.

[23] 国家教育委员会. 中国名校[M]. 北京：外文出版社，1995.

[24] 朱潮. 中外医学教育史[M]，上海：上海医科大学出版社，1988.

[25] 许崇清. 私立岭南大学孙逸仙博士医学院一览[M]. 私立岭南大学出版，1938.

[26] 刘善龄. 西洋风——西洋发明在中国[M]. 上海：上海古籍出版社，1999.

[27] 广州市文史研究馆. 珠水遗珠[M]，广州：广州出版社，1998.

[28] 广州市荔湾区地方志编纂委员会办公室. 西关地名掌故[M]，广州：广东省地图出版社，1997.

[29] 高时良. 中国教会学校史[M]. 湖南：湖南教育出版社，1994.

[30] 尚明轩. 孙中山传[M]. 北京：北京出版社，1979.

[31] 方汉奇. 中国近代报刊史[M]. 太原：山西教育出版社，1994.

[32] 冯自由. 革命逸史（第2集）[M]. 北京：新星出版社，2009.

[33] 沈渭滨. 孙中山与辛亥革命[M]. 上海：上海人民出版社，1993.

[34] 余前春. 西方医学史[M]. 北京：人民卫生出版社，2009.

[35] 马伯英. 中国医学文化史（下卷）[M]. 上海：上海人民出版社，2010.

[36] 鲁迅. 朝花夕拾[M]. 北京：人民文学出版社，1973.

[37] 鲁迅. 鲁迅选集[M]. 北京：人民文学出版社，1983.

[38] 郭沫若. 郭沫若选集[M]. 上海：开明书店，1951.

[39] 郭沫若. 创造十年[M]，上海：现代书局，1932.

[40] 董少新. 形神之间——早期西洋医学入华史稿[M]. 上海：上海古籍出版社，2012.

[41] 徐恒彬. 华南考古论集［M］. 北京：科学出版社，2001.

[42] 张星烺. 欧化东渐史［M］. 北京：商务印书馆，2015.

[43] 范行准. 明季西洋传入之医学［M］. 上海：上海人民出版社，2012.

[44] 张大庆. 医学史（第2版）［M］. 北京：北京大学医学出版社，2013.

[45] 广东省地方史志编纂委员会. 广东省志·卫生志［M］. 广州：广东人民出版社，2003.

[46] 梁启超. 饮冰室合集（第六册）［M］. 上海：中华书局，1936.

[47] 李鸿章. 李文忠公全集·奏稿上海［M］. 上海：上海古籍出版社，1996.

[48] 中山大学附属第一医院院史编委会. 中山大学附属第一医院院史：1910—2010［M］天津：天津古籍出版社，2010.

[49] 广州市政协和文史资料委员会. 广州文史资料选编（第21辑）［M］，广州：广东人民出版社，1980.

[50] Chinese Medical Association. *The Chinese Medical Directory*（1949）［M］. Chinese Medical Association，1949.

[51] Bowers, JOHN Z. BOWERS, M. D. *Western Medicine In A Chinese Palace*［M］. U. S. A：Tiosak Macy，1972.

[52] *Canton Hospital Annual Report of the Canton Hospital and the South China Medical College（for the year* 1909）［M］. Canton（China）：Press of China Baptist Publication Society，1910.

[53] *Canton Hospital Annual Report of the Canton Hospital and the South China Medical College（for the year* 1913）［M］. Canton（China）：Press of China Baptist Publication Society，1914.

[54] William W Cadbury, Mary H Jones. *At the point of lancet. 100years of Canton Hospital*（1835—1935）［M］. Shanghai：Kelly & Walsh，Limited，1935.

[55] KERR J G. *Annual Report：The Medical Missionary Society in China*［M］，Canton China report Publication Society，1905.

[56] Bowers, J. Z. *Western Medicine in a Chinese Palace：Peking Union Medical College*，1917—1951［M］. Philadelphia：The Josiah Macy，The Jackie Robinson Foundation，1972.

其他

[1] 鲍静静. 近代中国的盲人特殊教育——以广州明心瞽目院为例［J］. 广

西社会科学，2007（05）.

[2] 陈国钦. 夏葛医科大学与中国近代西医教育的发端［J］. 教育评论，2002（06）.

[3] 刘小斌，陈沛坚. 广东近代的西医教育［J］. 中华医史杂志，1986，16（3）.

[4] 刘泽生. 哈巴在广州［J］. 广东史志，2002.

[5] 鞠冉. 梁培基与"发冷丸"的故事［J］. 首都医药，2008（11）.

[6] 王尊旺. 嘉约翰与西医传入中国［J］. 中华医史志，2003（02）.

[7] 金干. 西方医学教育的传入发展及历史经验（上）［J］. 中国高等医学教育，1992.

[8] 陈雁，张在兴. 西医教育在近代中国的确立［J］. 西北医学教育，2008，16（01）.

[9] 刘泽生，刘泽恩. 博济医学堂［J］. 中华医史杂志，2004（01）.

[10] 陆明. 上海近代西医教育概述［J］. 中华医史杂志，1991（6）.

[11] 叶农. 新教传教士与西医术的引进初探——中国丛报资料析［J］. 广东史志，2002（03）.

[12] 刘国强. 试析近代广州教会医院的特点［J］. 广州大学学报（社会科学版），2003（03）.

[13] 何小莲. 西医东传：晚清医疗制度变革的人文意义［J］. 史林，2002（04）.

[14] 梁碧莹. "医学传教"与近代广州西医业的兴起［J］. 中山大学学报（社会科学版），1999（05）.

[15] 孙希磊. 基督教与中国近代医学教育［J］. 首都师范大学学报（社会科学版），2008增刊.

[16] 刘泽生. 广州南华医学堂［J］. 广东史志视窗，2008（02）.

[17] 吴枢，张慧湘. 近代广东的西医传播和西医教育［J］. 广州医学院学报，1996（06）.

[18] 陈雁. 近代中国西医教育的几种发展模式［J］. 唐山师范学院学报，2008（03）.

[19] 美德. 纪夏葛医校创始事迹［D］. 中山文献馆藏. 夏葛医科大学三十周年纪念录，1929.

[20] 夏葛医学院. 学校史略［D］. 夏葛医学院章程附柔济药剂学校章程（1931—1932），1934.

[21] 王芳. 嘉约翰与晚清西方医学在广州的传播［D］. 中山大学 2006 年

学位论文.

[22] 何达志.【名门望族 梁培基家族】妙手制药成巨富 实业救国终苍凉[N]. 南方都市报, 2008-07-08.

[23] 林天宏. 中国西医教育先驱 梁培基：愿为医学坐牢[N]. 中国青年报, 2009-6-24.

[24] 夏葛医学校. 8 (1915-1916), 1918.

[25] 夏葛医科大学三十周年纪念录[Z]. 中山文献馆藏. 1929. 档号：K1. 393/5222？1-6.

[26] 柔济医院史略（第43卷）[Z]. 广州市档案馆, 1947.

[27] 中山纪念博济医院九十九周年年报（民国二十三年七月）[Z], 中山大学医学档案馆收藏, 中山医科大学1992年归档26卷1号.

[28] 私立岭南大学附属博济医院一百周年年报（1934-1935）[Z], 中山大学医学档案馆收藏, 中山医科大学1992年归档17卷6号.

[29] 金曾澄. 中山纪念博济医院概况（民国二十三年三月），中山大学医学档案馆收藏[Z], 中山医科大学1992年归档25卷5号.

[30] *Ming Sam School for the Blind* [Z]. 广东省档案馆藏, 档号：92-1-430.